金針の名医 王楽亭

経験集

張俊英・陳湘生 整理

串崎 展一 翻訳
今村 神針 監修・翻訳

たにぐち書店

Copyright c 原書コピーライト表記の年号 by 張俊英（Zhang Junying）et al.

Japanese translation rights arranged with
人民衛生出版社（People's Medical Publishing House Co., Ltd）
through Japan UNI Agency, Inc.

王楽亭教授の簡単な紹介

　北京市中医医院の初代鍼灸科、主任医師の王楽亭教授は１８９５年１０月１９日生まれで、河北省香河県王指揮荘の出身の人物である。中国大学を卒業した後、１９２９年に正式に鍼灸医師の試験に合格し、併せて独立開業の許可証も取得した人物である。主に鍼灸の臨床に５０数年間従事し、これが全中国で最も有名な「金針大師王楽亭」の略歴である。

　王楽亭教授は生前に北京市中医学会鍼灸委員会主任委員、そして宣武区人民代表（国会議員）、宣武区の政治協商委員、中国農工民主党党員等を歴任した。

　１９８４年２月２５日病気により逝去するがその時享年９０歳であった。王楽亭教授は６寸（１８cm）の長さの金針で瘰癧（ルイレキ）（巨大な頸部リンパ結核）を専門に治療し、その名を全中国に轟かせた。２０世紀の１９３０年代中期にはすでにこの名誉ある名前は北京の町中に満ち満ちており、皆その名前を知っていた。その名声は海外にまで知れわたり、人々は皆彼のことを「金針大王、王楽亭」と賞賛した。同時に海外の友人も彼を訪問し、英国の皇族協会は彼に鍼灸の専門家という賞状を与えた。又ちょうどこの時期に養浩廬氏から中医医院の鍼灸科の主任として招聘されたのである。

　中華人民共和国の建国以後は、北京市中医第二外来部門の招聘を受け針灸顧問となる。それ以後、また北京市中医医院の仕事にも参加する。

張俊英先生の簡単な紹介

　針灸の専門家の金針王楽亭先生は、私の義理の父である。先生は北京市の宣武区教坊大六城１２号に住居を構え、中華人民共和国建国以前は家で開業していた。私の父の張恵増（故人）と王先生はとても仲が良かった。王先生には一人っ子の王徳福（故人）がいたが張家には女の子は一人だけであった。私は父母の命令によって彼と結婚した。（それはまさに北京の解放の日であった。）私は結婚後、この王楽亭先生について針灸を勉強したのである。外来の仕事をしながら勉強していたのである。１９５６年に北京市の衛生局の試験に合格したことにより我が家に正式な外来の看板をかけることができた。当時午前中は王先生が外来を担当し私はその傍らで診察を手伝い勉強して、午後は私が外来を代診として担当し夜間は往診もしていた。

　王先生は家で外来をおこなっていた時期にその業務が多忙であったにもかかわらずその傍らで多くの弟子を育てていた。王先生は外来で病気を治す以外に多くの社会的活動の責任を担いながら会議も比較的多かった。王先生はそれらを上手にわけて外での活動で私が代理できるものは私が責任者となり処理していた。それ以外に多くの執筆活動および記録等は陳湘生が責任者となった。

　１９５６年、王先生は正式に北京中医医院の仕事に参加し、初代の鍼灸科主任となった。１９５９年頃、私は北京市宣武区の「広内医院」の鍼灸科に勤め、陳湘生先生も本院の鍼灸科の仕事を始めた。それは菜市口の外来であった。

　私と陳先生は今ではもう退職してしまったが、針灸の発展のため、またはこの偉大な恩師の教えに応えて、王先生の５０数年間の臨床

における貴重な経験を埋もれさせたくないという気持もあり、王先生の遺作を整理し出版したいという考えに至ったのである。これにより針灸を学習する人のためになればと考え心からそれを願う次第である。

張俊英
２００３年６月１３日

陳湘生先生の簡単な紹介

　私は中医鍼灸の主治医師として、もともとは北京市宣武区の広内医院鍼灸科で仕事をしていたが１９９１年に定年退職となって今は宣武区の広外鴨子橋北里に住んでいる。１９５０年代初期の頃、鍼灸の専門家の王楽亭先生に弟子入りすることができた。そしてその師に付き添い診察を５年間手助けしていた。一方、張俊英先生は私よりも少し早く弟子入りしており、彼女は私の姉弟子にあたる。私はしばらくの間およそ毎日師匠に付き診察の助手をしていたが１９５０年代中期には我々は北京市の衛生局の中医試験に合格し開業資格を得た。それ以降我々は相前後し広内医院で一緒に仕事をする様になりすでに３０有余年の月日が過ぎた。１９９５年には北京中医医院鍼灸科主任、金針大師王楽亭の生誕１００周年記念の時に恩師を記念するため、私と張俊英先生は共同で恩師の生前の著作および多くの論文を集めた。そしてそれらを研究し一冊の本に編纂し、それを刊行し世に問うことにした。それはこれ等貴重な針灸医学の

資料を歴史にこのまま埋没させたくなかったためである。我々はこの余命のある限り無償の貢献を中医界に行いたいと考えている。それと同時にこの重要な資料に光りをあててさらに発展させ、病に苦しむ人々を至福へ導くことにより恩師の我々に対する大恩に報いたいと考えたのである。

陳湘生
２００３年６月

序　文

　　金針大師と呼ばれた王楽亭先生は北京の有名人で針医者である。これは人々が皆知っていることであった。彼は中医理論および針灸の研究に比較的造詣が深かった。１９８４年２月２５日に病により逝去されたその時享年９０歳の御高齢であった。先生が生前我々を教えて頂いたあの厳しく真面目で穏やかで、又親しみのある声や笑い顔は今でも私の目の前に浮かび上がる。先生は広く各書物を読みかつそれを収集し、技術的にその核となるところを求めて古訓（古典）を尊び、しかも古訓だけに拘泥しない。つまりそれらと自分の経験を結合させかつ独創的な見解を持っていたわけである。（これが一番重要）先生は生前にすでに『金針王楽亭』、一書を出版していた。北京市の中医医院が発案して書いたものである。

　　これは先生の生涯のうちの１つの医学的資料である。しかし先生の若かかりし頃は外来の仕事が多忙で本を書く暇がなかった、故にその頃の資料的なものがかなり多く抜け落ちていた。我々はこれに対して非常に悔しい思いをしていた。それは先生に付き従って治療を助けているときに教えて頂いた先生の医学に関する話や臨床カルテ、先生の数十年来の臨床の学術報告や論文等々の事である。これは我々の臨床において今に至るまで応用価値があるものであった。我々はすでに定年退職しかつ歳もすでに還暦を越えているが、願わくば生まれた年に戻り先生の中医理論および針灸経験を皆に紹介し、鍼灸の学術の発展と進歩に少しでも貢献したいと思っている。１９９５年は先生の生誕１００周年記念の年である。先生の恩に酬いるための記念として我々はこの本を小冊子として整理し直し、『金

針王楽亭経験集』と命名した。

　内容はすべて先生の数十年の仕事の成果をまとめあげたもので、「６寸長針で頚部の巨大なリンパ結核を治療する」「中風１３治を論ずる」「老十針」「督脉十三針方」「痿躄の十一種の治療法則」「王氏の夾脊方」「五臓兪に膈兪を加えたもの」等々である。結局のところ先生の中医の一部である鍼灸学術から得られた深い造詣と卓越したその効果、これ等と先生が持つ厳しさ、真面目さ、それと様々に実践する態度と革新的なものを創造する勇気とは不可分であるといえる。王楽亭先生は中医針灸の学術を発展させ、また中医の人材の養成に貢献した１人の針灸家である。我々にとってこれはそれぞれに深い感動を与えるもので、また勉強する対象として値することは間違いないものであるといえる。筆者の学術的水準には限りがあるので、先生の医学理論とその経験を明確に学べなかったものもある。またその得られたことにおいても深みがないものもある。書中に間違った部分があることは避け得ないことであり、尊敬する各界の針灸医師の皆様、および数多くの読者に御指摘を希望するものである。

　　　　　　　　　　　　　　弟子　張俊英　陳湘生
　　　　　　　　　　　　　　２００３年１月６日

訳者 まえがき

　　　ひかり鍼灸整骨院 院長　翻訳　串崎展一

　この王楽亭鍼灸医師について記された書を日本で出版すべきであると今村先生から聞かされた時に、その本心をうかがいたく、どうしてですかと尋ねました。当時、今村先生が主催されていた神戸の勉強会に参加していた私に、今村先生は「鍼灸医学は単に腰痛、肩こりなどだけでなくもっと様々な疾患に対して実践されてきた歴史の積み重ねの上に成り立つ医学であると思うのですがどうですか？」と再び問い返され私は答えに詰まりました。
　この書は冒頭の瘰癧（るいれき）の治療経験を初めとし脊髄損症、脳卒中に至るまで、一冊の中に内科、外科領域を含んだ多くの項目が記されています。また多くの項目に分けられながらも各論の症例や概要の中に古文の重要な記載を抜粋し解説される事によって、症例別に幅を持たせながら中医理論の核心へと迫る内容をしっかりと押さえています。その症例別の概要によって、カルテにおける配穴がただの配列ではなくその重要性を浮き出たせております。

　この本は移り変わる時代の中で王楽亭という治療経験豊富な偉大な先生を通し、多くの疾患の配穴を一冊の書において比較することも出来ます。私も翻訳と校正に携わる中で幾度もこの書を読み返し、その都度この書の印象が変わっていくことを感じました。一冊の本を通して様々な角度から症例、概要、配穴を考察することも出来ま

した。

　私自身は、上海中医学院（現：上海中薬大学）出身の一人の先生とのご縁を賜り鍼灸の道へと足を踏みいれました。専門学校を卒業し、幸運にもこの先生の治療を傍らで見学することができ、その記録をとることからすべてが始まりました。その頃は評判を聞きつけたアトピー性皮膚炎を患った患者様を中心に治療されておりましたが、中には生後から二十年以上を様々な治療を受け失敗し、たどり着かれた患者様もいらしたことを憶えております。頸、肘、膝を中心に全身へと症状が波及され到底軽い状態とはいえない患者様が多く、針灸治療だけで目に見えて皮膚の状態が回復していく様は患者様ご自身だけでなく、初心者の私にとってもその治療効果を十分に実感させてくれるものでありました。学校の知識、経験だけでは本当の針灸治療がどういうものなのかを到底知り得なかった私は、ここで初めて困難を強いられる患者様に真摯に立ち向かう一人の治療者の姿を目の当たりにしました。今でもその「病」に立ち向かっていく姿勢、後ろ姿を鮮明に憶えております。

　その後、私はクリニックにおいて頸椎症、腰椎症を中心に、膝、肩など多くの痛みを抱える患者様を中心に、また往診において外科・内科を併せた総合の鍼灸治療経験を重ねました。現在は柔道整復師の資格取得後に捻挫をはじめとした筋骨格系の損傷を中心とした治療に従事しております。FDMの分野においても、今は亡き別の偉大な先生、またその意志を受け継がれたある先生を通し教えを乞う立場にあります。

　私個人は臨床経験を積み上げる経緯の中で、多くを知れば知るほどに未だ病に立ち向かうこれら治療者と私自身を重ね合わせることはできません。むしろ、この道が如何に険しいものであるのかを身を持って痛感させられることとなります。

訳者 まえがき

　幸運にも私は王楽亭先生が記された書の出版に携わることが出来ました。私同様にこの書を手に取られた皆様に、多くのことを御自身に問いかけられますことを切に願っております。

　　　　　　　ひかり鍼灸整骨院院長　串崎展一

　　　　＊＊＊＊＊＊＊＊＊＊＊＊＊＊＊＊＊＊＊＊

　かだどう鍼灸院 院長　監修・翻訳　今村神針

　昨日郵便局で原稿の最終校正をおえた本書の原稿を発送しました。考えてみれば４年あまりの歳月、串崎先生とこの本の翻訳にたずさわり、今日やっと出版にたどり着いた訳であります。

　日本の鍼灸の発展のため週２回、４時間あまり、深夜２時頃までのインターネットを使った共同翻訳作業、私自身そのプレッシャーに押し潰されそうになりながらもよく二人とも続いたと今当時をふりかえると感慨深いものがあります。

　この王楽亭先生という北京の針医は北京市寛街にある北京中医医院の初代鍼灸科主任（日本でいうと大学病院の部長）クラスの先生であり、いわば老中医の中の老中医という方です。また王先生は中国の国会議員も兼務され政治家でもありました。
　この王先生の針の臨床経験は少年の頃より始まり、瘰癧（るいれき）という疾患を専門に治療するという鍼灸医師（中国では針灸師は医

師として扱われます。）としては珍しい経験をお持ちです。

　この疾患の西洋医学の病名は「頸部リンパ結核」というものです。王先生はそれを両腕の上腕の曲地から肩偶に横刺で透刺するという斬新な針法を用い針治療だけで次々と完治していく事が出来たのです。王先生の治験はそれだけにとどまらず脊椎損傷、小児麻痺、脳梗塞の後遺症等々、西洋医学で治療方法が無い患者の治療を中心に多方面にわたっています。

　これは自分の治療所の治験でありケースバイケースですが「耳鳴り難聴」「メニエル氏症候群」などは例えば日本の国立病院の西洋医学では効果が全くなくても、針治療を一定の穴位にすればどんどん改善され治癒される方が沢山見られます。また過敏性大腸炎なども４カ所のお灸で嘘のように症状が消失し完治する方があります。

　針治療の作用の中には基本的にステロイドホルモンの良い効果だけに似た作用がありそれはステロイドのように強い副作用が全く無いものです。従って自己免疫疾患やアトピーなど各種アレルギー疾患などにも長期に渡る使用が可能で広範囲の疾患に応用し効果が期待できます。これらは針の先生にもよりますので経験豊富な先生について教えを請う必要があります。針師なら誰でも出来るわけではありません。

　また脳梗塞の後遺症でも国立病院での一年間の治療で全く動かなかった右手も特殊な針方で４０回前後の針治療で肘関節が動くようになり紙コップで水を飲めるまでに回復した症例もあります。

　鍼灸の作用は肩こり腰痛ばかりと考える鍼灸学生のうちは、これらの中枢神経に対する作用や循環器や内科的作用を理解できず、懐疑的になり中国の治験が嘘じゃないかなどと考えがちですが人にもよりますが数十年の臨床体験が積み重なるうちにその素晴らしい治療効果を体験し理解する事が出来ます。極端な例ですが鼻風邪や花

訳者 まえがき

粉症などは針治療だけで 15 分で症状を止めることも出来ます。

　このような素晴らしい作用を持つ鍼灸ですが、やはり伝統医学ですので、先人の経験を学ぶために中国や日本の古い文献を読めなければならないのですが現在の鍼灸関係の学校のカリキュラムではこれら古典の授業はほとんどありません。今回の「金針王楽亭」の翻訳出版もこれら日本の鍼灸の現状へのアンチテーゼとも言えなくも無いでしょう。中国大陸では今多くの老中医の治験が書籍として発表されております。中国語が出来る日本の伝統医学に携わる先生方がこれらを翻訳発表されますことを切に願います。

　2016 年 11 月

鍼灸専門 かだどう鍼灸院 院長

神戸之鍼師　今村神針

§目次§

王楽亭教授の簡単な紹介 ……………………………… 3
張俊英先生の簡単な紹介 ……………………………… 4
陳湘生先生の簡単な紹介 ……………………………… 5

序　文 ……………………………………………………… 7

まえがき　串崎展一 ……………………………………… 9
　　　　　今村隆神針 ……………………………………… 11

第一篇　臨床でよく見られる疾病

感　冒(かんぼう) ……………………………………… 19
咳　嗽 …………………………………………………… 20
喘　証 …………………………………………………… 23
嘔　吐 …………………………………………………… 26
腹　痛 …………………………………………………… 28
泄　瀉 …………………………………………………… 29
痢疾リシツ(赤痢等) …………………………………… 31
水　腫 …………………………………………………… 33
遺　尿 …………………………………………………… 34
尿　閉 …………………………………………………… 35
遺　精 …………………………………………………… 37

陽　痿(インポテンツ) ……………………………………… 39
腰　痛 ……………………………………………………… 39
脇　痛 ……………………………………………………… 41
痺　証(ヒショウ) ………………………………………… 43
落　枕(ラクチン寝違い) ………………………………… 45
風　疹 ……………………………………………………… 46
目赤腫痛(目が赤く腫れて痛む) ………………………… 47
鼻衄(びじく、鼻血)、鼻淵(副鼻腔炎) ………………… 48
牙　痛（歯痛） …………………………………………… 49
閉　経 ……………………………………………………… 50
痛　経(月経前緊張症) …………………………………… 51
崩　漏(不正出血) ………………………………………… 52
帯　下 ……………………………………………………… 54
乳　少 ……………………………………………………… 55
臓　燥(更年期障害のヒステリー) ……………………… 56
小児腹瀉(小児の下痢) …………………………………… 57
百日咳(小児頓咳) ………………………………………… 58
小児の癰瘓(小児麻痺) …………………………………… 59
中　暑(熱中症) …………………………………………… 60
眩　暈(メニエル氏病) …………………………………… 61
頭　痛 ……………………………………………………… 62

第二篇　臨床における辨証と経験配穴

6寸の金針で瘰癧を治療する ……………………………… 65
中風論 ……………………………………………………… 83

中医診断の要点	93
針灸手技の補瀉と針の法則	121
治病には、必ず標本生克を知らなければならない	135
気血を論ずる	146
痿躄の辨証論治	160
老十針に関する簡単な紹介	167
三焦の主治病論	171
頭痛論	175
高血圧の針灸治療	179
王氏夾脊穴	187
五臓腑、及び膈兪に関して	189
脾胃論	196
中風十三治を論ずる	209
経　別	225
痺　論	231
不眠と健忘症、驚悸と怔忡症を論ずる	239
癃閉を論ずる	251
七情を論ずる	259
癲、狂、癇を論ずる	270
痿躄(下肢の萎縮、麻痺)の十一種の治療法則	280
四総穴の治療原則を簡単に述べる	306
小児科の驚風論治(泣き入りひきつけ)	313
小児麻痺の鍼灸治療	315
臨床でよく使われる四種類の針の治療	328
内容の簡単な紹介	335

第一篇
臨床でよく見られる疾病

感　冒（かんぼう）

<u>病因</u>　風寒あるいは風熱の邪を受けたことにより引き起こされるものであり、人体が外邪の侵襲を受けて発病するものである。感冒は主に風寒、風熱の２種類に分けられる。これ等は臨床では比較的よく見られるものである。

<u>辨証</u>

一、風寒型

<u>症状</u>　悪寒発熱、無汗、頭痛、鼻づまり、鼻水が流れる、四肢の関節がだる痛い、あるいは咳嗽が発生することもある。舌苔薄白。脉は浮緊である。

<u>治法</u>　解表、疏風、散寒の法、針刺は瀉法を用いる。

<u>処方</u>　風府、風池、風門、列欠、合谷、復溜。

<u>随症配穴</u>　頭痛には太陽を加える。鼻づまり、鼻水には上星と外迎香から内迎香への透刺を加える。

<u>穴位の解説</u>　風府、風池、風門、この三穴は疏風、散寒、解表の目的で使う。列欠は咳嗽を止めるために使う。合谷、復溜は発汗させて、寒邪を散らす作用がある

二、風熱型

<u>症状</u>　発熱、悪風、汗が出る、頭が脹る、口が渇く、喉に食物が詰まり咳が出る。喉が乾燥する、または痛みがある。舌苔薄黄。脈は浮数である。

<u>治法</u>　駆風散熱の法を用い、針刺は瀉法を用いる。

<u>処方</u>　大椎、風門、曲池、合谷、少商。

<u>穴位の解説</u>　大椎は督脉と諸陽の会である。風門は又の名を熱府といい、太陽膀胱経の穴位である。これ等２つの穴位は皆、解熱、疏風の要穴である。曲池、合谷は営衛の風熱を冷やすことができる。少商を瀉血するのは肺経の風熱を冷やし、また咽喉の痛みを止めるためである。

<u>随症配穴</u>　頭痛と頭のふらつきには百会と太陽を加える。胸がむかむかする、あるいは悪心には内関穴を加える。

咳　嗽

<u>病因</u>　咳嗽は外感と内傷に分けられる。外感咳嗽は風寒の邪気を受けて、あるいは風熱の邪気により起こったものである。肺は気を主し、呼吸を司る。肺は鼻に開竅する。その合は皮毛である。肺気が邪を受けると肺の宣発作用が失われる。気が上逆して粛降作用が失われると咳となる。「有声無痰」のものを「咳」という。また口を大きく開けて、肩で息をして半身を床から起きあがらせてベットに仰向けに横になることができない、このような呼吸困難のあるものを「喘」という。「喘」は多く実証に属するが、長期にわたって治癒していないものは虚証に属する。内傷の咳嗽は肺の陰虚、あるいは脾陽不運、

脾虚となり湿が生じ、湿が集まって痰となり、肺気が下に降りない。それらが脾腎の両臓器に影響を与えて発症したものである。たとえば、『医学入門』の云うところの「脾為生痰之源、肺為貯痰之器」。（脾は痰を生む源であり、肺は痰を貯める器である。）

　脾は運化を主し、これが不調となると上焦は水を制御しない。腎は納気を主し、これが不調だと水はその源にもどらない。それで水は組織から溢れ出し痰となる。肺、脾、腎の三臓は生理上と病理上で相互に連携しており、また相互に影響しあっている。『景岳全書』の云うところの「人之多痰、悉由中虚而然、盖痰即水也」。人の痰が多いのは、中焦が虚しているからである。痰とは、つまり水である。故に虚証は、脾、腎の二つの臓器によくみられる。治療原則に基づき、「急症はその標を治し、慢性病の場合はその本を治す」の法を取る。

<u>辨証</u>　外感咳嗽は、風寒型と風熱型の二つの型に分けることができる。

一、風寒型

<u>症状</u>　発熱、悪寒、咳嗽をしてもすっきりしない、頭痛、鼻づまり。舌苔薄白。脉は浮である。

<u>治法</u>　風寒咳嗽では針と灸を両方併用する。風熱咳嗽はただ針をしてお灸はしない。肺の宣発作用を強め熱を下げて解表する治療である。※今村注（解表とは字の如く表をゆるめる、筋や皮膚もゆるめ、腠理を開き汗を出して治療する方法である。）

<u>処方</u>　列欠、合谷、風門、肺兪、尺沢。

<u>穴位の解説</u>　合谷、列欠で疏風解表させる。風門、肺兪は風寒咳嗽の要穴である。尺沢は肺熱を下げて咳を止めることができる。

二、風熱型

<u>症状</u> 発熱するが悪寒は無い。口渇する。咳嗽し、痰は黄色。舌苔淡黄。脉は浮数である。

<u>治法</u> 清熱、解表、化痰の法である。※今村注（清とは熱を下げるという意味）

<u>処方</u> 曲池、合谷、天突、魚際。

<u>穴位の解説</u> 肺気がその宣発作用を失うと熱が体の内で積み重なり火邪を生む。肺は金に属し、火の相克を受けるとその粛降作用が失われる。肺と大腸はお互い表裏となるので、曲池と合谷は熱を下げて解表する効果がある。天突は任脉の穴位で胸を広くして、痰を取り除き肺の気が逆気したものを降ろす作用がある。魚際は肺の熱と燥きを治める。また肺陰を生じさせる。

※内傷咳嗽はまた肺陰虚、脾陽虚の二つの型に分けられる。

一、肺陰虚

<u>症状</u> 干咳で無痰、咽喉が乾いて痛む。唾に血が混じる。脉は虚数である。舌苔薄白。

<u>治法</u> 養陰清肺法とする。浅刺して灸はしない。

<u>処方</u> 肺兪、中府、列欠、照海、魚際、太谿。

<u>穴位の解説</u> 肺兪は肺の背部兪穴である。中府は肺の募穴である。この二穴の配穴は肺気を調和させる作用がある。列欠、照海は奇経八脈治療で肺を元気にさせ肺の熱を取り咽喉を潤し止咳することができる。魚際と太谿は肺の乾燥と熱を取り、肺陰を生じさせる。

<u>随症配穴</u> 唾に血が混じるのには孔最、膈兪を加える。孔最は肺経の郄穴である。膈兪は血会である。この二穴は唾に血が混じるものに最も有効に作用する。

二、脾陽虚

症状　咳嗽し痰は多い、冬になるとさらに悪化する。飲食は減少し、精神的にも疲弊し、脉の多くは沈遅である。舌苔白滑厚膩。
治法　健脾利湿化痰を主とする。針刺は補法、灸法を用いる。
処方　中脘、足三里、三陰交、豊隆、脾兪、胃兪。
穴位の解説　中脘は胃の募穴で足三里は胃経の合穴である。三陰交は肝、脾、腎の三経の交会穴である。この三穴の配穴は健脾和胃、利湿止咳の効果を有する。豊隆は胃経の絡穴で脾経に別走し、脾胃の虚弱を治すことができる。又、飲食を増加させ痰涎を消すことができる。脾兪、胃兪は脾胃を調和し、湿邪をはらい消痰する。故に咳嗽は停止する。

喘　証

病因　本病は虚と実に分かれる。「実喘」は風邪痰熱に侵されることにより肺気の昇降が失調し、肺と皮毛のところで気が塞がり滞ったことによる。「虚証」の多くは肺気虚弱であるが、腎虚で納気できない事によるものもある。実証の場合はまた風寒、痰熱の二つの型に分けられる。虚喘は肺虚と腎虚の二種類に分けられる。
実証

一、風寒型の「喘」

症状　多くは発熱し悪寒があり無汗。咳嗽、痰鳴、呼吸は速い。脉は浮である。舌苔薄白。
治法　疏風、散寒、止嗽、定喘とし、肺経の経穴を主として取る。

針は瀉法を用いる。

<u>処方</u>　中府、扶突、巨骨、合谷、列欠。

<u>穴位の解説</u>　合谷、列欠を取穴し、疏風散寒をする。巨骨、扶突、中府により降気利咳、痰鳴を止めて喘息を治める。

二、痰熱型の「喘」

<u>症状</u>　多くは発作時に胸部がつまった様にむかむかし不快感がある。呼吸は頻数で、声高で息が荒い。痰が多くその色は黄色で濃い。口を開き肩で息をする。苦しくて仰向けになれない。脉は滑数有力である。舌苔黄厚。

<u>治法</u>　開胸順気、清熱化痰の法。胃経の経穴を主に取る。針は瀉法を用いる。

<u>処方</u>　天突、中脘、足三里、豊隆。

<u>穴位の解説</u>　天突は任脉の穴位である。またそれは陰維脉と任脉の交会穴である。それは気を順にして胸を寛やかにし、肺の気が上逆する咳や突然の喘を止める。中脘、足三里、豊隆、三穴の配合は、胃熱を除き、清を昇らせ、濁を降す。去痰し喘を止める。

虚証の喘は肺虚と腎虚の二つに分けられる。

一、肺虚型

<u>症状</u>　多くは呼吸が浅くて回数が多く速い。言語に力なく、自汗（ちょっと動いただけで、滝のように汗が出る。）脉は虚で無力。

<u>治法</u>　腎気を補して、肺の宣発作用を強める方法を主とする。針刺は補法を用いて、灸を併用する。

<u>処方</u>　太淵、太谿、雲門、気戸。

<u>穴位の解説</u>　太淵は肺経の輸（土）穴、太谿は腎経の輸（土）穴、腎は肺の根本である。故に腎経の土を補す事によって金を生まれさ

せる目的である。雲門は肺の経穴である。気庫は胃の経穴である。肺胃はお互いに関連し、相互に影響しあっている。この二穴の配合は皆、喘を治す効果がある。

二、腎虚型

<u>症状</u>　多くは体を動かすことによって、すぐに喘となる。足は冷えて顔は赤い。小便は頻数である。脉は沈無力である。舌苔灰白淡。
<u>治法</u>　補腎陰、定喘の法。
<u>処方</u>　湧泉、復溜、兪府、気海。
<u>穴位の解説</u>　湧泉は腎経の井穴である。井穴は水が出る源泉である。復溜は腎経の経金穴である。金は水を生じ、二穴は腎虚の不納気の喘に効果がある。兪府穴への針の治療は腎陰を補すことができる。灸を気海にすると腎陽を温めることができる。二穴の配合は腎虚を補すことで喘を止める事ができる。
<u>随症配穴</u>　喘息が長く治らない。璇璣、壇中、大椎、霊台。璇璣に針をして、膻中には灸をする。大椎に針をして、霊台に灸をする。これらは皆、喘息が久しく治らないときに用いる要穴である。これらに脾兪、胃兪を加えると健脾利湿、化痰定喘の効果が上がる。三陰交を加えると健脾和胃、補肝腎の作用をも兼ねる。大都はもっぱら脾虚を補し、痰と喘息を止める。

嘔吐

<u>病因</u>　多くは外部から来る六淫の邪気、それに心の内から出る七情から起こる。あとは脾胃の虚弱、規則正しい食事ができない等があげられる。胃は下降と受納を司り、水穀を腐熟させる。胃気は下行するのが順であるので、胃気が上逆すれば嘔吐となる。胃がこの降下する作用を失うと鬱や怒によって肝を傷めるので、これらは木克土等が引き起こした嘔吐症である。

<u>辨証</u>　嘔吐は三種類にわけられる。つまり、寒吐、熱吐、肝気犯胃等である。

一、寒吐型

<u>症状</u>　透明な液体を吐出する。温めると喜ぶ。口は渇かない。四肢は冷える。脉は沈細である。舌苔薄白。

<u>治法</u>　温中散寒して嘔吐を止める。針と灸を併用する。

<u>処方</u>　中脘、内関、足三里、公孫。

<u>穴位の解説</u>　足三里穴には胃気を調和し、気逆を降ろし、嘔吐感を止める作用があり、胃気を下行させる。

内関、公孫の二穴は八脈交会穴であり、胸部および胃病をよく治す。特に内関には嘔吐を止める効果が高い。この三穴を同時に用いることにより効果が倍増する。中脘は六腑の会穴（腑会）であり、胃気を調和することができる。

二、熱吐型

<u>症状</u>　嘔吐物は熱をもって臭い、あるいは酸っぱく苦く臭い。冷たい飲物を好み、口が渇き、小便は黄色く赤い。舌苔は黄、あるいは黄膩。脉は滑数である。

<u>治療方法</u>　清熱降逆法。針だけして、灸はしない。
<u>処方</u>　曲沢と委中、二穴に瀉血する。
<u>穴位の解説</u>　この瀉血により嘔吐を止める方法は最も効果が速い。その上、解熱作用もある。ただし瀉血をするときには三稜鍼を使う。（注意）ある種の病人の委中穴に刺鍼したとき、噴水のように出血するときがある。その時、出血をあまり多くしてはいけない。その時は綿花で圧迫する。出血を避けることで、多くの「瀉血による副作用」を予防することができる。しかし熱吐のものに対してこの穴を刺すと、すぐこの嘔吐を止めることができるので効果は一番高い。

三、肝気犯胃型

<u>症状</u>　食事が入るとすぐ吐く。胸部がもんもんとつまった感じ。脇が痛い。脈は弦である。
<u>治法</u>　平肝健胃止痛法を用いる。針の手技は瀉法を用いる。
<u>処方</u>　上脘、中脘、内関、足三里、大衝。
<u>穴位の解説</u>　上脘は反胃の嘔吐（反胃とは西洋医学の逆流性食道炎等である。食道癌、胃癌等をも包括する）を治すことができる。大衝は肝経の経穴である。平肝降逆の作用があり、嘔吐も止める効果がある。中脘、内関、足三里の三穴は寒吐型のところを参照。
<u>随症配穴</u>　寒吐の場合、脾兪、章門にお灸をすれば温中散寒の作用がある。嘔吐が止まらない、あるいは飲食不振には三稜鍼で金津、玉液から瀉血する。これは悪心嘔吐を治療する要穴である。

腹　痛

<u>病因</u>　この病気の多くは寒邪を受けたもの、あるいは飲食の停滞等が引き起こしたものである。その他には下痢、腸瘍（虫垂炎）、および婦人科疾患等、これらの多くは腹痛を兼ねそなえているが、これは各病症のところで述べることとする。この疾患は虚実の二つに分けられる。

　一、実　症

<u>症状</u>　腹痛があり按じるとひどく痛む。食後に疼痛はさらに酷くなる。加えるに胸部が悶々と塞がった感じ、あるいは胸部のさし込み感がある。悪心腹脹、便秘。脉は数有力である。舌苔白。
<u>治法</u>　導滞、散寒、止痛の法。局所の部位と循経遠道取穴を用いる。
<u>処方</u>　臍上の痛みには針を下脘、滑肉門、公孫に行う。
<u>穴位の解説</u>　下脘、滑肉門、二穴で脾胃を調える。臍の上部は脾に属するので、故に脾経の絡穴の公孫を取穴する。

　二、虚　症

<u>症状</u>　腹痛があり、按ずると喜ぶ。食欲はややある。痛みはすぐに緩解し、腹部は脹らない。温めると気持ちがいい。脉は沈細無力である。舌苔薄白。
<u>治法</u>　調気補気、解鬱、止痛の法を用いる。虚症は針と灸を併用したほうがよい。
<u>処方</u>　臍の痛みには、気海、天枢、水泉、三陰交に針。
<u>穴位の解説</u>　臍は腎に属するので、腎の郄穴の水泉を用いる。局所配穴は気海、天枢を用いる。少腹部は足の三陰経脈が通過する部位であるので、三陰交を用いる。

泄　瀉

<u>病因</u>　多くは飲食により内傷があり、外から寒湿の邪を受けたものである。それらが臓腑の機能失調を起こさせたものである。あるいは夏や秋の間に湿熱の邪気を受け、また脾腎陽虚で脾の運化機能の失調で泄瀉（下痢）となったものである。

<u>辨証</u>　泄瀉の主証は糞便がゆるくなり、ひどいものは水様便となる。排泄回数がどんどん増えるものをいう。一般的に「急性」のものと「慢性」のものに分けられる。その中でも急性泄瀉（下痢）は寒湿と湿熱の二つに分けられる。慢性の泄瀉はまた、脾虚泄瀉と腎虚泄瀉に分けられる。

一、急性泄瀉（急性下痢）型

1．寒湿型泄瀉（下痢）

<u>症状</u>　腹部がシクシク痛む。大便は透明で水様。倦怠感があり四肢が無力。体が寒く、温まるのを喜ぶ。食は少ない。胸が悶々とし、口は渇かない。小便は透明で排尿の時間が長い。舌苔薄白。脈の多くは沈細である。

<u>治療方法</u>　温中散寒の法がよい。針と灸を併用する。（最も便利なものとして、隔生姜灸を用いると良い。）

<u>処方</u>　中脘、気海、天枢、足三里、大腸兪。

<u>穴位の解説</u>　調和腸胃、滲湿温経の法を用いる。天枢、大腸兪は大腸経の募穴と兪穴である。大腸の機能を調えて止瀉作用がある。灸を中脘、気海にするのは温中散寒の効果があるためである。

2．湿熱型泄瀉

<u>症状</u>　腹痛が起こるとすぐに下痢する。肛門の周りが焼けるように熱い。大便は熱があって臭い。発熱がある。口が渇く。冷たい物を

好んで飲む。小便は短く、色は赤い。舌苔黄膩。脉の多くは洪数である。
<u>治法</u>　清熱利湿の法を用いる。針は瀉法を用いる。
<u>処方</u>　大腸俞、上巨虚、陰陵泉、合谷、内庭。
<u>穴位の解説</u>　陰陵泉、合谷、内庭、この三穴の配合は脾胃の熱を下げて大腸の湿熱を降ろすことができる。上巨虚は大腸の下合穴である。大腸の腑病を主治する。

二．慢性泄瀉

1．脾虚型泄瀉（下痢）

<u>症状</u>　下痢が久しく治らないもので胃脘部および腹部が脹満する。食欲が無い。四肢と体幹部に疲労と倦怠感がある。大便が未消化便で薄い（溏薄便）。便が形をなしておらず、ひどいものは穀物がまだ消化されていないもの、あるいは水様便。舌苔淡薄。脉は細無力である。
<u>治法</u>　温運脾陽の法を用いる。針と灸を併用し、補法を用いる。
<u>処方</u>　中脘、章門、脾俞、太白、足三里。
<u>穴位の解説</u>　中脘は胃経の募穴である。脾俞と太白はすべて脾の穴位である。これ等すべては脾を健康にして腹部の脹りを除く、又湿を払って泄瀉を止める作用がある。足の三里は胃気の不足を補うことができる。さらに灸を併用すると、脾陽をさらに高めて温補止瀉の目的を遂げることができる。

2．腎虚型泄瀉（下痢）

<u>症状</u>　毎日夜明け前に、泄瀉（せしゃ、下痢）が一回あるいは数回起こる。お腹は痛まなかったり、ちょっと痛む程度の感じがある。しかし腹部は冷え易く、腰痛があり冷えることを嫌う。舌苔淡白。脉は沈遅、無力である。
<u>治法</u>　温補腎陽法を用いる。針と灸はすべて補法を用いる。

<u>処方</u>　命門、腎兪、関元、太谿、百会。
<u>穴位の解説</u>　腎陽不足、つまり下焦の気が不足し尿や大便を外に漏らさない力がなくなっている。灸は命門、腎兪、関元、太谿にして腎陽を温め補う。灸を百会にするのは下陥した陽気を引き上げ、そこから止瀉の効果を得るためである。針を関元、太谿にする。灸を命門、腎兪にする。この例では命門の火を用いて腎陽を強める。脾腎の陽気を温め水谷を腐熟させる。これらをもって慢性の泄瀉（下痢）の本を治す法とする。

痢疾リシツ（赤痢等）

<u>病因</u>　本病は夏と秋の季節に多く発生する。不潔な飲食や、あるいは生ものや冷えた物を多く食べ過ぎて、暑、温、寒の邪気を外部から受け温が積み重なり熱化したものである。それ等の邪気が互いに交錯し腸の気血が傷られ腹痛となり、里急後重、赤白色の便で膿血の混ざった痢疾となるものである。
<u>辨証</u>　痢疾は「湿熱痢」、「寒痢」、「久痢」の証に分けられる。

一、湿熱型痢疾（赤痢等）

<u>症状</u>　初期は悪寒と発熱がある。腹痛、里急後重、あるいは肛門に灼熱感がみられ、大便に赤や白の粘液が混ざり、一時期には赤色が多い。あるいは又、高熱や悪心嘔吐、胸騒ぎがして口が渇く。脉は滑数である。舌苔の多くは黄膩。
<u>治法</u>　清腸通滞を主とする。針は瀉法を用いて、灸は行わない。
<u>処方</u>　中脘、気海、天枢、合谷、上巨虚。
<u>穴位の解説</u>　中脘、気海は中焦の気を調節し、寒湿の邪気を去らせ

痛みを止める。天枢、合谷、上巨虚、この三穴は大腸経の経気を調節する事により腸を通じて腹痛の源となる気滞を取り去る効果がある。

二、寒型痢疾

<u>症状</u>　腹痛、里急後重、下痢があり便の後の爽快感はない。大便は白い粘液が多く、やや赤みを帯びている。多くは胸部が悶々として塞がれた感じがあり、腹脹し、精神的な疲労等の症状がある。舌苔白膩。脉は沈遅である。

<u>治法</u>　気滞を取り除いて熱を下げ、祛湿寒の法を使う。針は平補平瀉の法を用い、灸を加える。

<u>処方</u>　中脘、腎兪、太谿、灸を神闕穴にする。

<u>穴位の解説</u>　中脘には中気を調え熱を下げ、湿邪を除き降逆する効果がある。腎兪は下焦の腎気を養い、漏れ出ないように内に納める作用がある。太谿は腎経の水の不足を補うことができる。灸を神闕にすれば泄瀉が止まらないもの、および脱肛を治療できる。さらに中風の脱証も治療できる。

三、久痢型

<u>症状</u>　痢疾をながく患い治らない。(慢性の痢疾ともいう。)あるいは反復的に発作が起こり、一般によく見られる症状以外に精神的ストレスや顔面の色が萎黄、寒がり、食欲不振等の症状が見られる。脉は濡細、あるいは虚大である。舌質は淡、舌苔は膩。

<u>治法</u>　脾胃を補して腸と胃の積滞を取り除く。また肝臓、脾臓、腎臓の機能を回復させる。

<u>処方</u>　脾兪、胃兪、中脘、関元、足三里、三陰交。

<u>穴位の解説</u>　脾兪、胃兪は中気を調整し補すことができる。それは

資生の源である。中脘をとるのは胃気を和すのと、さらに化湿降濁の目的で用いる。関元を用いるのは腎臓の元気を養い、正気を旺盛にし宿滞を除くためである。足三里は胃経の下合穴である。ここは胃の腑の気機を通じ調節する。脾と胃はお互いに表裏の関係である。三陰交は三つの陰経の経気を調整することができる。この処方の意味は、肝、脾、腎の機能を回復させるということである。

<u>随症配穴</u>　湿熱痢には、曲池、下巨虚、内庭、小腸兪を使う。寒湿痢は、中脘、腎兪、気海穴を加える。里急後重（大便の後、便が残る感じ）のものは、中膂兪、白環兪を加える。脱肛は百会に灸を用い、長強に針を行う。

水　腫

<u>病因</u>　肺、脾、腎の機能の失調である。あるいは風寒の邪が肺を敗り宣発作用が機能しなくなったものである。あるいは脾腎陽虚や三焦の水道が通じず、それが水湿の氾濫を招き水腫となったもの。これには実証及び虚証の型がある。

一、実証の水腫

<u>症状</u>　急性のものが多い。一般的にまず頭部、顔面部及び下肢の皮膚にやや光沢があらわれ、さらに喘咳、発熱、口渇、小便が短く少なく黄色い等の症状があらわれる。脉は浮滑である。舌苔白滑、あるいは膩。

<u>治法</u>　宣肺行水の法。針治療を主とする。

<u>処方</u>　合谷、列欠、偏歴、陰陵泉、尺沢、膀胱兪。

<u>穴の解説</u>　腰以上の浮腫には発汗させるのがよい。故に合谷、列欠、

尺沢を使って肺気を通して発汗解表する（筋肉をゆるめ腠理を開き汗を出す）。腰以下の水腫は小便をよく出す。故に偏歴、陰陵泉、膀胱兪によって湿を取り除き小便をよく出すようにする。

二、虚証水腫

<u>症状</u>　発病は比較的緩慢で足背部がまず先に腫れ上がり、また時には眼瞼が先に腫れることもある。その後全身に波及する。体質は寒がりである。顔面の色は白。四肢は無力、腹が脹り、大便は未消化便である。脉は沈細である。

<u>治法</u>　温補脾腎を主とする。針は補法と灸法を用る。

<u>処方</u>　脾兪、腎兪、水分、気海、足三里、三陰交、委陽穴。

<u>穴位の解説</u>　灸は脾兪、腎兪。これは脾腎の陽を温めて、水湿を取り除くことを主とする。灸を水分、気海にし、水を動かし元気を補う。委陽は三焦の下合穴である。針をここにすると水道を調節できる。足三里、三陰交は脾胃の機能を亢進させ、土を補って湿邪を除く。

<u>随症配穴</u>　顔面部の浮腫には水溝穴を用いる。便秘の腹が脹ったのには豊隆を加える。下肢の浮腫には大衝、足臨泣を加える。

遺　尿

<u>病因</u>　腎は二便を司る。腎気が十分足りていれば膀胱をコントロールし易くなる。その反対に腎気が不足すれば、下焦の元気はそれを守ることができないので膀胱をコントロールすることができなくなって遺尿となる。腎臓を先天の本、脾臓は後天の本という。幼児は腎気がいまだに十分でないので、まだ後天の元気がそれを補わないため腎陽が不足し先天と後天の気がお互いに助け合わないために

脾腎両方の臓が疲れ果ててこの病気となる。

<u>辨証</u>　遺尿は小便をコントロールできない状態を指す。幼児は睡眠中、夢を見ている最中に知らず知らずのうちに「おねしょ」をしてしまう。ひどい場合は一晩に数回おこることもある。あるいは遺尿した後、驚いて起きてしまう。腎は水を主し、陰に属す。陽虚になると陽気が陰気を漏れないように、堅固にできないので夜間に頻尿となる。腎気の不足は下焦の元気がなくなるので、すなわち膀胱が腎臓の陽気のコントロールを失うため遺尿となる。

<u>治法</u>　補腎益気を主とする。刺針は補法を用い、灸法を併用する。

<u>処方</u>　関元、三陰交、大敦、腎兪、膀胱兪。

<u>穴位の解説</u>　関元穴は足三陰経と任脉の交会穴である。三陰交は足三陰経の交会穴である。これを用いると元気を補して腎気を補い脾気を健やかにすることができる。腎兪、膀胱兪はお互いに表裏の関係なので、またその臓腑の機能を調整することができる。大敦を取穴するのは、肝経が陰部を巡っているからである。灸法を用いるのは経気を通じて温める効果を強めるためである。

尿　閉

<u>病因</u>　尿閉もしくは排尿困難の事である。下腹部が脹って苦しい。ひどいものは小便が詰まって出ない疾病である。その多くは腎気の不足や腎気が損傷を受けたことにより命門の火が衰え、あるいは膀胱内に湿熱が溜まって三焦の気化作用が失調し、あるいは外傷により引き起こされる。

<u>辨証</u>　本病は小便が不通、あるいはぽたぽたと力無いように出る。それを主証とする。腎は二便を主し、腎気不足によって命門の火は

衰え、膀胱の気化作用の失調あるいは湿熱の不化で膀胱の気機が阻滞され尿閉となる。また外傷により膀胱の気機が損傷を受け尿閉となる。これらは三つの型にあてはまる。実証、虚証、及び外傷型の三つである。

一、実証尿閉

<u>症状</u>　多くは小便が赤く、出が渋る。尿道が痛む。下腹部が脹る。ひどい場合は小便が通じない。口渇。舌質は紅、苔は黄。脉は滑数有力である。
<u>治法</u>　膀胱と三焦の湿熱を調節し小便を出す法。針は瀉法を用いる。
<u>処方</u>　膀胱兪、三焦兪、中極、委陽。
<u>穴位の解説</u>　膀胱兪、中極の二穴は、膀胱の兪募穴の二穴である。瀉法を用いる。膀胱の湿熱を冷やすことができるので小便が出る様になる。補法を用いると膀胱の機能を通じさせることができる。三焦兪と三焦の下合穴の委陽を取穴するのは三焦の気化の失調を調整する作用がある。

二、虚証尿閉

<u>症状</u>　腰がだる痛い、体中無力である。小便が渋ってすっきりしない。排尿が無力である。小便が透明である。顔面の色は変にツヤツヤして白い。あまり元気がない。舌質が淡。脉は沈で無力である。
<u>治法</u>　補腎利尿の法を用いる。針刺は補法と灸法を用いる。
<u>処方</u>　関元、陰陵泉、三陰交、足三里。
<u>穴位の解説</u>　灸を関元穴にするのは先天の気を補い膀胱の気化作用を調整し水道を開くためである。陰陵泉、足三里、三陰交の三穴の配合は利尿を促進し下腹部の脹りや湿邪を除く。

三、外傷尿閉

症状　転んで外傷を受けたり外科手術の後遺症が原因で尿閉となったもの。腹が脹ったり、小便が出にくい。
治法　補腎滋陰して、小便を出す法。針灸ともに併用する。
処方　灸を気海、関元。針を中極、三陰交。
穴位の解説　外傷後の体が衰弱したものに気海、関元に灸をすることで元気を補い、腹脹を取り去り、膀胱の気機を調整し、そのつまって滞るものを通じる。中極は膀胱の募穴である。三陰交は足の三つの陰経の交会穴であり、三つの陰経は少腹部あるいは陰器を循行しているので下焦の気機を調整し小便を正常に回復させることができる。
随症配穴　腹部の脹りには、水道、陰陵泉、足三里に針。

遺　精

病症　本病は一般に「夢遺」(夢精)と「滑精」の二種類がある。「夢遺」は心火が妄動し、睡眠中、夢を見ている時に起こるもので夢遺という。「滑精」は多くは房事が過ぎて、あるいは自慰行為が過ぎて、腎気が虚損し引き起こされたものである。
辨証　青年男子の夢遺はだいたい十日から半月に一、二回あるもので、これは病的なものではない。夢の中で性的なものに感じ遺精とする。いわゆる心腎不交の状態のためである。それに比べ、滑精は夢を見ないで精液が湧き出る。あるいはある情念が湧き起こると同時に精液が湧き出る。これらは遺精病よりさらに病状が重いといえる。ひどいものはこれと合わせてインポテンツである。

一、夢　精

<u>症状</u>　頭がぼーとして、耳鳴りがして腰がだるい、心臓がざわざわし睡眠不足である。元気がない。舌質は淡。脉は虚数である。

<u>治法</u>　清心益腎（心火を降ろし、腎を益す）の法を用いる。刺針は補法と瀉法を分けて用いる。

<u>処方</u>　神門、心兪、太谿、志室、腎兪。

<u>穴位の解説</u>　神門、心兪、この二穴は心火を降ろすことができる。心腎を交通させて瀉法を用いる。腎兪、志室、太谿は補法を用いて、腎を益し遺精を止める。

二、滑　精

<u>症状</u>　頭がふらふらし、元気が無く記憶力が減退し四肢が無力である。脉は沈渋である。舌苔薄、あるいは無苔。

<u>治法</u>　補腎固精を主とする。刺針は補法を用い、灸を併用する。

<u>処方</u>　気海、関元、中極、大赫、三陰交。

<u>穴位の解説</u>　気海、関元、中極を補して、この三穴で肝、脾、腎の三臓を元気にし精液が漏れないようにする。大赫、三陰交は先天の気、後天の気、それらの真元を増強し精関を守り固める。

陽　痿（インポテンツ）

<u>病因</u>　本病は主に自慰行為、あるいは房事過多（過度な性生活）。あるいは大きな精神的なショック、またはひどい恐れによって起こるものである。

<u>辨証</u>　外部からの傷害によって腎気の虚衰が起こる。あるいは強い恐れ、脅えなどなどの感情が心腎を傷つける。心は神を蔵し火に属す。心腎が傷ついてそれが陽痿（ようい）という病を発生させるのである。

<u>症状</u>　陰茎が萎えて弱い。勃起しない、あるいは頭がくらくらして腰がだるく、元気がない。小便は頻数で、あるいは心臓もどきどきする。夜睡眠不足になる。脉は沈細である。舌質は淡紅。

<u>治法</u>　補腎壮陽法を主とする。刺針は補法を用い、灸を併用する。

<u>処方</u>　命門、腎兪、志室、関元、中極、三陰交。

<u>穴位の解説</u>　命門、腎兪、志室、この三穴を組み合わせて補腎、壮陽、益精とする。また関元、中極、三陰交に灸をすることで、気血を大きく補うことができる。

<u>随症配穴</u>　心気を補養するために心兪を配穴する。心を安寧し神を安定させるには神門を用いる。

腰　痛

<u>病因</u>　寒湿の邪が腰部に停滞し、あるいは腎虚によって腎が弱っている状態にある。あるいは外傷により気血が一カ所に留まって流れないことにより腰痛症を引き起こしているものである。

<u>辨証</u>　気血が不調で、風寒湿邪が経絡に停滞したものである。あるいは常に労働などで腰が弱り腎気が不足してきたものや、あるいは

外傷によって、例えば「ぎっくり腰」などの捻挫を起こし、それが瘀血を引き起こし気血が動かない状態となったもの。又、筋脈あるいは経絡の気が不和になったものが原因である。

一、寒湿腰痛

<u>症状</u>　腰痛があり、腰背部が沈むように重たく痛むもの。あるいは引っ張りつけ、ひどいときには寝返りもうてない。あるいは下肢がだる痛み、痛む所が寒く冷えた感覚がある。あるいは天気が曇りになると症状が悪化する。ベットに横になって休んでいても症状はまったく軽減しない。脉は弦細である。舌苔薄白。

<u>治法</u>　散風、袪寒、益腎、舒筋（スジをゆるめる）、活絡の法（絡脉を元気にする）を用いる。針と灸を併用する。

<u>処方</u>　腰陽関、腎兪、環跳、委中。

<u>穴位の解説</u>　腰陽関は腰部の経絡の気を通じさせ、筋（スジ）を緩め活血する効果がある。腎兪は腎気を盛んにすることができる。委中は腰背痛を治療する要の穴である（四総穴歌には腰背は委中に求むとある）。環跳は足少陽と太陽経の交会穴である。環跳と委中の組み合わせは気血を調和させる作用がある。

二、腎虚腰痛

<u>症状</u>　腰痛の程度が緩和したものである。ただしジクジクと痛み治ったことがない。体は倦怠感があり腰、膝が無力、いつも労働により疲労があれば症状が悪化するが、ベットに横になりしばらく休んだ後ではひどい痛みは緩解する。脈象は沈細無力、滑精（房事過多又は自慰が過ぎて腎虚となったもので精液が漏れ出るもの）があり体全体が無力でだるく寒がりの症状がある者は腎陽虚である。いらいらして不安で尿の色は黄色いもの、舌質は微紅。脉は沈数無力である。

これは陰虚腰痛とする。

<u>治法</u>　補腎益精、通経活血の法。針は補法を用い、灸を併用する。

<u>処方</u>　命門、腎兪、志室、太谿。

<u>穴位の解説</u>　命門は督脈の穴位で腰痛を治すことができる。腎兪は腎気の陰陽を調整することができる。腰は腎の腑である。志室は膀胱経の穴位である。腎と膀胱は表裏の関係にある。太谿は腎を滋養し、腎水の不足を補うことができる。

三、挫傷腰痛

<u>症状</u>　腰部を捻挫（ぎっくり腰）した既往歴があり、腰部脊柱が強直して痛むもの。一般的に痛むところは固定され移動されない。手で按圧したり、寝返りをうったときにひどく痛む。

<u>治法</u>　通経活絡法。針刺は瀉法、あるいは点刺瀉血をする。

<u>処方</u>　人中、委中。

<u>穴位の解説</u>　人中をとるのは「下病上取」の法である。督脈の経絡を整えることができる。委中を点刺瀉血するのは、そこが腰背部の捻挫の引きつける痛みを治療する要穴であるためである。これは「通則不痛」（気が通じれば痛みは消える）という意味である。

脇　痛

<u>病因</u>　肝、胆の経脈は脇の部分を循行している。もし肝鬱気滞があったり、また血虚があって肝を養わなかったり、また外傷により瘀血が発生しそれらが経脈の滞こおりを起こす等があれば、それらはすべて脇痛を発生させる。

<u>辨証</u>　悩みや怒りによって気が逆上し肝鬱不舒となり、経絡の気を

阻止し停滞させ、気血の運行が不調となる。もしくは血虚により肝木の気が養われない、あるいは外傷の瘀血により経絡が塞がれて「不通則痛」（気が通じなければ痛む）となる。※今村注（通則不痛、不通則痛という言葉は中医針灸でよく使われる言葉である。気滞こそ痛みの中心であることを述べている。）

一、肝鬱気滞型脇痛

<u>症状</u>　怒りの後に悸肋部痛が起こる。胸がどきどきし、キリで刺されるが如く痛む。口が苦い、飲食がすすまない。舌苔は薄。脉は弦である。

<u>治法</u>　舒肝通絡を主とする。針は瀉法を用いる。

<u>処方</u>　支溝、期門、陽陵泉。

<u>穴位の解説</u>　肝経の募穴の期門を取穴するのは舒肝通絡の効果を収めるためである。少陽の経絡は体の側面を循行する。故に支溝、陽陵泉を取穴するのは少陽の経気を整えて止痛するためである。（陽陵泉は脇の痛みに非常に有効である。）

二、血虚型の脇の痛み

<u>症状</u>　脇が痛み按ずると喜ぶ。頭のふらつきや眩暈、耳鳴り、顔色が黄色い。舌質は淡。脉は虚無力、あるいは弦細無力である。

<u>治法</u>　補気養血の法を用いる。針は補法を用い、灸を併せる。

<u>処方</u>　肝兪、膈兪。

<u>穴位の解説</u>　以上、二穴の組み合わせは養血舒肝と止痛の作用がある。

三、外傷瘀血型の脇痛み

<u>症状</u>　脇の痛みが錐（きり）で刺すようで、夜間の痛みが甚だしい。

痛みは移動せず、按圧すると拒む。舌質は淡で紫、あるいは灰膩。脉は弦である。

<u>治法</u>　活血化瘀の法。針は瀉法を用いる。

<u>処方</u>　三陰交、行間。

<u>穴の解説</u>　三陰交は肝、脾、腎、三陰経の交会穴である。行間は肝経の穴位である。二穴の配合は化血化瘀の作用がある。

痺　証（ヒショウ）

<u>病因</u>　本病の多くは衛気が漏れるために起こる。例えば汗が多く出て風にあたったり、湿気の多い地面に寝たり座ったりして発病する。また川の浅瀬を渡ったりして、その時風寒湿の邪が体を侵襲し経絡を閉じ塞ぎそれらが気血の流動を不調にして痺証となる。

<u>辨証</u>　痺証は臨床上よく見られる病気の一つである。風寒湿痺と熱痺の二つの型に分けることができる。しかしながら風寒湿痺はまた、行痺（こうひ）、痛痺（つうひ）、着痺（ちゃくひ）に分けられる。風邪を多く受けると行痺となる。寒邪を多く受けると痛痺となる。湿邪を多く受けると着痺となる。痺証の主な症状は関節がだる痛い、あるいは筋肉の一部分がだる痛く麻痺している等である。日を追っても回復しない。又容易に手足の痙攣や関節等の変形が発生する。

一、風寒湿痺型の痺証

1．行　痺（こうひ）

<u>症状</u>　本病は体の関節がだるく痛む。運動制限があり同じところには発症しない、つまり痛むところが一定していないという特徴がある。発作が起こったときには悪寒発熱を伴う。舌苔薄膩。脉は浮数

である。
<u>治法</u>　祛風、疏通経絡の法を用いる。針刺を主とする。疾病の部位に基づいて局所配穴をする。あわせて循経遠道取穴をし、これらを臨機応変に行う。

　2．痛　痺（つうひ）

<u>症状</u>　関節に痛みがあり、温めると症状が軽減する。逆に寒気を受けると痛みが悪化するが、局所は紅くなることもなく熱ももたない。舌苔薄白。脉は沈弦である。

<u>治法</u>　痛痺は針を少なくして、灸を多くする。痛みが激烈なものは皮内針を使う。あるいは隔姜灸法を用いる。

　3．着　痺（ちゃくひ）

<u>症状</u>　筋肉や皮膚感覚が麻痺して体の関節がだる痛む。痛む部位の多くは固定して動かない。容易に曇りや雨など気候の変化を受けて発作が起こる。舌苔白膩。脉は沈渋である。

<u>治法</u>　着痺は針灸両方を行う。あるいは灸頭針を行う。

二、熱　痺（ねつひ）

<u>症状</u>　関節がだる痛み、少し触っただけで痛む。関節痛があり動かせない。局所が熱をもって腫れる。一カ所もしくは多くの関節に波及し、全身症状も見られることもある。例えば発熱、口渇等。舌苔黄燥、脉は滑数である。

<u>治法</u>　祛風、散寒、利湿、化熱の法を用いる。

<u>附</u>　この証は局所取穴法で疼痛を軽減した後に、症状の変化によってさらに全面的な治療を行う。「痛則不通、通則不痛」（痛めば気が通じず、気が通じれば痛まない）この原則に基づいて症状に従い穴位を増減する。

<u>処方</u>　まずその病の部位を列挙して、症状によって加減する。

（肩関節痛）　肩髃、肩髎、肩貞、臑兪。
（肩甲間部痛）　天宗、秉風、肩外兪、膏肓兪。
（肘、手の痛み）　曲池、尺沢、天井、外関、合谷。
（腕関節痛）　陽池、陽谿、陽谷。
（手指の麻痺）　後谿、三間、八邪。
（大転子痛）　環跳、居髎、風市。
（膝関節痛）　犢鼻、陽陵泉、陽関。
（下腿の麻痺・だる痛み）　承山、絶骨、飛陽。
（内・外果部痛）　解谿、商丘、丘墟、崑崙。
（足指の麻痺疼痛）　大衝、足臨泣、八風。
（腰背痛）　命門、腰陽関。

<u>方解</u>　本病は基本的には経脈の循行分布に従っている。故に局所取穴で治療し、筋をゆるめて絡を通じ、気血を調和させ病邪を駆除する。

落　枕（ラクチン寝違い）

<u>病因</u>　多くは眠っているときの姿勢が良くない。あるいは枕があまりにも高い場合この症状が起こる。

<u>辨証</u>　内因として睡眠の時の姿勢以外にはない。外因としては風寒の邪気が皮膚に浸入し経絡を塞ぎ不調にする。これがこの病気を引き起こす。

<u>症状</u>　偏側の項頸部の痛み、頸を回旋できない。あるいは頭を上げたり頭を下げたり、それらの動作の時に背中を引っ張りつけ、または肩甲骨や上肢の動きが制限される。

<u>治法</u>　袪風、通経絡の法。局所に灸を加えた方が効果がよい。

<u>処方</u>　風池、風門、肩中兪、肩外兪、肩髃、曲池、合谷、後谿。局

所に灸を加える。

<u>穴位の解説</u>　風池は足の少陽経と陽維脈の交会穴である。疏風（風邪を一カ所に留めない）、止痛の効果がある。風門は督脉と足の太陽の交会穴である。疏風、解熱、止咳の作用がる。肩中兪は寒熱をとり肩背部の痛みや咳嗽を止めることができる。これらは斜刺であり深刺ししてはいけない。肩外兪は肩背部のだる痛みや頸項部の強い引きつり、上肢の冷え痛みを専門に治療することができる。肩髃穴は手の陽明、陰陽蹻脉の交会穴である。曲池は手の陽明大腸経の合穴である。合谷は手の陽明の脈の通過する部位であり、原穴である。後谿は手の太陽経の兪穴であり、また八脈交会穴の一つで督脉に通じる。以上の穴位を同時に用いて項頸部の疼痛を治療する。

風　疹

<u>病因</u>　本病の多くは血熱があり、そこに風湿の邪気を受けて病気になったものである。あるいは食物アレルギーなどのきっかけにより引き起こされたものである。

<u>辨証</u>　風疹発作は非常に迅速に起こる。多くは皮膚に痒みが出て、すぐに紅い風疹が出現する。その大きさは色々で皮膚が焼かれるような感じがしたり、あるいは腹痛や便秘が起こる。舌苔薄黄。脉は浮数である。

<u>治法</u>　疏風、清熱、活血の法を用いる。脾経、大腸経の経穴を取穴する。刺針は瀉法を用いる。

<u>処方</u>　曲池、合谷、風市、血海、足三里、三陰交。

<u>方解</u>　血海、三陰交は血中の熱邪を冷やすことができる。曲池、合谷、足三里、風市は栄衛の気を調節し、腸と胃にある熱を下げる。風湿

の邪を散らす効果がある。それをもって発疹を消し去る。

目赤腫痛（目が赤く腫れて痛む）

<u>病因</u>　多くは外から風熱の邪気に感応し、肝胆の火が盛んになり経絡を巡って頭部・顔面部の上を犯したものである。目の前に蚊がふらふら飛ぶ様に見える。その多くは陰血が長い間にわたって消耗し、肝腎の両虚を引き起こしたものである。

<u>辨証</u>　虚実の二つの型に分ける。実証は目が赤く腫れて痛みがある。光を恐れる。目がショボショボして、大きく開けられない。あるいは翳（感染症）を引き起こして涙がでる。虚証は目の前で蚊が飛ぶ様に見える。赤い腫れもなく痛くない。ただし視線が一定せず、見るものがはっきりしない。あるいは鳥目である。

<u>治法</u>　実証には瀉法、虚証には補法を使う。治療は疏風散熱、滋腎平肝の法を用いる。

<u>処方</u>　合谷、腕骨、睛明（太陽は点刺し出血させる。）、神庭、風池、太衝、光明等を取穴する。

<u>随症配穴</u>　例えば肝胆の火が旺盛になれば、太衝と光明をとる。

<u>穴位の解説</u>　本方は合谷、腕骨、風池、睛明で風邪をとり熱を散らす。神庭、太陽、この二穴は熱を瀉し、目をハッキリさせることができる。肝は目に開竅するので、肝経の原穴の太衝を取る。肝胆は表裏なので胆経の光明を取る。それで肝胆の火邪を取り除くことができる。飛蚊症のものは補益肝腎をし、針の手技は補法と温灸法を併せて用いる。

<u>処方</u>　肝兪、腎兪、攢竹、絲竹空、養老。

<u>穴位の解説</u>　肝兪、腎兪で肝腎の陰を補し調整し、目をハッキリと

見えるようにする。攢竹、絲竹空で局所の経絡を通じて効果を納める。養老穴は目がハッキリ見えないものを治療する特効穴である。

鼻衄(びじく、鼻血)、鼻淵(副鼻腔炎)

<u>病因</u>　鼻淵の多くは肺熱が鼻に閉じこめられて、あるいは胆経の湿熱が脳を蒸して引き起こされたものである。鼻衄（鼻血）の多くは内熱が盛んで、あるいは陰虚火旺でそれが血液の循行を狂わせ引き起こしたものである。

<u>辨証</u>

　鼻淵症　透明な鼻水が出て生臭いにおいがしたり、鼻でにおいを感じない。その多くは頭がふらついたり、頭が痛かったりする症状を兼ねる。

　鼻衄症　内熱が旺盛で、その多くは口の渇きや煩熱等の症状を兼ねる。陰虚火旺のものは頬が赤く、口が渇き、舌が乾燥する等の症状がある。

<u>治法</u>　鼻淵は肺と胆の熱を冷やすことを主とする。熱証に属し瀉法を用いる。鼻衄は内熱壅盛のものは熱を泄らす治療を行い、針刺は瀉法あるいは瀉血を行う。陰虚火旺のものは陰分を補い血熱を冷やす治療を主とする。針治療は平補平瀉の法を用いる。

<u>処方</u>　鼻淵は、上星、天府、合谷、迎香を用いるとよい。鼻衄熱盛のものは、少商、合谷、尺沢を用いる。陰虚火旺のものは、三陰交、太谿を用いる。

<u>穴位の解説</u>　合谷、天府、上星、迎香は鼻の病気を治療する要穴である。風池、風府、太陽は脳の熱を冷ますことで頭痛を止める。鼻淵症は、少商、尺沢で肺は鼻に開竅するというもので、肺経の熱を

瀉すものである。三陰交、太谿は養陰清熱し、鼻衄を止める。
<u>随症配穴</u>　眩暈、偏頭痛には、太陽、風府、風池を加える。

牙　痛（歯痛）

<u>病因</u>　歯は腎に属す。ただし胃と大腸の経脈も循行している。例えば辛いものを常に食し、酒やたばこを常用していると胃腸の熱が上にあがり、さらに風邪の外襲を受けたり、あるいは腎陰の不足が虚火上炎を起こすと、それらは全て歯痛を引き起こす。
<u>辨証</u>　風熱歯痛は発熱口渇し、冷たい物を喜んで飲む。舌質は紅、舌苔は黄。脉は数である。
　腎虚歯痛は発熱はなく喉も渇かない。腫れもない。熱い飲み物を喜び、時々痛み、又止まる。
<u>治法</u>　合谷、内庭、下関、頬車。
<u>穴位の解説</u>　合谷穴は針をするときに左に病があるときは右に取り、右に病があるときには左に取る。これにより疏風散熱をする。内庭、下関、頬車は陽明の胃の火邪を瀉すことができ痛みも止めることができる。
　腎虚歯痛　滋陰降火を主とし、針は平補平瀉の法を用いる。
<u>処方</u>　太谿、復溜、合谷、大迎。
<u>穴位の解説</u>　太谿と復溜は腎陰を滋養する穴位として用いる。合谷、大迎の両穴は虚火を降ろして止痛する。

閉　経

<u>病因</u>　本病の原因はとても多い。主なものは血枯と血滞の二つに分けられる。

「血枯閉経」　多くには久病で体が虚弱であり肝、脾、腎の三臓が損傷したもの、あるいは若い頃多くの出産を経験した為、あるいは大量の出血等が引き起こしたものである。これらは虚証に属する。

「血滞閉経」　多くは思い憂いで鬱となり、あるいは月経中に身体が寒邪を受けたもの。それらが月経の血に及び気滞で血が動かない状態を生み出したもので、これらは実証である。

<u>辨証</u>

「血枯閉経」　月経期が長くなり、月経の血の量がだんだんと減少し月経が閉経に至ったもの。多くは顔面の色が萎黄となる。筋肉は痩せ衰え、皮膚は乾燥し、元気がない。食は少なく、溏便（食物残渣便）がある。舌苔白、脉は弦細渋である。

「血滞閉経」　月経が突然停止して、少腹部に僅かの疼痛がありやや脹れる。按ずると痛み、あるいは痞塊（積聚のようなもの）がある。舌質は淡、脉は沈渋である。

<u>治法</u>

「血枯閉経」　肝、脾、腎を調整し養うことを主とする。針刺は補法、および灸法を用いる。

<u>処方</u>　肝兪、脾兪、腎兪、中脘、気海、関元、中極、天枢、足三里、三陰交。

<u>穴位の解説</u>　肝兪、脾兪、腎兪は補法を用いて、肝、脾、腎の機能を補する。中脘は胃の募穴である。天枢は大腸の募穴である。これらを併せて用いることにより、胃腸を強くし気血を養うことができる。これらを生化の源とする。足三里、三陰交は気血を調整し、閉

経を治療することができる。

「血滞閉経」 治療は月経血を通じさせ、肝、脾、腎の経穴を主とする。針刺は瀉法を用いる。併せて灸法を用いる。

<u>処方</u>　気海、血海、関元、期門、水泉、交信、合谷、三陰交。

<u>方解</u>　気海、血海、合谷、三陰交、この四つの穴位は気血を調え通じさせる。期門、関元の両穴は心肝両経の血を調整することができる。水泉、交信、二穴で腎経の血の源泉とする。また月経が来ないときの要穴である。

痛　経（月経前緊張症）

<u>病因</u>　本病は虚、実の二つに分けられる。実痛の多くは憂い思い怒り、あるいは寒邪を受けたり冷たい物を飲んだりして経血が鬱滞したものである。虚痛の多くは気血の不足から引き起こされたものである。

<u>辨証</u>

「実証」 多くは月経期の前に始まるものである。少腹が痛み、疼痛の部位は多くは固定して動かない。痛みの勢いは激烈である。按ずると痛み、ひどいものは腰腿部まで引きつる。月経があった後は一時的に減少するが月経はすっきりせず力無く、月経の色は黒紫で血塊が混ざる。脉は弦である。

「虚証」 痛みの多くは月経の末期に起こる。あるいは月経の後、少腹が痛む。痛みの勢いはだらだらと休みなく続く。温めると痛みは緩解し手で按ずれば和らぐ。月経の色は淡く量は少ない。ひどいものは心悸があり頭のふらつきや腰のだるさ、腰が脹れるような痛み等の症状が見られる。脉は沈、細、無力である。

治法
　実痛　活血し月経を通じる。針刺は瀉法を用いる。寒証は灸法を用いてもよい。
　虚痛　気を補い血を養う。針刺は補法を用いる。灸を用いる。
処方
　実証　関元、中極、血海、地機、水道、合谷、曲池。
　虚証　灸法は関元にだけ。肝兪、脾兪、胃兪、腎兪、足三里、三陰交は皆針刺を行う。
方解　実証は関元、中極の二穴。これ等は任脉と肝、脾、腎、三臓の交会穴である。故にそれは月経痛および小腹痛を治し特殊な効果を上げることができる。血海、地機、合谷、曲池、水道、以上の五つの穴位は通経、活血、瘀血を治し止痛の作用がある。
虚証は関元に灸法を用いる。それによって子宮を温めて「血の海」を補養する。肝兪、脾兪、胃兪、腎兪、四穴は臓腑の機能を調和させることができる。足三里、三陰交、この二穴は気血を調整する要穴である。

崩　漏(不正出血)

病因　本病は思慮過多（考えすぎ）が脾臓を傷り、あるいは仕事に精を出し過ぎて、あるいは鬱や怒りの感情が肝を傷り、それが肝や脾の臓血、統血作用を失わせたものである。また寒邪や熱邪を受けて胞宮（子宮）が内から傷つき、衝脈・任脈が失調し引き起こされたものでもある。
辨証　月経血が突然大量に下って止まらないものを「血崩」という。逆に量は少ないがなかなか止まらないものを「血漏」という。一般

症状としては、頭のふらつき、眩暈、顔面蒼白、元気が無く疲れやすい、冷えるのを嫌がる、腰がだるい、四肢が無力等がある。それらは、熱証、虚寒、瘀血の三種に分けられる。

一、熱　証

<u>症状</u>　月経血の色は鮮紅色で、汚臭がする。脉は数である。苔は黄色。
<u>治法</u>　熱証は清熱止血法を用いなければならない。したがって針刺は瀉法を用いる。

二、虚　寒

<u>症状</u>　月経血の色は暗く淡い。少腹は冷え、脉は沈、遅である。舌苔薄白。
<u>治法</u>　固摂衝任の法を用いるべきである。針刺は補法を用い、灸法を行う。

三、瘀　血

<u>症状</u>　月経血の色は紫黒色で、腹痛があり按ずると痛み拒む。あるいは癥瘕（ちょうか）がある。（癥瘕は、腹部にあらわれる塊。癌の可能性もある。）
<u>治法</u>　調気化瘀の法を用いるべきである。針刺は瀉法を用いる。
<u>処方</u>　気海、関元、中極、肝兪、脾兪、腎兪。大敦、隠白。この二穴は灸法を用いる。
<u>随症配穴</u>
　　熱証には、行間と然谷を配穴する。
　　虚寒には、三陰交、交信を配穴する。
　　瘀血には、太衝と三陰交を配穴する。
<u>方解</u>　気海、関元、中極、三陰交、この四つの穴位は衝任二脈を調

整することができる。つまり真陰と元陽の機能を大きく補すことができる。肝兪、脾兪、腎兪、この三穴は統血、臓血の源を調節することができる。大敦、隠白の両穴は肝経、脾経の井穴であるので、灸法を用いると崩漏を治すことができる。行間、然谷、この二穴は肝経と腎経の熱を冷やして血を止める。三陰交、交信、太衝の三穴は、肝、脾、腎、三経で月経血を調整し、瘀血を化し、崩漏を止める要穴である。

帯　下

病因　本病の多くは気血が虚弱であるか、湿熱下注が衝脈、任脈の二脈の失調を起こしているかである。それにより帯脈の気が外に漏れて病になったものである。

辨証　この病は月経期ではなく日常的に陰道から粘液質の液体が流出する。たらたらと途切れることなく滲出するものを称して中医では帯下という。併せて腰がだるくて頭がふらふらし、体が倦怠感をおぼえる症状もある。帯下には白帯と赤帯の二種類がある。それらはまた二種類の型にわけることができる。一つは気虚夾湿（気虚で湿邪が絡まるもの）であり、もう一つは湿熱下注である。

一、気虚挾湿

症状　その色は白く希薄である。または淡く黄色である。生臭い臭いがする。それを白帯という。

処方　次髎、中髎、小腸兪。

二、湿熱下注

<u>症状</u>　その色の多くは淡紅であり、濃い黄色となる。臭えないほど生臭い。これを赤帯という。

<u>処方</u>　大赫、五枢、曲骨。

<u>その他の処方</u>　気海、関元、中極、帯脈、帰来、合谷、三陰交。

<u>治法</u>　調理気血、清熱化湿を主とする。帯脈穴と脾経の経穴を主に取穴する。白帯の者には針刺は補法と灸法を用いる。赤帯は針刺は瀉法を用いる。

<u>穴位の解説</u>　気海、関元、中極は婦人の月経とオリモノを主治する穴位で、それらを治療することができる中心の穴位である。帯脈、五枢、帰来、この三穴は経絡の帯脈から気が漏れないようにして月経を調節し帯下がでないようにする機能をもっている。合谷、三陰交は清熱祛湿の効果がある。また気血を調節して帯下を止める効果がある。次髎、中髎、小腸兪の三穴は「白帯」を治療し、大赫、曲骨二穴は「赤帯」を専門に治療できる。

乳　少

<u>病因</u>　乳房は胃経に属す。しかし乳頭は肝経に属す。たとえば平素から気血虚弱、あるいは出産の時出血が多すぎた者、あるいは情志が不安定、肝気抑鬱がある等。これらがすべて乳汁の減少を引き起こす。

<u>辨証</u>　産後の乳汁の分泌不足はひどくなると点滴程度も分泌しない。授乳期間中に日に日に減少する。あわせて見られる症状は、心悸亢進、心労、乳汁が透明で薄い。これらは虚証に属する。また例えば胸が

むかむかし、食は進まず、乳汁がまた薄く少ない。ひどいものは発熱したり、脇が痛くなったりする。これは実証に属す。

<u>治法</u>　虚証は補益気血を行う。刺針は補法と灸法を用いる。実証は調気通乳する。刺針は瀉法と灸法を用いる。

<u>処方</u>　乳根、膺窓、膻中、天谿、前谷。

<u>随症配穴</u>

　　実証　期門、内関。

　　虚証　足三里、三陰交。

<u>穴位の解説</u>　乳根、膺窓、天谿三穴は脾胃と乳房と経絡を通す。膻中、前谷は産後の乳汁の減少を治療するための中心的な穴位である。期門、内関は舒肝解鬱できる。足三里、三陰交は気血を調え乳汁の分泌を増加させる作用がある。

臟　燥（更年期障害のヒステリー）

<u>病因</u>　憂いたり、嘆いたりして一つの事を考え続けて感情がハッキリしない。これらで精神の錯乱を起こしたもの。

<u>辨証</u>　各種の神志の異常がみられる症状である。例えば何も原因がないのに悲しみが押し寄せてくる。一日の内に何度も喜んだり怒ったり、喜んだり怒ったりする。もの凄く疑い深く、よく驚く。心悸があり、胸騒ぎもあり、睡眠時に不安に襲われる。あるいは突発的に胸のむかむか感がある。しゃっくりや突然声が出ない等の症状がある。ひどいものは失神し突然倒れる。舌苔白膩。脉は弦細である。

<u>治法</u>　安神、解鬱を主とする。針刺は平補平瀉を用いる。

<u>処方</u>　神門、間使、巨闕、三陰交、心兪。

随症配穴
　　胸がむかむかする　膻中、内関。
　　突然声が出ない　通里、廉泉。
　　失神して倒れる　水溝、中衝。

穴位の解説　心経の原穴の神門、募穴の巨闕、兪穴の間使、これらに脾経の三陰交を併せることにより清心養血、安神という作用を引き出すことができる。内関、膻中を取るのは胸を広くすることによって解鬱する。天突、足三里は降気してしゃっくりを止める。通里、廉泉はしゃべれないのを治療する。水溝、中衝は開竅清心作用をもって、意識不明で突然倒れたものを治療する。

小児腹瀉（小児の下痢）

病因　本病の多くは飲食の不摂生が引き起こす。あるいは不潔な授乳や食事が体の防衛力を失わせたもの、あるいは脾胃の虚弱であるもの。あるいは寒邪に侵され消化不良になりそれらが引き起こしたものである。

辨証　腹が脹って腸鳴があり時々痛む。痛いとすぐに下痢しそうになる。下痢すると痛みは緩解する。一日に数回から十数回そういう下痢をする。それは腐ったような酸っぱい臭いがして、あるいは飲んだ牛乳や飲食物が未消化便として出る。げっぷを頻発する。食事のことを考えたくない。舌苔膩。脈は沈、無力である。

治法　健脾止瀉、調理腸胃を行う。刺法は置針しない。あるいは灸法を用いる。

処方　中脘、天枢、章門、大都、足三里。灸は、神闕。

随症配方　寒邪によるものは、合谷、三陰交を配穴する。

<u>方解</u>　本法は食滞を消す、脹満を除く、健脾養胃と下痢を止める作用がある。

百日咳（小児頓咳）

<u>病因</u>　本病は風邪が肺を侵して内に痰熱をたくわえ、それが気道を閉塞させて肺気が清粛作用を失ったものである。

<u>辨証</u>　初期には咳嗽や透明な鼻水が流れ、あるいは寒熱を伴いそれに続いて周期性の咳嗽が出現する。あるいは咳嗽が連続して止まらない。喉の奥に湿性音があり、咳はひどくなると粘液を吐き出し、あるいは痰の中に血液が混じる。また例えば、そのような状態が日に日に続きこれらが百日咳と化す。この病気を患った幼児の体は日に日に衰弱し、精神的疲労、眼瞼の浮腫、ひどいものはその他の色々な疾病に罹患する。

<u>治法</u>　熱を下げて風邪を散らし、肺気を通じることを主とする。浅刺で瀉法を用いる。

<u>処方</u>　天突、少商、列欠、合谷、大椎、風門、肺兪。

<u>随症配穴</u>　嘔吐するものは中脘、痰の中に血が混じるものは尺沢を配穴する。

<u>方解</u>　本病は肺の熱によって引き起こされたものである。少商を瀉血し、肺経の熱を瀉する。列欠は肺経の絡穴である。合谷は大腸経の原穴である。原絡を配穴することで表裏を通じさせ、肺気を調整することによって失われた清粛の機能を復活させる。大椎、風門、肺兪を配穴するのは解表散風し咳をとめるためである。

小児の癱瘓（小児麻痺）

病因　本病は感染性のある風熱の時邪（インフルエンザ等）が津液を蒸発させ気血を損傷し、腱や脈が気血津液の潤し養う機能を失って起こったものである。

辨証　患者の小児は突然高熱、悪寒、頭痛等を発し、本病はそれに続いて半身不随となったものである。軽症の患者の体は運動障害があり、重傷の場合は運動機能を完全に失う。患側の四肢の多くは冷え上がっている。関節は弛緩して動かない。本病の下肢の発病は比較的多く見られる。ある者は左右ともに動かない。またある者は一側性である。それは例えば病期が長くなってくると患側の筋肉は日に日に萎縮し変形さえしてくる。

治法　経絡を通じ気血を調和させ、筋骨を濡して養う。局所取穴を主とする。病の初期にはただ針刺を行い灸法は用いない。軽い瀉法を用いる。病期が長いものは針刺と灸法を併用し、補法を用いる。また皮膚針（梅花針）を用いて、患側の四肢を軽く巧打する。あるいは左右交叉針をする。まず針刺を健側に行い、次に患側に行う。

処方

　　上肢　肩髃、肩髎、曲池、手三里、外関、合谷。

　　下肢　環跳、陽陵泉、足三里、三陰交、解谿、太衝。

方解　本法は経脉の循行部位に基づき局所配穴と左右交叉配穴を用いる。気血を調え養い、経絡を通じる事を目的として用いる。臨床上は具体的病状によって適当な加減（配穴の増減）を行い、併せて内科病症の中の痿証の治療法を参考にしている。

中　暑（熱中症）

<u>病因</u>　本病は強烈な日光のもとでの労働、あるいは長距離の山野の歩行で過度に疲労し、それ等に暑熱の邪気が当たって引き起こされたものである。

<u>辨証</u>　本病は軽、重の二つに分けられる。

　軽症　頭がふらふらして眩暈がする。汗が多い。皮膚が火照る。呼吸が荒い。口が渇き舌が乾燥している。喉が渇きいらいらする。脉は浮、大、数である。

　重症　まず頭痛がみられる。喉が渇きいらいらする。呼吸が喘息の様で荒い。それに続いて突然に昏到し、人事不省に陥る。汗がでる。脉は沈、無力である。

<u>軽症の治法</u>　暑気を袪い熱を下げる法を主とし、針刺は瀉法を用いる。

<u>重症の治法</u>　醒脳開竅、清暑、泄熱を主とする。

<u>処方</u>

　軽症　大椎、大陵、曲池、合谷。金津玉液を瀉血する。

　重症　百会、人中。手の十二井穴から瀉血する。曲沢、委中を瀉血する。

<u>穴位の解説</u>　百会、人中の二穴は開竅醒脳の作用がある。手の十二井穴と曲沢、委中を瀉血するのは熱を下げもらす作用と通経活絡の作用を引き出すためである。大椎穴を取穴するのは表にある邪気を解くためで、大陵は心火を瀉す事ができる。曲池、合谷の二穴は営衛の熱をとるためである。金津玉液を瀉血するのは、口が渇き喉が渇くのを治すためである。

眩　暈(メニエル氏病)

<u>病因</u>　多くは水不涵木（五行の水が木を養わない）の状態により肝陽上亢したもの。あるいは湿痰が身体内に留まり、それが上に昇って清竅（目、鼻、耳、口等）を侵したもの。あるいは気血両虚によって髄海が不足したことによって起こる。

<u>辨証</u>　主要な症状は頭のふらつきと目の前に塵の様なものがちらつくというものである。それに伴って本人自身、あるいは天井等の外界の物が回る感じ（目がまわる）がして立ち上がると倒れそうになる。これらは、肝陽上亢、湿痰内停、気血両虚の三つの型に分けられる。

一、肝陽上亢型

<u>症状</u>　頭がふらふらして多くは耳鳴りがある。顔面が赤い、悪心、腰がだるい等の症状がある。舌質は紅、脈は弦、数である。
<u>治法</u>　肝、腎の穴位で滋陰潜陽を主とする。針刺は補瀉を併用する。
<u>処方</u>　腎兪、太谿、肝兪、行間、風池。
<u>方解</u>　腎兪、太谿二穴を補すのは、腎水を補い腎を滋養するためである。肝兪、行間、風池を配穴するのは肝の陽を静め肝火を消すためである。

二、湿痰内停型

<u>症状</u>　めまいで前胸部がつまったような感じで悶々とする。痰を多く吐き出し、食欲不振である。舌苔は白膩。脈は滑である。
<u>治法</u>　脾を強くすることで湿邪を除き痰を消す方法で、脾胃を調整する方法を主とする。針刺は補瀉を併用する。
<u>処方</u>　中脘、章門、足三里、内関、神庭。
<u>穴位の解説</u>　中脘、章門、足三里は脾胃を調節し、これにより除湿

化痰できる。神庭、内関二穴は頭のふらつきや眩暈を治すことができ、併せて胸を開き煩悶感を解き、かつ「からえづき」を止める。

三、気血両虚型

<u>症状</u>　めまいがあって元気がなく、四肢が無力である。心悸、不眠がある。舌質は淡。脉は虚で無力である。
<u>治法</u>　気血を補して、脾を強くして胃を養う法。針刺は補法を用い、灸法も用いる。
<u>処方</u>　中脘、気海、関元、足三里、三陰交。
<u>方解</u>　気海、関元は気血を補う。中脘、足三里、三陰交は脾胃を健やかにし気血の源を強くする。

頭　痛

<u>病因</u>　頭部は手足三陽の経脉が合するところである。外感であれ内傷であれ、みな頭部の気血の不和を引き起こす。つまり経気が阻まれてそれが頭痛を引き起こすのである。その中でも外感頭痛はすでに感冒の中で述べている。内傷頭痛の多くは痛みが起こったり止まったりして病が治りにくい。こんな感じであるので病名を頭の風邪、「頭風」ともいう。実証の多くは肝陽上亢、虚証の多くは気血の虚弱によって引き起こされるものである。この疾病は「虚実」の二つの大きな型に分けられる。
<u>辨証</u>　実証の頭痛は激烈である。症状はキリで突き刺される感じがする。あるいは眩暈、いらいら感、口の中が苦い、悪心、胸悶、脇が痛い等がある。舌苔膩。脉は浮、弦である。
<u>虚証</u>　毎日の労働が過度になり、あるいは腹を立てて怒ってイライ

ラしているときに発作が起こる。痛みの勢いは比較的緩慢であり時に軽く時に重い。痛いところを温めたり、手で按さえた後にすぐ軽減する。多くは倦怠感を伴い、心悸、不眠等の症状を兼ねる。舌質は淡。脉は虚である。

　辨証において内因および外因を辨証する以外に、頭痛の出現する部位に基づき罹患した経絡を決定する必要がある。例えば頭痛が主に後頭部にあれば、それらはすべて太陽経と関係がある。例えばもし前額部の眉のところにあれば、すべて陽明経と関係がある。両額角髪際、あるいは偏側の額角髪際部が痛むときはすべて少陽経と関係がある。頭頂部にあれば、すなわち厥陰経と関係がある。

<u>治法</u>　治療法は平肝祛風、調養気血とする。循経取穴と局所配穴と遠道取穴、上病下取の法を用いる。病因を確定し随症加減する。実証には瀉法を用い、虚証には補法を用いる。あるいは瀉血を用いる。

<u>処方</u>
　正頭痛　百会、風府、太陽、風池、合谷。
　前頭痛　神庭、印堂、太陽、合谷。
　頭頂痛　百会、湧泉、至陰、行間。
　後頭痛　風府、風池、後谿、崑崙。
　左偏頭痛　血虚は肝に属し、風邪を受けて罹患したものである。脉は弦、細である。左絲竹空から率谷までを透刺する。太衝は補法を用いる。
　右偏頭痛　気熱は脾に属す。怒こると痛む。脉は洪、大である。右頭維から曲鬢までを透刺し、足三里を加える。
　三叉神経痛
　　第一支　上眼窩孔、攢竹、絲竹空、陽白。
　　第二支　下眼窩孔、四白、巨髎、口禾髎。

第三支　頰孔、頰承漿、大迎、頰車。
随症配穴
　　肝陽上亢　太衝、陽陵泉。
　　気血虚弱　足三里、三陰交。
穴位の解説　上記した処方は、すべて頭部の経脉の循行と疼痛部位に基づいて各経絡に分けて辨証配穴したものである。経絡を通じ、気血を調和し、止痛の作用を備えている。以上の穴位は再び重複して解説しない。

第二篇
臨床における辨証論治と経験配穴

6寸の金針で瘰癧を治療する

　六寸の金針で瘰癧を治療する。瘰癧（るいれき）とは又の名を頚部リンパ結核という。この方法は王楽亭先生がその漢文の先生の喬書閣老師から口伝で伝えられたものである。この喬先生の祖父は清朝の時代に河北省の香河県の監獄の獄吏をしていた。ある時、一人の南方の人間が犯罪を犯して三年間そこで刑を受けた。彼はその受刑者の面倒をよくみたので、この受刑者が刑期を満了し出獄する時に喬先生の祖父にこの様に言った。
「あんたには非常に世話になった恩がある。しかし今その恩に報いることができない。私に今できるのは家伝の六寸の金針の治療法をあなたに伝えることくらいのものだ。それはつまり肘関節のところから針を入れて、上腕骨頭に向かって皮一枚横刺で刺し入れていくものです。この方法は瘰癧・るいれき（結核の一種、頚部リンパ結核）で大きな火山の噴火口のようなものができた首を専門に治療することができる。これは薬の治療を必要とせず、すぐに全快するものです。」
　王楽亭老先生は二十数歳の時、ちょうどこの喬先生のところで漢文を勉強していた。その頃喬先生の一人の友人がネックレスを売る仕事をしていたのだが、この人がその瘰癧を患った。喬先生はこの

友人にこう云った。「私は針灸の家伝の三代目にあたります。この症状に関してはひとつの針の治療法がある。しかし三代目の私は針治療を全く行なったことがありません。ここに一対の六寸の銀針があります。すぐに弟子の王楽亭にそれを刺させるので、私はその横で刺し方を指導します。」この友人は王楽亭先生が針治療を数回行った後すぐに治癒した。このことにはさすがの王楽亭先生も凄い興味を持たずにはいられなかった。ここから瘰癧の天職ともいえる治療が始まったのである。この特殊な治療を求めてくる者はどんどん増え、治癒する者も更に多くなった。王楽亭先生はその後に再び陳粛卿先生について針灸を勉強した。針灸の術を受け継ぎ、内経、難経など針灸の教典を読み、理論と実践が結合するようになった。六寸金針の針術は曲池から五里穴を通過し臂臑穴に到達するものである。針の道具に改良が加えられるに従って銀針は金針へと変わった。というのも金は弾力性が大きく柔らかくて入りやすいからである。それは患者の苦痛を軽くする事が可能であるし、また患者からの信用を集める事も出来たからである。それで六寸の金針に変えられた。これがすなわち曲池から臂臑へ透刺し、瘰癧の瘻口を治療する由来である。

古代賢者が残した経典の記述

瘰癧を現代医学では、頸部リンパ結核、あるいは結核性頸部リンパ腺炎という。これは中国ではよく診られる病気の一つである。中医、西洋医はそれぞれの治療法をもっているが根治するのはなかなか難しい。中医学の中でこの症状の記載は比較的詳しい。例えば『霊枢の寒熱篇』曰く「寒熱瘰癧在於頸腋者……此皆鼠瘻寒熱之毒気也、留於脉而不去者也。」（寒熱のある瘰癧が頸部や腋窩部にあるもの、これが皆、瘻管を作るのは寒熱の毒気である。それが脉に留ま

り動かないからである。）瘻管の本質はすべて臓にある。その末枝が頚や腋窩に出たものである。『千金要方』には、まず瘰癧が出来てついには膿が漏れる瘻管が形成されるという説がある。また『医宗金鑑』には、湿、痰、気、及び久病で治らなくて至陰に至ったもの。それらが内に入り労瘵（ろうさい・肺結核、及び癌）となるという説がある。古代のこの疾病に対する病因、部位、予後について論述されたものは相当詳しいものがある。その病の根元を極めるとまず痰湿熱毒が結び集まった実証があげられる。それに陰虚、痰火凝結、津液不布という虚証の二種類に分けられる。

<u>症状</u>　発病の初期には多くの患者は違和感を覚えない。ただ頸部、あるいは腋窩部に一、二個の硬結が出現する。鼠径部にも小さな硬結が出現する。皮膚の色は正常である。病が進行するにしたがって硬結は塊となり、あるいは塊が連結し、あるいは寒熱を伴ったり心臓部や前胸部が悶々と塞がった感じがあったりする。呼吸は浅く激しい。食欲はなく睡眠は浅く、全身は無力で生の冷たい物を好んで食べる。大便は便秘となり、小便は黄色か赤色となる。舌苔厚黄膩。脉が滑数のものを実証とする。又例えば顔面が蒼白に見えて悪寒がして力がない。溏便（とうべん未消化便のこと）で頻尿。舌苔薄白、舌質淡。脉は虚、浮、緩、あるいは沈細のものを虚証とする。

　初期の瘰癧（ルイレキ）は小さくて数が少ない。病人の多くはこれを自覚することはない。しかし徐々に大きくなり数も増える。小さいものは例えば「豆」のようなものから「ナツメ」の様な大きさがある。大きいものは「すもも」のような「クルミ」のような大きさである。これらは日が長くなると赤く腫れて潰れる。膿がぽたぽた漏れだして内側には瘻管を形成する。長い間治療しても遅々として完治しない。それらは連絡し合いまた新しいものが起こったり破れたりして段々と胸部、腋窩部に蔓延する。ついには瘡洞が累々と

してそれらが潰れて塞がらず瘡口が落ち込み膿血を垂れ流し、声は低く気は怯える。事ここに至ってすでにリンパ結核の症状は完結している。こうなるとおそらく治療は困難である。

一、治療方法

六寸の金針を横刺して用いる。曲池から上に向けて臂臑穴に透刺して用いる。右が患側ならば左に刺針する。左が患側ならば右に刺針する。あるいは左右両側に刺針する。

施術 まず針先に少し甘油をつける。それを潤滑油とする（これは日本では行ってはならない）。患者を椅子に座らせて、「清の時代のおじぎ」をする様に肘を曲げ両手で腕組みをして肘を肩まで持ち上げて水平にする。術者は左手で押し手をして気を散じさせる。そのうえで穴位にアルコールで消毒する。右手で針を持ち、上腕に水平に素早く皮下に刺針する。左手で針尖部を探りながら入れていく。直接、臂臑穴に到達する。横刺は皮下に滑り込ませる様に刺針すること。

手技 実証は核が硬くて動かないもの、赤く腫れて痛みがあるものはこれを瀉す。虚証あるいは潰瘍が破れたものは補法を用いる。捻針で補瀉手法を用いて、その方向は毫鍼と同じである。その後で親指の爪の先で針柄の巻き金の部分を擦る（用いているのが中国針の場合だけ）。それからまた捻転する。

二、補助治療

1．**火針** 病気になってからしばらく経過したもの、治療期間が長く結核が消えるのが遅いものは火針を使う。あるいは結核がすでに赤い腫れが現れ、潰瘍がつぶれそうなものは自ら破れることをさせず火針を用いて排膿する。これは（日本では行ってはならない）そ

れによって瘡の口が自ら潰れるのを免れしぼみ収まらせる。

　火針の施術　まず刺針する部位を消毒した後に、術者の左母指、食指の二つの指で結核を動かない様に固定してから右手で針を持つ。そしてアルコールランプで針体を真っ赤に焼き上げる。その後に結核の中心の三分の二の深さまで刺入する。針の大小は瘰癧の大小によって決める。例えば火針により排膿した後に膿血を絞り出して、消毒したガーゼを敷き傷口を覆う。これにより感染を防ぐ。（火針を使うこれ等一連の治療は日本では医療行為であり医師のみ行える。）
２．直接灸を肘尖穴に毎回５〜７壮する。これはその核の部分を消失させるために行う。あるいは瘡口部が閉じて収めさせることが早くなる。
３．毫鍼で結核の上を刺針する。それらは結核が硬く堅固で消えにくいものに用いる。

私（王楽亭）の瘰癧、瘻口（ルイレキ、ロウコウ）に対する治療経験

　この病気は女性の方が男性より多く、中医的に多くは肝鬱が長らく積み重ねらたものであり、心臓の辺りが悶々として気持ち悪く、気滞血瘀がある。それが頸と腋窩部の間に結んで集まったものである。肝の気の通り道は天容の穴位にあり、ちょうど耳の下の首にある。瘰癧が初めて生じたとき、多くは天容の辺りである。その後に腋窩に蔓延する。これはよく見られる症状で、更にあるものは太腿まで蔓延しあるいは腸間膜、肺門等に至ることもある。これ等は少数で多くは見られないものである。しかしこれらもすべて治療したことがあり、すべて六寸の金針を用いて治癒させた。

６寸の金針で３種類の腺病を治療できる

　１つ目は瘻管のある瘰癧、すなわち頚部リンパ結核。２つ目は項瘿（こうえい）すなわち甲状腺腫のこと。３つ目は痄腮とはすなわち耳下腺炎のことである。もともと治療に手の陽明大腸経を用いているのは、これが肺の腑であり肺と表裏であるからである。陽明は多気多血の経絡であるのでその治療効果は顕著である。大腸の経穴は瘰癧を主治する。肺経の穴位は項瘿を主治する。これ等三つの腺病はすべて上焦にあり、頚と項の間にある。およそ上焦の病は肺と大腸経の治療範疇に入る。六寸の金針を用いて曲池から刺入する。中間には肘髎穴、五里があって臂臑に至る。これを「一針貫四穴」という。これにより予後に大変良い効果を得ることができる。これで三種の腺病を治療するとすべて完治する。これで耳下腺炎を治療するともっと完治が早い。治療した内、数例は針を一、二回すればすべて消え完治した。三回以上治療したことはない。私が診察時に患者の言うことを色々よく聞いてみると、まず肺結核にかかってそれが治り、また続けて頚部リンパ結核になったケースが一つ。違う患者の場合、これはある頚部リンパ結核の患者であるがまず頚部リンパ結核になってから肺結核になった。ということは生化学検査を経た後にこの二つの疾病の原因がすべて結核菌であるという事がいえる。つまり結核菌が身体の内外で蔓延していると考えるのが妥当である。私が推測するに肺結核の病人に対してもこの六寸金針の治療を用いることができるはずである。温故知新の精神に元づき開拓精神をもってして歴代の針灸医学の文献を綿密に調査したが、六寸針を瘻管の瘰癧に用いた記載は無かった。これ等のことにより中国医学の今後の発展の可能性は確実に計り知れないものがあるといえる。

　瘰癧には感染性がある。しかし、母子感染はあるが父親からは感染しない。母親が妊娠期に、あるいは嬰児の受乳期に瘰癧に感染す

ると彼女の子供も三歳を越えない間に首の上に瘡が発生する。この二つの時期以外は感染しない。またこの父親からはどんなときでも感染しない。以上の事柄は、私が数十年間の臨床の実践を総括したところから得た経験である。

鼠瘡は、またの名を労病瘡という。というのもこの種の瘡はまず瘻管が生まれた後に破れ長期にわたって治療しても治らない。また出来ては破れ、出来ては破れを繰り返す。瘡洞は増加して治らない。体は痩せてくる。食欲はなくなり新鮮な果物や冷たい物を食べたいと思う。元気がなく横になって起きたいと思わない。これが瘡瘻（瘰癧のこと）となったものの症状である。

六寸の金針で２００例を治療した結果

瘰癧を２００例治療した内１クール以上のものである。（１２回を１クールとして、隔日に一回針を行う。）１クールに満たないものは統計に入れていない。

一、性　別

男性５８例、女性１４２例。

二、年　齢

１０歳から１５歳までの１８例。１６歳から２５までの６１例。２６歳から３５歳までの７５例。３６歳から６０歳までの４６例。

三、病　期

１ヶ月から６ヶ月までは２１例。６ヶ月から１年までは３８例。１年から３年までは６６例。３年から５年までは５１例。５年から１０年までは２４例。

四、虚　実

虚証　５３例

実証　１４７例

２００例全体の内、疼痛の無いもの１１６例、疼痛を伴うもの３９例、発熱の無いもの１８９例、発熱を伴うもの１１例。

五、方　法

六寸金針治療だけを用いたものは８６例。

長針、小針、灸治療を用いたものは６４例（長針はすなわち六寸金針、小針は毫針を指す。）

長針と火針治療を用いたものは４２例。

長針と火針で排膿治療を行ったものは８例。

六、治療期間

１から２クールは５６例。

３から４クールは７４例。

５から６クールは５４例。

７から１０クールは１６例。

七、胸部のレントゲン、および血沈の生化学検査

血沈　６５例中、２７例は正常。３８例は高めに偏る。１３５例は未検査。

胸部のレントゲン　１０１例中、７例は正常。９４例は未検査。

八、今までに受けた治療

西洋医学の薬を服用したもの７３例。有効であったもの２３例。

無効であったもの５２例。

中薬を服用したもの１８例の内、有効であったもの９例。無効であるもの９例。中西薬を服用したもの９２例の内、有効であったもの２６例。無効であったもの６６例。

その他、今までに何も治療を受けなかったもの１７例。

九、効果とその基準

　全快の基準　リンパ結核が消失し、その他の症状もすべて治ったもの４５例。全体に占める割合、２２.５％

　著効　リンパ結核が２／３以上消えたもの４８例。全体に占める割合、２４％。

　好転　リンパ結核が１／３以上消えたもの１００例。全体に占める割合、５０％。

　無効　リンパ結核が何も好転していないもの７例。全体に占める割合、３.５％。

　総有効率は９６.５％。

典型的症例

例一

謝某某、女性、１７歳、学生。カルテ番号４７０８４３、北京在住。初診１９７５年４月２１日。

<u>主訴</u>　２年前から右耳の後ろの下に２個の硬結が起こった。ある医院で検査したところ、診断は頸部リンパ腺の結核である。すでに中薬とストレプトマイシンの注射を行い症状は好転している。この二ヶ月以来、突然この硬結が大きくなり始め、中が硬くなり押さえても痛くはない。左右に押しても動かない。四肢は無力、時々頭が痛い。怒りっぽく、性格はイライラしやすい。食欲はある。睡眠は正常。

大小便も正常。月経も正常。

既往歴　肺結核はない。

家族歴　無し。

　顔面の色は紅く潤いがある。舌苔薄白、舌質尖紅。胸部レントゲンは正常。脉は沈細、緩である。

　調べた結果、頸部の結核は６ｃｍ×６ｃｍ。腋窩の結核は３ｃｍ×３ｃｍ。結核の表面は紅く無く腫れはない。硬い。押さえても痛くなく、左右に押しても動かない。

治療　長針を曲池から臂臑に透刺し、毎週３回行う。

　５回治療した後に、腋窩の結核は少し小さくなった。２cm×２cmの大きさである。これ等の頸部の結核は柔らかくなり、３つの核に分散するようになった。

　１０回治療した後に、頸部の結核は明らかに小さくなっており、腋窩の結核も１cm×１cmの大きさに小さくなった。

　１３回治療した後に、火針でこれ等リンパ結核を刺すと腋窩の結核は消失した。すでに手で触れることは出来ない。頸部の結核はすでになつめ位の大きさで３個ぐらいになった。

　１８回治療した後に、頸部の結核はさんど豆３個ぐらいになった。

　２２回治療した後、頸部の結核は基本的に消失した。臨床的にはこれで完治である。患者はその他、何も違和感はない。

　治療を２ヶ月間停止した後に追跡調査をしたが、再発を診ていない。

　例二

　王某某、女性、２７歳。幹部、簡易カルテ、北京在住。初診は１９６７年７月。

　左の頸部リンパ結核、１年が経過。

主訴　まず風邪による発熱の後に、左頸部の耳の後ろの下方にさんど豆程度の大きさの結核が起こった。西洋医学の診断はリンパ腺結核である。ストレプトマイシンを半年筋肉注射してみたが効果はあまりはっきりしない。この一ヶ月、突然もとの部位に桃の種ぐらいの隆起を発見した。発熱があり、左上肢が上がりにくい。首を動かすのが不便であり、精神的に落ち込み食欲は少ない。大小便は調子がよい。月経は正常である。

既往歴　肺結核はすでにカルシウム化している。
顔面の色は黄色く、痩せていて、舌苔白、舌質淡紅。脉は沈細数である。

検査　結核の表面は紅く腫れていて４cm×３cm。圧痛がある。

治療　長針で両側の曲池から透刺。

　６診の後、結核はすでに半分消え、しかし上肢の活動はやや悪い。

　１２診後、局所の結核が紅く腫れたものは消失し、上肢の運動障害は正常となった。長針の治療に加えて、足三里、合谷、太衝を毫針で針刺し、脾胃の機能を調整し舒肝解鬱の法をとった。

　２８診後、結核はすべて消えた。その他に何も違和感はない。再診２回、全部で３０回の治療をし臨床的に完治した。

例三

　曹某某、男性、４０歳。幹部カルテ、北京市朝陽区。初診１９６６年８月。

　右頸部リンパ結核、経過３年。

主訴　自覚症状として初期に右頸部になつめ大の塊が起こり腫脹している。中西薬で治療した後に結核はやや平坦となった様に見えた。今年５月、もともとあったところが再び隆起し薬ではコントロールできなくなった。最近ますます大きくなり腫れて痛み、微熱が伴い体温は３７．３℃であり倦怠感があり、元気なく食欲もなく口は苦く

睡眠は不安定である。顔は黄色く舌質淡紅、舌苔薄白。脉は弦滑数である。胸部レントゲンは正常である。

検査　右頸部結核４cm×４cm、押しても動かない。圧痛があり硬い。紅く腫れている。

治療　長針を両側の曲池から透刺。

　１クール後、局所の結核は柔らかく変化したが、紅く腫れて痛む。

　２クール後、局所の結核と疼痛は軽減した。結核は柔らかく変化し、紅く腫れているが頂上は紅色である。

　３クール後、局所の結核は紅く腫れ、頂上は紫暗色である。火針を用いて排膿した。

　４クール後、結核の瘡口は癒合した。更に続けて３クール治療を行い、効果を確固たるものにした。臨床的にはすでに治癒しており治療を停止した。

　例四

　米某某、男性、２５歳。労働者。カルテ番号４７０３９４。北京在住。胸骨体上縁のリンパ結核、６年前に手術をして切除したがこの２ヶ月前から突然以前手術をした部位に鶏の卵大の塊が現れた。腫れて硬くて痛む。ストレプトマイシンの筋肉注射を数ヶ月するが無効であった。最近、右の腋窩部に栗の実大の大きさの塊がまた一つ現れた。胸がムカムカし、息は荒い。口が乾燥し、喉が渇く。しかしいくら飲んでもこの渇きは解けない。食欲はまあまあ。微熱があり午後にひどくなる。

既往歴　肺結核に感染し８年経過。現在は安定期に入っている。

顔色は暗く、体は瘦せている。舌質紅、舌面に亀裂。舌苔褐色。脉は弦細数である。

局所検査　４cm×４cm。結核が紅く腫れている。紫暗色で圧痛が

ある。

<u>治療</u>　長針を両側の曲池から透刺。

　２クール後、結核は徐々に小さくなってきた。赤い腫れが比較的はっきりするようになり、火針を用いて４回排膿した。

　３クール後、微熱は軽減し、圧痛は好転し、口渇は軽減し、胸のムカムカや荒い息も減少した。顔色は現在黄白色。元気は以前に比べてかなり良い。

　４クール後、結核はすでに完全に消失し瘡口は癒合した。舌苔は現在薄白、体重は増加した。養陰健脾の中薬が与えられて再び治療が始まった。針治療を停止して観察したが再発は診られない。

　例五

　施某某、女性、３３歳。労働者、カルテ番号３４５３１８。初診日１９６４年４月２３日。

　両側の頸部リンパ結核が出現してすでに８年が経過。５、６年前に両側の頸部に各一個の塊が現れた。大豆大の大きさではっきりした痛みはない。某病院で検査した結果、診断はリンパ結核である。西洋医学の薬を服用していても未だコントロールできていない。結核はだんだんと大きくなり脹って痛む。食欲はなく大便は乾燥していて、尿は黄色い。

<u>既往歴</u>　肺結核の病歴はない。

　顔面は萎えた黄色。舌質暗紅、苔は無く、体は痩せている。脉は沈弦である。

<u>検査</u>　両側頸部の結核５cm×４cm。慢性の腫脹、両側の顎下の皮膚が少し紅い。胸部のレントゲンは正常である。

<u>治療</u>　長針を両側の曲池から透刺。

　３回治療した後に、両側の顎下の慢性の腫れは消失した。

６回の治療後、右の結核は小さくなり、左の結核は柔らかくなった。

　２クールの後、右側の結核は柔らかくなっており触れることは出来ない。左側の結核は３分の２は消失した。

　３クールの後、両側の結核はすべて消失し、続けて５回の針治療を行い治療効果を確固たるものにした。後に再び調査したが、他の例でも臨床で効果が上がったものについては再発していない。

　例六

　劉某某、女性、２６歳。カルテ番号４９３９９。初診１９６４年８月３１日。

　右腋窩の腫塊がすでに二年余り、圧痛はない。最初は右上腕部に不快感を覚え、腋窩に脹りが現れた。某病院の診断の結果、腋窩リンパ結核である。西洋医学の薬とストレプトマイシンの注射による治療を受けたが、すべて無効であった。潰瘍が潰れてから４ヶ月後に癒合した。１９６４年、今度は十数個あらわれた。６月頃、その内二つを切除し、切り口は３ヶ月経つが癒合していない。食欲はやや劣る。月経は不調であり、大小便は正常である。

<u>既往歴</u>　肺結核の病歴はない。

　顔面は病的な白色（眺）、舌苔薄白、舌質淡紅、苦しい様な顔貌をしている。脈は沈細である。

<u>検査</u>　腋窩の腫核が４、５個ある。それらが一つに繋がっている。大きいもので鶏の卵大、小さいもので豆粒大。按ずると硬い、瘡口は３cm×３cm、３cm×２cm、癒合はしていない。紫紅色、黄色い水を分泌して膿を垂れ流している。

<u>胸部レントゲン</u>　正常。

<u>血沈</u>　高め

<u>白血球</u>　９５００

治療　長針を両側の曲池から透刺。

　1クール後、結核は見えなくなり、瘡口は小さくなった。

　2クール後、結核は減少し、瘡口は癒合し痂皮となった。

　3クール後、結核の大部分は消失した。3個の豆粒大の結核が存在し、再びこれに火針を用いた。

　5クール後、すでに患部に触れても結核に触れることはない。その治療効果を確固たるものにするため再び1クール治療した。検査し異常なく完治した。

例七

　何某某、女性、31歳、カルテ。初診1966年3月。

　左頸部、及び肺門のリンパ結核、2年経過。

　2年前に左頸の耳の後ろになつめ大の結核が出現し、だんだん大きくなってきた。某病院の検査で頸と肺をレントゲン検査し、肺門のリンパ結核と診断された。中医と西洋医学の薬で治療したが効果はなかった。頸部の脹りを自覚し、元気が無く疲れ果て、頭のふらつきを伴い午後に微熱を発し、食欲はやや劣る。大便は乾燥している。2～3日に一回、大便がある。月経は正常、量は少なく色は淡く、白帯は多い。顔面は黄色く、体は痩せている。舌苔白、舌質淡紅、脈は沈細である。

　頸部に3cm×4cmの硬く押しても動かない塊がある。血沈は高く、血圧は120／80。

治療　長針で両側の曲池から透刺。

　1クール後、頸部の結核は小さくなっている。疼痛はすでに減少しつつある。

　2クール後、頸部の結核は2cm×2cmに小さくなっている。柔らかく、時々頭のふらつきがある。

4クール後、結核を按すと豆大の大きさで、火針を3回用いる。

5クール後、結核は消失し、レントゲンでは肺門の結核もまた消失していた。臨床的には完治とし治療を停止した。

例八

李某某、男性、35歳。カルテ、瀋陽市労働者。初診1967年12月。

腸間膜のリンパ腺の結核、2年経過。初めは腹部に脹りを覚えた。瀋陽市の某病院の検査の結果、腸管膜のリンパ結核と診断された。抗結核薬の治療を経て症状は軽減した。しかしこの3ヶ月来、左側の腹部の脹痛がひどくなった。微熱と体のだるさを伴い、食欲はやや落ち、頭のふらつき、眩暈、睡眠が浅く容易に目が覚めてしまう。動悸があり、健忘症である。大便は乾燥している。2〜4日に一回大便がある。顔面は黄色く、体は痩せている。舌苔白膩、舌質淡。脉は沈細、更に滑である。

臍の下の腹部を押すと左寄りに肉塊がある。大きさは桃の種の大きさで硬い。押すと移動する。

<u>胸部レントゲン</u>　左肺上部にカルシウム化した部分がある。血沈は33／毎時。

<u>治療</u>　長針で曲池穴から透刺。それに体針を併わせて用いる。局所に灸を加える。

1クール後、腹部の脹り、不眠、動悸などの症状が軽減した。局所の結核によるものである。

2クール後、諸症状が大幅に減少した。結核は按すと一時的に消失した様になる。

4クール後、不眠、眩暈などの症状は消失し、結核は更に縮小した。

6クール後、元気は明らかに好転している。局所の結核は徐々に縮小している。

8クール後、多くの症状はすべて消失した。局所はすでに手で触れても結核には触れない。また某医院の検査の結果、腸間膜の結核もすでに消失していた。治療効果を確固たるものにするために続けて2クールの治療を行った。合わせて10クールの治療を経た後に完治した。

　例九
　胡某某、女性、13歳。巡回医療、通県西集公社（北京の郊外）。初診1965年春。
　患者の母親が北京市の医療隊が西集の衛生診療所に駐在していることを聞きつけ、その娘を連れて来院した。患者が言うにはこの病気を患ってすでに3～4年の長きに渡っている。最初は頸部のリンパ結核が存在しているだけであった。中西薬を服用したがまったく効果がなかった。症状はだんだんと蔓延し、腋窩胸部には瘡口が潰れたものが数個あらわれた。元気が萎え体は痩せて小さくなった。顔面は黄色く、やや暗みがかって輝きがない。頭髪は乾燥しパサパサになり、体重は50kg余り、声は低く無力である。脈は弦、細数である。
検査　頸部の両側の瘡口は数個あり、腋窩の結核は4、5個ある。胸壁に向かって蔓延している。膿が生臭い臭いを伴い湧き出している。
治療　長針で曲池穴から透刺。
　6回の治療の後、非常に素晴らしい効果があった。胸壁の瘡口の半分は癒合した。
　10回の治療の後、腋窩の結核は少なくなってきた。
　15回後、胸壁の瘡口部は完全に癒合し、腋窩の結核はすでに大部分が消失した。

２０回後、腋窩の結核はすべて消失し、同年６月医療隊が北京へ帰るときに追跡調査をしたが再発していなかった。臨床的に完治した。

症例分析

　臨床における数々の観察を通じて、また数十年の臨床経験を総括すると、私（王楽亭）はこの病気は肝鬱気滞、湿痰流注に属すると考える。しかし多くの患者の症状は肺気虚弱、脾失運化によって津液が灼かれて、肺脾両虚の症状が出現したものと考える。それは瘰癧の多くと肺臓が密接な関係があることを物語っている。実証、熱症は比較的少なく、臨床の治療を行うときにはその虚実を診て補瀉の手技を行い、適当な手技を行えば素早く効果を引き出せる。

中風論

　内経曰く、風は百病の長である。善く動き善く変わる。風にあたる人は外因としては真中風、内因としては類中風がある。痰熱が体の内に多くなり外では衛気が密度が薄くなり、その虚に邪が乗じて体内に侵入する。こういう人は体が太っていて湿気にあふれているからである。その上腠理が密でなく気の通路が塞がっている。この様であるので邪に侵されるのである。また気虚により風邪に侵されれば体は麻痺した感じが長く続く。そして突然発症する。その誘発原因は同じではないが、衛陽が外に漏れだして邪がその虚に乗じて体内に入るのがその原因の一つである。軽いものは経絡にあたり、重傷のものは臓腑に入る。

　金匱要略の説明では、「夫風之為痛、当半身不遂、或但臂不遂者、此為痺也。」（およそ風邪のために痛むものは体の半分の機能が消失するもの、片方の手が随意運動をしないなどこれ等は痺証に属す。）また、「寸口脉浮而緊、緊則為寒、浮則為虚、虚寒相搏‥‥邪在於絡、肌膚夫仁、邪在於経、即重夫勝、邪入於府、即不識人、邪入于臓、舌即難言、口吐涎。」（寸口の脉が浮で緊の時、緊脈は外寒を受けてあらわれる。浮脈は里虚証で寒と里虚証が相争っている状況である。‥‥邪が絡脈を侵すと皮膚はその養いを失い、皮膚の感覚異常が出現する。邪が経脈を侵すと四肢はその養いを失い、四肢が重く無力であったり、その活動が敏感ではなかったりし始める。病邪がさらに一歩深いところ、つまり臓腑の腑にまで達すると神明を侵し神志がはっきりとせず、邪がさらに深いところに到達すると臓に入る。臓は陰に属する。すべての陰の経脈は舌の根本に繋がる。臓の気が無くなれば舌まで気が至らない。だから言葉がしゃべれなく、涎が垂れるのだ。)

以上のように、この2箇条の条文では、前者は半身不随、中風の後遺症を指している。それらと手の麻痺との区別をはっきりさせる必要がある。後者は経絡と臓腑によってその深い浅いを説明し、その上で病巣部位とその軽重の程度を説明し、中絡中経病が病勢が浅くて軽い、中腑中臓病の勢いが深くて重いことを説明している。またこれらと「内経」を比較してみると中風の症状が系統的に説明できる。そのうえ具体的でもある。後世の医家の多くはこの説を支持しているといえる。

　「千金要方」では中風の大法は四つある。一つは偏枯、二つは風痱、三つめは風懿、四つめは風痺である。

　偏枯（へんこ）とは半身不随のことである。筋肉は片方が枯れたようになる。動かなくなり、痛い。言葉は話せる。精神的にも乱れない。病は分肉の間にある。

　風痱（ふうひ）とは体は痛くなく、四肢が麻痺する。精神的に少し乱れるが酷くはない。言葉は少し理解できる。

　風懿（ふうい）とは突然人事不省になり、喉が詰まったようになり、舌は強ばり喋れない。病は臓腑にある。

　風痺（ふうひ）と湿痺は人によって各種症候が違うが、その型は風邪のようである。しかし脉象によって違いがある。

　孫思邈（そんしばく）が指摘するには風痺には型はあるのだが、例えば風邪のようでもその実それは実際のところ中風と風痺とは絶対同じではない。文中では風痺証の描写が出てきていないが脉によってそれぞれ区別する。

症　状

　中風を患った人の多くは体が太っていて首は短く肩が広く、たばこ、酒、脂ぎった肉をむさぼっており、平素は呼吸が速く荒く、痰

が多い。睡眠中は大いびきをかき、ある朝突然発病する。

中絡の症状　顔面から頬の部分にかけて麻痺している。いわゆる顔面神経麻痺である。口から水が漏れ、目から涙が止まらず瞼が閉じない。頬に食べたご飯が溜まる。ひどく項が凝る。耳鳴りがする。

中経症状　半身の筋肉と皮膚感覚が麻痺する。動作に力が無く、上半身が重く下半身が軽い、脉象は浮緩脉、あるいは微数。舌苔は白薄。

中腑の病症　半身不随では右側のものの多くは言語が障害されている。半身不随が左側のものは言語は正常である。しかし排尿排便に障害がある。飲食に規律性がない。舌苔は淡で黄。脉象は脹って硬い、あるいは滑数。

中臓の症状　昏睡状態にありしゃべらない。左が癱で右が瘓という。加えて遺尿がある。口から涎を流すものはまだ回復の見込みがあり、元気が無く、顔面の色が赤く、その上それに鸞黒五絶の症状がでる。例えば口が腫れるものは脾絶、目が閉じられないものは肝絶、手で空中を探るものは心絶、尿を漏らすものは腎絶、喉の中が引きつれるものを肺絶という。脉象は滑散、あるいは伏渋。これらは生命が危機にさらされており不治の病である。

「癱瘓とは？」
〈医貫中風論〉「癱者坦也、筋脉弛縦、坦然而不挙也。瘓者渙也、血気渙散而無用也、癱とは平らということ、筋や脉が弛緩して肌肉が平らになり手足が動かない。瘓とは消えて散るということ、つまり気血が消え去り使い物にならないという意味。（翻訳者注釈）

辨 証

<u>中臓腑</u>　閉証と脱証の二種類に分けることができる。この二つはすべて突然倒れた後、神志がはっきりせず人事不省となり、体の半分が不自由となる。

<u>閉証</u>　口を固く閉ざし、顔面は赤く、両手は硬く握っている。大小便は閉じ、呼吸は荒い。脉象は弦緊、滑実のものを閉証とする。すなわちこれは実証である。

<u>脱証</u>　目を合わせ、口は開き、両手を広げている。小便を漏らし、汗を大量にかき、鼾をかいている。脉象は微細、これは虚証である。これは不治の症状である。

<u>中経絡</u>　この多くは転げたり、昏睡状態になるものはない。転んだ後にまた気を失っても覚醒している。顔面神経麻痺があり、半身不随がある。言語は詰まったりし流暢ではない。

論 治

一、中臓腑

<u>閉証</u>　針法は開竅、泄熱、降痰を主とする。（開竅・かいきょう。五官器をはっきりさせる。）（泄熱せつねつ・瀉血し熱を下げる）（降痰こうたん・上焦の痰を下だす）

<u>脱証</u>　灸法で固脱、回陽を主とする。

（固脱・こだつ・力の脱けたものを力がぬけない様にする。）（回陽・かいよう・陽気が突然脱けてしまったものを元にもどす。）

二、中経絡　針灸を併用する

1．半身不遂　これは気血を調和し、経絡を通じることを主とする。
2．口眼歪斜（顔面神経麻痺）　活絡散風（経脉を活発化して風邪を

散らす)、解表(筋をゆるめて汗を出す事)を主とする。

用 穴

一、閉 証

まず百会を鋒針で刺針する。手の十二井穴、あるいは十宣穴を瀉血する。その後に毫針で水溝、風府、頬車、合谷、太衝、豊隆、労宮に瀉法を用いる。湧泉には補法を用いる。

二、脱 証

まず神闕穴に塩灸を用いる。低温で火傷しない程度に炒めた塩を臍に詰める。その後に気海と関元に灸をする。以上の二穴には大き目の艾柱をつくり、各灸の数は十壮から百壮。体が温まってくるまで、脈が現れるまで行う。

三、半身不遂

肩髃、曲池、合谷、環跳、風市、陽陵泉、絶骨、崑崙、太衝、まず健側の手足に刺針を、その後に患側の手足に刺針を行う。

四、口眼歪斜

大椎、風池、翳風。地倉から頬車へ透刺。迎香、曲池、合谷、太衝、健側に刺針を行う。

手 技

その不足を補い、その有余るものは瀉す。置針は３０分。

穴位の簡単な解説

<u>十二井穴</u>　臓腑および十二経脉を調整し経絡を通すこと、清竅（五官器を敏感にする）に用いると素晴しい効果を上げることができる。

<u>十宣穴</u>　熱を瀉すこと、閉証を通じることに用いる。

<u>水溝</u>　顎関節を解き、陽を通じて神を安んずる（言い換えると血圧を調整し脳の血流調節する）ことに用いる。

<u>風府</u>　舌本の風邪を探しあて、舌緩で喋れない言語障害のものを治す。

<u>頬車</u>　手の陽明大腸経の標穴である。口の頬にある顎関節の主要な治療部分である。すなわち、この穴位に刺針を行うと咬噤を解くことができる。また口の曲がったもの、顎関節の脱臼にも効果がある。

<u>合谷</u>　太衝を加えて二穴で四関穴（しかんけつ）といい、合谷は陽に属して気を司る。太衝は陰に属して血を司る。まさにそれは虎口にあたる部分であり、かつまた衝要の名前が付いている部分でもある。故にこれを組み合わせると気血を動かし、四肢までそれらを至らしめ関竅を開く。それによって表裏の風邪を探し出すことができる。

<u>豊隆</u>　足の陽明胃経の絡穴であり、別走して足の太陰脾経に入る。その作用は便を通じて痰を除く。

<u>労宮</u>　よく熱をとり気を下げる。胸郭の熱をとることに非常に長けている。火邪を下へ導く作用がある。

<u>湧泉</u>　補腎して水を益する。火の有り余ったものをコントロールすることができる。

<u>神闕、気海、関元</u>　この三穴はすべて人の体の元気の根本である。ここにお灸をすると大補元気、回陽固脱の作用がある。

<u>肩髃、曲池</u>　この二穴はすべて手の陽明大腸経に属し、大腸は肺の腑にあたる。肺気の特別な作用を調節することができる。その絶妙

なところは肩髃に横刺したときに楽であるという。さらに曲池から上に向かって刺針すれば、気と血をよく動かし風邪を探し出して駆逐することができる。

<u>環跳、風市、陽陵泉</u>　この三穴はすべて足の少陽胆経に属す。その穴性は舒通宣散であり、気と血をよく調整する。風市は風湿の邪をよく除く。更に陽陵泉は筋会である。舒筋利節（腱スジを緩めて関節をよく動く様にする）の効果がある。およそ中風偏枯の半身不随、また諸処の痺証で皮膚感覚がはっきりしないもの、筋が痙攣して股関節が痛いもの、足が萎えて力がでない等の症状に非常に有効である。

<u>絶骨</u>　またの名を懸鐘という。またここは髄が集まったところ、つまり髄会の絶骨という。それは脳と脊髄を調整することができる。故に中風の足が地に着かないような感じのものを治療することができる。

<u>崑崙</u>　足の外側の腫脹をよく治し、歩行困難も治療することができる。

<u>大椎</u>　手足の三陽、督脉の交会穴である。穴性は散風解毒し、頸項強痛、寒熱瘧疾を治療することができる。

<u>風池</u>　頭項の風邪をよく治し、頭のふらつき、眩暈、偏頭痛、寝違い、項の筋肉が痛い、振り返れないものをよく治す。

<u>翳風</u>　手足少陽の交会穴である。耳聾（難聴）耳鳴、中風の口眼歪斜（こうがんわいしゃ）（顔面神経麻痺）を主治することができる。

<u>地倉、頰車</u>　この二穴はすべて足の陽明胃経に属す。また手足の陽明と陽蹻脈の会穴である。半身不随や顔面神経麻痺を主治し、また目が閉じられない、顔面神経麻痺などを主治する。もし地倉から頰車まで透刺すれば一つの針で顔面半分の経絡を皆通することができ、風邪はそれによって追い出され特異的な効果を上げることができる。

迎香　手足陽明の交会穴である。中風、鼻づまり、嗅覚麻痺、中枢性顔面麻痺、鼻の曲がったものや顔面の浮腫、風邪による虫が這うような異常感覚を主治することができる。

中風を予防する灸法

『医門法律・中風論』曰く、「中風一症、動関生死安危、病之重大、莫過於此。患中風病者、多在中年以上、一旦犯之、則将高深之学識、精巧之技能、毀於頃刻之間、雖有幸的活命亦成残廃無用之人。」

「医門法律・中風論」曰く、中風というこの病気は生死の境目を彷徨うような重大な疾病の一つである。これをおろそかにすることはできない。中風になった病人の多くは中年以上である。いったんこの病気に冒されると、気高く深い学識や精巧なる技能をもった者も一瞬の間に死んでしまう。幸いに命は助かったにしても、身体障害者となり社会的に葬り去られるのだ。

『内経』上説、上工不治已病治未病。

内経の中で述べられているように、「上工（腕の良い医者）はすでに病になったものは治さない。何を治すかというと、未だ病にならざるものを治す。」このように人の健康にひどい被害を及ぼす中風は、研究しそれを予防し完全に治療する必要がある。

『素問』説、「賊風虚邪避之有時。」

素問はいう、「ある時候、賊風の虚邪は避けなければならない。」

『霊枢経』曰く、「聖人避邪、如避矢石、良工知禁之、聖哲知避之、凡中風者、必先有征兆之感、如覚手大拇指及次指、麻木不仁、或手足不用或肌肉蠕動者、三年内必有大風之至。」

霊枢経はいう、「聖人が邪を避けるのは、例えて言うなら弓矢が石の塊を避けるようなものである。普通の医者は此を知ることを禁じられたが、聖人の哲人はそれを避ける方法を知っていた。およそ中

風になる者は、まず必ずその前兆のような感じが体のうえに現れる。例えば手の母指と食指に麻痺して触覚が無くなったような感じが現れる。あるいは手足が動かなくなったり、皮膚の上に軽い痙攣が起こるような感じ（虫が這うような感じ）、このような者は三年以内に必ず重篤な中風発作に見舞われるであろう。」

『乾坤生気論』曰く、「中風予防之理、当節飲食、戒七情、遠房事、此為至要者也。」

乾坤生気論はいう、「中風を予防するのは、飲食を規則正しくして、七情による感情を戒め、性行為を遠ざける。これが必要な条件である。」

『針灸大成・治症総要・中風論』説、「但未中風時、在一両個月前、不時足脛上発酸重麻、良久方解、此将中風之兆候、即応急灸足三里穴、絶骨四処各三壮、灸令逐祓風気、自瘡口出、如春交夏時、夏交秋時倶宜灸、常令両足有灸瘡為妙。但人不信此法、飲食不節、酒色過度、即卒然而得中風病。」

「針灸大成・治症総要・中風論」はいう、「未だ中風になっていない前段階で中風となる１、２ヶ月前に、時ならずも足の脛の上がだるく重たく痺れた後少し時間が経ってから治ったりすることがある。これは中風の前兆であるので、すぐに足三里穴と絶骨この四カ所に三壮づつ灸をすえる。灸はその風邪をはらい、その灸瘡から自ずから逃げ出すであろう。例えば春から夏に季節が変わるとき、夏から秋に季節が変わるとき、これ等の季節にはすべてにお灸がよく合う。常に両足に灸瘡を作っておくと奇跡的な効果がある。しかし人々がこの方法を信じないで飲食の不摂生、飲酒、房事過多をしていると、突然すぐに脳血管障害を発病する。」

王明倫『医雑論著』説、「風病可灸、灸火自上而下。」

王明倫「医雑論著」はいう、風邪には灸を用いてよい、灸の火は

自ら上に上りて邪気を下げる。

『乾坤生気論』云、「夫気虚風人、而為偏上、不得出下、不得泄真気為風邪、所陥故宜灸。」

「気虚の人が風邪に傷られると邪気は上にのぼり、下に出ることはない。風邪を泄らすことができなかったものは陥凹部にお灸を行うとよい。」

又『内経』曰、「陥下者、即灸之是也。」

内経はいう、「陥凹部には灸が合う。」

上の古典の各家の説はすべて古代においてお灸が中風症の予防に運用されてきた経験の総決算である。同時に灸の治療には必ず灸による火傷を発生させる必要がある。またそれにより中風を予防する効果を引き出すこともできる。

中医診断の要点

　中医が病気を診断する方法は、主に四診と八綱辨証がある。四診とは、望、問、聞、切である。八綱とは、陰、陽、表、裏、寒、熱、虚、実である。『内経』では病気を診断するのには、望、問、切、の三診で、聞診はない。私（王楽亭）の体験上、一つ目の聞声とはつまり病人の声、声の高い、低い、太い、細いを聞くこと。二つ目には臭いを嗅ぐ。つまり病人の口の臭い、大便、小便の臭いを嗅ぐ。これは臨床上ではあまり実用的ではないし重要ではないので私はあまり用いていない。

　そこで私は『内経』に基づいて病気を診断する三診を定めることとする。

望診　病人の体の形や姿勢、顔を診るとその病状がわかる。これを「明」という。

問診　患者に対する質問を通じて病巣を知ることができるものを「工」という。

切診　脉を切診し、病の源を知ることができるものを「神」という。この三診に基づいて、明、工、神の程度を知り、その中で自然と八綱の状況が確定する。

一、望　診

　中国人は黄色人種である。頭脳労働者は顔が黄色くわずかに白い。肉体労働者は顔が黄色くわずかに黒い。顔面上に五臓の部位が反映する部位がある。顔面上の臓の部分は額を心臓とする。鼻は脾土で、左の頬は肝にあたり、右は肺にあたる。承漿は腎が下唇にある部分である。顔面の色を診ることによってどの部分が悪いかがわかる。額が赤いものは心臓の病気である。眼と顔面が青いものは肝の病気

である。鼻と顔面が黄色いものは脾病である。頬の白いものは肺病である。頬から顎先端にかけて黒いものは腎の病である。

顔面の色と部位を診ることによって、その病の善悪がわかる

天庭と額中、司空と印堂、額角が広くひろがったところ、ここに病気の色が固定すると吉祥である。青と黒は驚風が悪化した証拠である。体は潤って光沢がある。凹んで唇が黒いのはさらに質が悪い。青が色的に甚だしければそれは改善させなければならない。薄黒いとまた病はひどくなりやすい。これに注意して医師は詳細に診断せよ。

その体の形や色を知れば、五臓の悪い兆候がわかる

心　顔面が黒々として肩で息をして真っ直ぐに前を見る。または手掌部が腫れて指紋が無くなったもの。

狂言乱語し、体が悶々として熱がある。一日の間で平静を保つのは難しい。

肝　顔面は腫れて蒼黒で舌は巻き上がって青い。四肢は力無く、眼は盲目のよう。

泣き出して止まらないものは肝絶である。八日間経ったら、症状は悪化する。

脾　臍が腫れあがり、顔面に浮腫があり黄色い下痢があって不覚にも尻にあたる部分の服を汚してしまう。

筋肉は粗削りで、唇が反り返っている。この様な者は十二日目に膏肓に入る。

肺　口鼻から息が出るばかりで吸い込めない。唇が反り返りしわが無く、黒きことススの如く。

皮膚は焦げ乾燥し、爪は枯れ折れている。このままでいくと三日と命はもたないであろう。

腎　顔面は黒く歯は痛み、人を認識できない。自汗（少し身体を動

かすだけで汗が滝のように流れ出る）が水の如く流れ出て、腰が折れそうに痛むこと頻繁である。

皮膚は乾燥し、ざらざらで毛髪に光沢がない。四日後には自分が長生きできないことを知るであろう。

三余を見て心、肝、腎の力の、強弱を知る

これらの力が有り余ると内臓から出てくる力が体外に反映する。心臓は血脉を司り、頭髪は血の余りである。心臓が強ければ頭髪は黒々と太く光り輝き密である。心臓が弱ければ頭の毛は細く、黄色く、乾燥して薄い。

肝は筋（スジ）腱等を主する。爪は肝の力の余りである。肝が強ければ爪は厚く盛り上がり、紅く潤いがある。肝が弱ければ爪は落ち込み凹み白い亀裂が入る。

腎は骨と髄を主する。歯は骨の余りである。腎が強ければ歯は短く、端整に整っている。腎が弱ければ歯は長く斜めに歪んでいる。

舌質と舌苔で病状を診る

無病の舌とは舌質は淡紅で湿潤である。多くの小顆粒があり、あるいは薄白苔に覆われている。

舌質（病的なものとして）

舌質が淡紅であるのは心脾の気血の虚である。淡紅で乾燥したものは胃の中の津と気が両方傷ついたものである。鮮紅なものは熱が盛んで、または陰虚を現している。舌の先端が紅いのは心熱を現す。舌の両端が紅いのは肝臓の熱を現す。深い紅のことを、絳色（こうしょく）という。熱が栄分に入ったものである。純絳とは心包の大熱である。絳の色の中に紅い点があるものは熱毒が心に入ったものである。絳で光り輝くものは胃陰が大いに損なわれたものである。絳で中心部が乾燥しているものは心と胃の火邪が盛んである。絳で乾燥し萎えているものは腎陰が衰えて枯渇しているものである。藍色は

気血の両虚である。黒色は腎水の損なわれたものである。灰色っぽい黒は病邪が陰経に直中したものである。青紫で滑潤なものは肝腎に直中したものである。紫で、かつ暗いものは瘀血が蓄積したものである。

舌　苔

舌苔が薄白で滑なものは外感風寒である。厚白で、かつ乾燥しているものは発熱して悪寒がある。

白滑粘膩は内に湿痰がある。粉が積もったように白いのは湿邪がひどい。

白苔の色が鹹（けん）なものは胃中に食積がある。

白苔の下に絳色（こうしょく）があるものは湿熱が内伏している。

舌の真ん中が白く、舌の縁が紅いものは風熱が肝に入ったもの。

舌尖が白く根が黄色いものは表邪が裏に入ったもの。

舌が淡、苔が黄のものは邪が初めて裏に入ったもの。

苔が黄で、かつ厚いものは陽明の熱が盛んで腹が脹り痛む。

苔黄で、かつ乾燥しているものはすでに胃熱が盛んである。

深黄で、滑膩　湿熱が中焦で気を阻んでいる。胸や胃脘部が悶々として嘔吐しそうになる。大小便が通りにくい。

舌は灰色で、根本が黄色いものは熱が厥陰に伝播したもの。兼ねて腹部に何か停滞している。

黄色く乾燥した苔が生えてその中に黒点、あるいはその中に裂紋があるものは熱がすでに奥深くで結ばれていることを現している。陰気はすべて消耗され、臍腹が脹って硬く痛む。これには急いで瀉法を行う。

黒苔で、かつ潤いがあるものは下焦の虚寒である。

黒苔で、かつ乾燥しているものは下焦に熱が結したもので、瀉法が宜しい。

灰色で黒く乾燥しているものは熱邪が次の経絡に伝わったものである。

中心部が黒く、その脇が白いものは表裏が虚寒である。

王旭高『夜活録』では舌の前半は無苔であり後半は苔がある。これは陰陽の不交である。舌の縦半分に苔はあるがもう半分には苔が無い。これは栄衛隔絶である。

私は臨床で舌の縦半分の片一方が薄白苔かもしくは無苔、もう反対側の半分の苔が厚く僅かに黄色、あるいは滑膩というものを見た。これらの多くは肝炎の患者である。右の肋骨下によくできる痞塊は、肝気鬱結によるものである。あるいは肝臓が腫れて下垂したものである。

二、問　診

主に病人の苦痛の状況、自覚症状と疾病が発生した経緯、生活習慣や家庭環境、職業や労働の違い等を理解するために疾病を診断する根拠とするものである。(四診中最も重要)

問診時の態度

病人に応対するときには穏やかで親しみ易くあらねばならない。また自然で重みのある態度が必要。にやにやして軽く対応してはいけない。さらに傲慢な態度でも決して対応してはならない。

「張景岳十問篇」の要点と歌訣

一問寒熱二問汗　三問頭身四問便
　一に寒熱を問い、二に汗を問う。三に頭と身体を問う、四に大、小便を問う。
五問飲食六問胸　七聾八渇須当辨

五に飲食を問い、六に胸を問う。七に聾（聴覚）を問い、八に渇（喉の渇き）を問い、その後に辨証しなければならない。

九問旧病十問因　再兼臨床参机変

九に既往歴を問い、十に思いあたる原因を問う。そこで再び臨床の参考としてその病気の変化を診る。

婦人必須問経期　遅早崩漏皆可見

婦人には必ず月経のことを聞かなければならない。その遅い、早い、不正出血の有無を聞かなければならない。

再添数語問児科　天花麻疹当占験

さらに小児科の問診についていくつかつけ加えると天然痘やはしかの既往歴があるかどうかも聞く。

皇甫謐の問診の要点の解説

<u>問診</u>　陰陽の虚実、臓腑の寒熱、疾病の発生を明らかにし辨証し分別する。それはつまり治療に間違いが起こらないようにするために行うのである。

　一、寒熱を問う　その内外の寒熱を問い、邪気が表にあるのか裏に有るのかを辨証する。人が寒邪に傷つけられれば熱病となる。およそ病気で体が熱く、脈が緊で体のあちこちが痛く、頭も痛い。邪気が皮毛を閉塞するので筋が引きつり発熱するからだ。

　二、汗を問う　およそ表の邪気が旺盛なときには無汗であるはずである。もし汗があるならばすぐに邪気が汗に伴って外へ出て筋はゆるむであろう。表に邪気が無ければ熱は引き体は涼しくなる。たとえ邪がその経絡にあってもその汗が肌毛にあるわけである。もしそれが真からの汗でないなら少し出た汗の後に邪気が少し減って入る。これですべて治療され尽くしたわけではない。まだ少し邪が有り余っているはずであるから、汗が出たからといって表に邪気がな

いと判断してはならない。再び脈象を頼ってさらに詳しくこれを診察しなければならない。

　三、頭と身体の状態を問う　その頭部の症状を上から下までよく診察する。その体の部分も問診し表裏を診察する。頭痛のものは邪が陽の部分にあり、体が痛むものは邪が経絡にある。体の前後、陰陽、左右を辨証し熱の有る無し内外の違いを分けて考える。ただし邪が表邪に属する場合はそれが散れば全快する。内熱の頭痛は身熱悪寒の表証である。この熱は体の上部で里の熱である。陰虚頭痛は発病は不定期で酒や性交の過ぎたもの、あるいは労働が過ぎたもの、あるいは激しい情欲が湧きあがったもの、それ等の痛み具合はひどくこれを治療することは補法を用いなければ不可能である。一方頭痛でまた陰寒が体の上の方にあって陽虚でその陽気が上に至らないために痛みがひどいもの。これは悪寒と吐き気が必ずあり六脈は沈細而微である。これは陽虚頭痛である。

　四、二便を問う　大、小便とは一身の門戸（とびら）である。内傷外感を問わず、すべてこの二便を診察しなければならない。それによって病の寒熱虚実を辨証するのである。前陰部から膀胱に通じる道、その道がよく通っているかいないのか、熱が有るのか無いのか、これでその気化の強弱を診察できる。およそ傷寒を患ったもので小便がよく出るものは太陽の気が未だ衰えていないものでやはり良い兆候である。その後に大腸の門の通じがよいか通じないか、大便が硬いか硬くないかによって陽明の虚実を診察することができる。およそ大便が熱によって腹中に結んだものは堅満である。治療方法は攻下、針は瀉法である。もし最近お通じがあったなら乾燥はひどくなく硬まっている感じもひどくない。あるいは数日経ってもお通じがなく腹が脹らないものは便は陽明の実邪ではない。張仲景曰く、大便がまず硬く、その後に未消化便の出る者は攻下してはならない。

およそ病人の小便が黄色いのは火邪である。人が労働に疲れたら気がつかない内に小便は黄色くなる。あれやこれや焦って考えすぎたりしてもまた小便は黄色くなる。突発的な下痢でも小便は黄色くなる。お酒や性行為が陰分を損傷しても小便は黄色くなる。 もし淋症があり、かつ熱があり痛みがあるもので小便が黄色であれば火邪である。もし小便が透明で勢いよく出ているものであれば裏の邪気はひどくなっていないことを知る。小便は暫時通じると気化がなされていることを知る。膀胱の気化作用が不調であると小便が順調に出ないと医者は知っている。一方大便は水谷の海に通じ胃腸の門である。小便は気血の海に通じ衝任水道の門である。大小便はすべて腎が主する。それは先天の本であり、元気の関門であるためである。

五、飲食を問う　一つに食欲の有る無しを診察できる。臓腑の陰陽を診察できる。病因が外感病にあり患者の食欲が変化しない場合は邪気が臓に未だ入っていないことを知ることができる。それはその病人が食物を嫌うか嫌わないかによって知ることができるのである。病因が内傷の場合は、飲食に変化が現れる。その気温の変化によって現れる好き嫌いを辨証する。それによって冷えがでたり熱がでたりしていることがわかる。温熱を好むものは陰の臓が温められたいからである。よく寒さや冷える物を好むものは陽であるところの腑が冷やされたいからである。

六、胸腹を問う　胸とは膻中である。上は心肺に連なる。腹とは、すなわち中脘から胃腸と臓腑に通じる。胸腹の病は本当に種類が多い。よってここで論述し尽くすのは難しい。臨床に於いては胸腹脹満という症状を聞けば温補をしてはならない。もし脹満していなければ攻下してはならない。脹満にはまた症状の軽い重いがある。症状の重いものは胸腹部が脹って悶々として詰まる。この実邪は攻下してもよい。症状が軽いものは飲食したくない、お腹が一杯になっ

たり減ったりする感じがわからない。食べ物の味がわからない。お腹が脹っているようで脹っていないようでもある。何か空になっている感じ。これは痞気（消化不良）であり真満ではない。

　七、婦女を問う　月経は毎月に一回あることを正常とする。もし病気が有れば異常が起こる。月経前期あるいは後期、月経血が多いものと少ないもの、あるいは閉経して止まる。あるいは崩漏（ほうろう；不正出血）、あるいは月経痛等がある。更に既婚か未婚かを問う必要がある。また妊娠経験の有無を問う必要もある。そして胎児の出産前、出産後の発育状況をも問わなければならない。だいたい月経前期の多くは血熱に属する。月経後期の多くは血寒である。前後不定期は気血の両損である。肝脾不調で月経の前にお腹が痛むものは気滞血瘀である。月経の後に腹痛が出るものは気血両虚である。崩漏（不正出血）は衝任脉の虚損である。

　八、小児を問う　はしかの既往歴があるか、別の病気を何か患ったことがあるか、この小児の母親が妊娠期に何か病気を患ったことがあるか、この小児の母親が十月十日予定通り出産したのか詳しく問う必要がある。それによって治療方法は妥当なものになっていくであろう。

三、切　診

　私が脈診で参考にした書籍は以下の通りである。黄帝内経素問、扁鵲難経、王叔和脉経、高陽生と崔嘉彦の脉訣、李瀕湖（李時珍）脉学等。

　脉とは血脉である。すなわち血液が流動する血管である。その根本は腎臓にあり、生長は胃にあり、血は脉中を行き、気は脉外を行く、血はそれだけでは動くことはできない。気があってこそ気に従って動くことができる。気は風を起こすふいごであり、血は波頭である。

気血が穏やかで平らかであれば脉拍は正常である。

寸関尺が決まった理由

人の臓腑の十二経脉中にはすべて脈が存在する。それがなぜ手の太陰肺経上だけ取るかというと、肺は五臓の長であるからだ。また華盖であるからである。八会穴の中で脉会は肺経の太淵であるので、寸関尺の名前もここに名付けられたのである。魚際穴の後ろ一寸が太淵穴である。ここを寸部とする。脉診をする時はまず、中指で腕関節部の後ろの高い骨を探り当てる。ここが脉の部位、つまり寸関尺を定める定点となる。ここを関部と定める。その関の後の尺の部分は、尺沢穴から一尺のところに取るので尺部と定められた。この寸関尺の三部は三つの指を横に並べて二寸とする。これはまさに太淵から尺沢までの一尺二寸の尺度と符合するものである。

脉は三部と九候に分けられる 寸、関、尺を三部とする。各部に、浮、中、沈の三候がある。三部と三候を掛けると九候がある。九候一つ一つには五動があるのが標準的である。この候を詳しく観察しなければならない。

反関脉　もともとそこにあるはずの脉が無いものは経が虚しているのである。そこで腕の反対側の陽渓と列缺穴が拍動しているものが反関脉である。これは絡脉が実しているのである。片手の反関脉と両手の反関脉のうちでも、また反関脉のうちでも病気の時だけ反関脉になるものもある。

無脉症　手の脉を調べて、正常な位置とちょうど反関脉の部分にも脉が無いときは足の脉で判別せよ。肝経の太衝に脉があればまだ治療ができる。（足背動脈）腎経の太谿の脉が動いていればここは同じ流れで根である。胃経の衝陽の脉が動いていればその症状は胃気がまだ存在していることを示す。もしこの三部の脉がすべて動いていなければ危険である。これ等以上のものに針灸を用いてはならない。

事故を防ぐためである。

昔の賢者達は診断学の上で、決まった部位を診断して取捨選択してきた

『脉経』、『脉学』でそれらが説いている事は、左の尺は腎であり右の尺は命門であり、腎は水に属し、精血を司り真陰とする。命門は火に属し気と火を主する。これを元陽という。右腎を命門とする学説は私が推測するに暗に心包と三焦を指しているのではないかという事？というのも心包と心臓は最も接近しており心は君主の官であり、心包は臣使の官である。心は君火であり、心包は相火である。三焦はまた陽気の父でもある。ある医学書はこう説明している。腎は胃の関である。私の体験からこれは右の尺の腎を指している。というのも右の関部の胃は、例えるならお鍋に入れられた穀物である。右の尺の腎は炉の火である。もしこの炉の火が無くなれば食物は腐熟しない。水谷は精微と変えられ全身を養っている。これは人の命に関係のあることでそれを命門と呼ぶのである。

『脉学』はいう。「左寸為人迎、右寸為気口、左大順男、右大順女、男子尺脉恒虚、女子尺脉恒盛、関前為陽寸、関後為陰尺、男子属陽性、女子属陰性。所以男子寸盛尺虚、女子寸虚尺盛。」この種の規定は情況に応じて合理的に用いる。また実用的であるので採用すべきである。（左の寸脉は人迎に対応し、右の寸脉は気口に対応している。左手は男子の脉を現し、右手は女子の脉が現れている。男子の寸脉は寛く虚している。女子の尺脉は寛く旺盛である。関の前の脉を陽寸とする。関の後ろを陰尺とする。男子は陽性とし女子は陰性する。よって男子の脉は寸脉が盛んで尺脉が虚している。また女子は寸脉が虚しており尺脉が旺盛である。）

またある者はこういう。人迎の脉は外感病を主し、気口は内傷病を主する。頚の動脈は人迎で、左右の手の六部は気口である。人迎

を診察するには病人の首をまさぐることになるのでこのようなことはあまり厳粛ではない。気口の脉を診断するのは六部の脉をすべて触れるということで、このようなことはたいへん寄せ集め的な診断であり診断しようがない。脉学にはさらに小腸の脉を左尺部に定め大腸の脉を右尺部に定め、両方の寸脉をただ臓をあて腑が無いとするものもある。これはまた陰陽表裏の無いものである。両尺部もまた片一方に一腑多い。このようなやり方では寸尺の両部はすべて混乱してしまっている。これらの学説は状況や理に合わないものであり、すべてを採用してはならない。

天干地支は臓腑と十二経に分布する

十の天干とは、甲、乙、丙、丁、戊、己、庚、辛、壬、癸。子午流注法を用いるのは、日によって、時間によって穴位を定める。手に於いては肘を越えることはなく、足に於いては膝を越えることはない、井、榮、兪、原、経、合を用いる。六つの陽経の各経には原穴もあり、その六穴を用いる。そしてその後に六穴掛ける六陽経で三十六穴となる。六つの陰経には原穴がなく、その兪穴を原穴の代わりに用いて五穴である。五掛ける六で三十穴である。全部で六十六穴を十二経にあてはめる。

歌訣　甲胆乙肝丙小腸。丁心戊胃己脾郷。庚属大腸辛属肺、壬属膀胱癸腎蔵。三焦亦向壬中寄、心包同帰於癸方。天干は胆経に始まり心包経に終わる。

十二地支とは、子、丑、寅、卯、辰、巳、午、未、申、酉、戌、亥のことである。毎日昼夜二十四時間、人間の気血は昼夜、身体の周り十二経を一回循行する。各二時間ごとに一経絡を循行する。寅の時の肺経から始まって丑の刻の肝経で終わる。寅時は午前三時から五時でそれ以外はここから類推して決まる。例えば肺病は寅の時になると必ず咳が出る。各経の病気は一定の時間に至ると必ず反応

が起こる。

　歌訣　肺寅大卯胃辰宮、脾巳心午小未中、膀甲腎酉心包戌。亥三子胆丑肝通。

　私の経験によると両手の寸関尺に臓腑と十二経を配当する、つまり左の寸には心と小腸、左の関には肝と胆、左の尺には腎と膀胱、右の寸には肺と大腸、右の関には脾と胃、右の尺には心包と三焦である。

　左右の寸関尺の正常脉とは左の寸脉は浮で大で散、左の関脉は端直で弦長である。左の尺脉は沈実で濡である。右の寸が浮で渋で短、右の関脉は軽く柔らかで和緩、右の尺脉は沈実で滑である。

　四季の正常脉

　春季脉微弦肝経当令、夏天脉微洪心経当令、長夏脉和緩脾経当令、秋季脉微毛肺経当令、冬季脉微石腎経当令。この文の中でこの微という字を微弱と理解してはならない。これは柔和と理解する。柔和とは胃気があるという意味で、生命力があるという意味である。

長夏とは夏と秋の間のことである。浮で軽虚なものを毛という。沈で有力なものを石という。

　医者が脉診をするときには、まず自分の呼吸を整えなければならない。脉象は必ず多くの実践と多くの体験と詳細な辨別、その上で病状を確定させるものである。脉の一拍は一至という。脉診の至数は病の吉凶を判断することができ下に分けて説明する。

一呼一吸為一息、一息四至号平和。
再加一至皆平脉、一息五至亦無痾。
二敗三遅冷危困、六数七極熱病多。
八脱九死十帰墓、十一十二絶命説。
三至為遅一二敗、両息一至死非怪。
遅冷数熱古今伝、難経越度分明載。

腕時計による脈診では一分間に五十前後を拍つものを遅脉とする。六十前後を拍つものを緩脉とする。七十前後を拍つものを平脉とする。八十前後のものを数脉とする。一息、つまり呼気と吸気の間に脉は六寸進み、四回拍動するものである。一昼夜では一万三千五百息である。脉は八百一千丈を進む。

まず七表八里の脉とその主病について述べる

浮芤滑実弦緊洪、七表還応是本宗、

　　（浮芤滑実弦緊洪、この七表脉は本宗に対応している）

沈微緩渋遅併伏、濡弱相兼八里同、

　　（沈微緩渋遅と伏脉、濡弱の相兼脉は八里である）

浮風芤血滑多疾、実熱弦労緊疼牽、

　　（浮脉は風邪と対応し、芤脉は血の疾患に対応する。滑脉は色々な病がある。実脉は熱で、弦脉は労である。緊脉は疼み引きつける）

洪熱微寒臍下積、沈応積気緩膚頑、

　　（洪脉は熱があり、微脉には寒邪が臍の下に積み重なっている。沈脉は積【腹部の腫塊】気に対応し、緩脉は皮膚が硬い）

渋則傷精陰血敗、又聞遅冷伏相干、

　　（渋脉は精が破られて陰血も破られている。また遅脉ならば寒症で、伏脉は干燥に対応している）

濡多虚汗偏宜老、弱是陽虚骨髄酸。

　　（濡脉の多くは虚症であり汗が出て老人に多い。弱脉の場合は陽虚症で骨髄がだるい）

伏脉を診察するときには、強く按圧して骨に至って初めて脈拍を感じることができる。

伏脉の病因は陽熱が外から迫り陰寒が内に伏するものである。また飲食によって傷つけられ、ジフテリアの様な症状を呈する。寸口の寸部が伏脉の時、胸がムカムカして何かを吐きたい、または吐きたいけどできない。関の部分の伏脉は腹痛があり吐瀉がある。尺部の伏脉は小腹が硬く痛む、かつ下痢をしている。

四総脉象の主病

<u>浮</u>　有力であれば風邪である。無力であれば虚証である。軽く指で皮膚を按じ感じられるのは表に属し、外から病気を得たものである。

<u>沈</u>　有力なものは積である。無力なものは気の病気である。重く指でスジの付近で得られるものは裏症であり、内側から病気になったものである。

<u>遅</u>　有力なものは病である。無力なものは冷えである。中ぐらいに按じて筋肉に達したもので、一息三至のものは陰に属する。

<u>数</u>　有力なものは実熱に属する。無力なものは虚熱である。浮中沈どこにでもみられる。一息六至のものは陽に属する。

四総脉の中の各蘊三脉

<u>浮</u>　按じて不足な感じ、力を抜くと又余ってる感じ、きつく按じると散ってしまい、軽く按じると形がでてくる。人にあっては肺を代表し、季節では秋を象徴する。

<u>芤</u>　浮で無力。例えば、按じると葱の葉のごとく、上と下があり中間は空洞である。指の下はトンネルの様になっており、これは脱血の象である。

<u>洪</u>　浮で有力。脉がやって来るときには盛んな感じで、去って行くときにはどんどん衰えるような感じである。またこれを大とも呼び、鈎とも形容される。人にあっては心臓を代表し、季節においては夏

を象徴する。

実 浮で長大である。実で無力なものを洪という。洪で有力なものを実という。実脉の多くは食あたり、便秘、熱証である。浮中沈どこにでもみられる。

沈 軽取で不足を感じて、重取で余りある感じがある。軽く按じるだけだとわからない、きつく按じると感じを得ることができる。脉は腱の間を行く。

伏 沈で骨まで至るもの。強く按じると骨のあたりで脉が動くことを感じることができる。脉は骨の上を行くので、またの名を「石」という。人にあっては腎を代表し、季節においては冬を象徴する。

微 沈でかつ、有るようで無いような脉。極細で軟らかい、按じると脉が絶えそうになる。『脉訣』曰く、発中日久為白帯、漏下多時骨亦枯。「病が中焦にあるもので久病は白帯となり、子宮からの血性滲出物が多い場合、骨もまた弱っている。」

弱 沈で無力で柔らかく細い、そして柔らかい極みのものを弱とする。これは精血が傷ついたものである。また気血両虚の脉象である。病みあがりの病人やまたは白髪の老人にみられるものは順証とする。もし普通の人や少年に多くみられるならば逆証である。

遅 一息一吸三至のもの。この脉の来かたがとても遅い。これは陰寒冷疼の病である。

緩 一息四至のもの、遅脉よりやや速い。脉の去来が柔らかくて平坦である。例えば微風が軽く柳の枝を揺らすようなものである。人にあっては脾を代表し、季節にあっては長夏（日本では梅雨の頃）を象徴する。

渋 遅脉でかつ長い間止まった様な感じがある。例えばナイフで竹の内側を刮ぐ様な感じで、脉の往来が難しい。例えばそれは雨に濡れた砂のようである。妊娠してないのに月経のないもの、男子で腰

がだるくて力が入らないものの脉象である。

<u>濡</u>　遅脉で無力、浮で柔らかく細い。例えば綿花が水中で極めて柔らかい様な感じに似ている。脉を診る指を強く押すと、押すにしたがって水中の綿の様に無くなってしまう感じがある。

<u>散</u>　一呼一吸で六至である。脉の去来は非常に速く、これは紅く腫れた灼熱の病の脉象である。

<u>緊</u>　数で有力であり、指の間を左右へ脉が指をたたく感じがある。それを例えるなら編んだ縄の表面をさするが如くである。緊は熱であり、寒束の脉象でもある。浮緊を軽脉とし、沈緊を牢脉とする。

<u>弦</u>　数脉の中でも真っすぐなもの。按じると何か大きな琴の弦の様であり、真ん中を真っ直ぐにやって来る。指の下で伸び伸びとしている。真っ直ぐで長い。人では肝を代表し、四季では春を象徴する。寸位が弦のものは頭痛があり、尺位が弦のものは腹痛がある。

<u>滑</u>　数で流れが絶え間ないもの。例えば蓮の葉の上の水玉のような感じ。指の下を脉が往来する感じは豆を転がすようである。滑は湿邪を司り腎の脉である。

寸脉は上焦、頭痛や項、胸膈の病を表す

<u>浮</u>　頭痛や項部の拘縮、顔面の浮腫、歯痛、顔面神経麻痺、顔面痙攣。

<u>沈</u>　胸膈の痞満、咳嗽で息が苦しい。ゲップが出て胃液が逆流する。飲食をしたがらない。

<u>遅</u>　冷たい水を吐き出し、炭水化物を食べれない。虚汗で疲れやすい。暖かいものを好み寒がりである。

<u>数</u>　イライラして不安で、喉が腫れ痛む。口や舌にアフタを生じ、口が渇いてよく水を飲む。

関脈は中焦及び肩背部、肚腹の病を表す

浮　両肩が引きつり、前方挙上することができない。肩背部が痛み、あるいはだるく麻痺し痺れる。

沈　胃が痛み、腹が脹る。胸がムカムカし、その膈の上下が通じない。飲食をしたがらない。

遅　痞塊があり腹が痛む。上下に貫くように刺したように痛む。翻胃（逆流性食道炎、もしくは胃癌、食道癌の可能性がある）がある。食べたものを吐く、便秘がある。

数　舌が渇き口も渇く。悪心嘔吐があり腸炎で下痢がある。咽喉が腫れ痛む。

尺脈は下焦の腰腿と大小便の病を司る

浮　腰腿がだるく麻痺し痺れる。陰茎が腫れ痛む。大小便が不通となる。

沈　脚気で腫れ痛む。下腿の筋スジがこむら返りを起こす。小便は頻数である。

遅　小腹が冷え痛む。腎臓の外側が腫れ抜けるように痛み激痛が走る。大便は下痢である。

数　大便は詰まり、小便も詰まり、腎炎で乾燥して喉が渇く。

五臓の脈の浮、沈、遅、数の主病

肝　浮数のものは風邪がスジに入り患ったもので、すなわち痙攣がある。脈が浮で遅であるものは寒風にあたると涙がでて止まらなくなる。

　　沈数は背中の痛みや頻繁に怒気を発する。沈脈で遅脈のものは寝不足で両目に眼科疾患がある。

心　浮で数のものは頭痛があり、熱があって夢で驚く。浮で遅のものは腹痛、胃が虚している。

沈で数のものは舌が強ばって乱語する。沈で遅のものは呼吸が苦しくて力がでにくい。

脾　浮で数のものは歯茎から出血し、寝汗をかく。浮で遅のものは胃が冷えて、気虚で腹が膨脹する。

沈で数は熱が多くて口臭を伴う。沈で遅はお腹が脹り痛む。

肺　浮で数のものは中風で、閉証で熱症がある。浮で遅のものは身体が冷えてひどく辛い。

沈で数は風痰でまた気喘である。沈で遅は呼吸が弱く涎が出る。

腎　浮で数のものは結核による熱で小便が赤い。浮で遅のものは難聴があり夢精する。

沈で数のものは腰痛で小便が赤い。沈で遅のものは小便が白く濁って、耳鳴りが頻繁にある。

五臓の脉を左右三部に分けない場合の主病

肝　三部がすべて弦脉であるものは肝の気が強い。眼の中が痛むものは目に何か複雑な問題がある。怒りがよく胸にこみ上げてきて、何か大声で叫びたくなる。瞳を何かが覆って、涙が用水路の如く流れ出る。

心　三部がすべて熱があるものは心中の熱である。口や舌にアフタを生じ、唇が割れて裂ける。

煩燥し狂ったように常軌を逸した発言を繰り返す。水を百杯飲んでもそれを休むことはない。

脾　三部がすべて緩脉であり、これは脾家（脾の病人）の典型的な脉である。口臭があり、翻胃（ハンイ：逆流性食道炎、胃癌、食道癌）があり、常時食物が胃から逆流する。

歯痛で歯齦が腫れ、口腔内が濁気に満ちている。寒熱に時々傷つけられ、心に力がない。

肺　三部がすべて浮であれば肺に風邪があったったものである。鼻からは透明な鼻水が流れ、痰が濃くなる。

　高熱があり悪寒が起こり、皮肉が痛む。喉は渇き、咽喉は腫れて痛む。

腎　三部がすべて遅脈であれば腎臓に寒邪が入ったものである。皮膚が乾燥し、髪の毛はパサパサになり乾燥する。

　夜になると転んで水に飛び込む夢をみる。その時目が覚めると色々なことを考えて落ち込んでしまう。

五臓浮脉の主病

肝脉の浮　中風癱瘓、筋攣面腫。
　　（中風で半身不随、腱が痙攣して顔面が腫れる。）

牙疼目痛、腸風下血。
　　（歯痛で眼痛である、「腸風」大腸、直腸から鮮血を下血する。）

心脉の浮　触事易驚、神不守舎。
　　（何か事あるごとに驚きやすく、神がその宿りの心臓を守らない。）

語言錯乱、舌強不語。
　　（話す言葉は錯乱し、舌は強ばり言葉がでない。）

脾脉の浮　脾虚腹脹、不進飲食、
　　（脾虚で腹が脹り、飲食が入らない、）

上気喘息、泄瀉無度。
　　（気が逆流し喘息がある、下痢が止まらない。）

肺脉の浮　怕冷身熱、周身無力、
　　（寒がりで体は温かい、体中に力が入らない、）

咳嗽気短、大便風秘。
　　（咳が出て息が荒い、大便が便秘である。）

腎脈の浮　腰背刺痛、小腸疝気、
　（腰背部が刺すように痛い、小腸の疝気「小腹部の痛み」がある。）
腿足生瘡、尿血渋淋。
　（太腿や足に瘡を生じ、淋症で血尿がある。）

五臓沈脈の主病

肝脈の沈　急怒傷肝、脇満気疼、
　（いらいらして怒り肝を傷つける、脇が脹って痛む。）
両目昏花、胸腹脹痛。
　（両目に飛蚊症もしくは網膜の障害があり、胸腹が脹って痛む。）
心脈の沈　小便淋漓、吐血胸痛、
　（小便がたらたらと漏れる、胸が痛くて吐血する、）
心煩不寧、寤而不寐。
　（イライラして落ち着かなく、横になっても眠れない。）
脾脈の沈　中満不食、痞気色黄、
　（中焦が一杯で食欲がなく、消化不良気味でやや黄疸がある、）
目閉貪眠、手足不仁。
　（眼を閉じてよく眠る、手足の感覚がない。）
肺脈の沈　肺気上逆、咳嗽痰喘、
　（肺気が上逆し、咳嗽痰、喘息がでる、）
嘔血吐血、肺腫息奔。
　（喀血や吐血がある、肺が腫れて息苦しい。）
腎脈の沈　気滞腰痛、小便淋閉、
　（気滞による腰痛、小便の出が悪く尿閉となる、）
陰茎作疼、腹脹奔豚。
　（陰茎が痛み、腹が脹り気が小腹部から咽喉部へつき上げてくる感じ、ちょうど腹中を豚がはしり回っている様な感じがある。）

五臓遅脉の主病

肝脉の遅　筋急拘攣、両目昏花、
　（スジや靱帯が引きつって硬くなり痙攣する、両目に飛蚊症の様な症状がでる、）
怒気填胸、疲倦嗜臥。
　（怒れば胸に怒りが充満する感じ、疲労倦怠感がひどくすぐに床等に横になりたがる。）
心脉の遅　小便頻数、心疼吐血、
　（小便が頻数である、心窩部が痛み吐血する、）
驚悸怔忡、伏梁臍痛。
　（何か物事に驚いたときに心悸がでる、怔忡【腹の下の方から気が突き上げたようになるもの】、伏梁【ふくりょう：上腹部に出る２本のスジは消化不良の症状の１つである】「消化不良」で臍が痛む。）
脾脉の遅　飲食不化、肚腹絞痛、
　（消化不良、お腹が絞るように痛む、）
上吐下瀉、喜暖怕冷。
　（上から吐き下から下痢する、暖かいのを好み寒がりである。）
肺脉の遅　咳吐白痰、大便溏泄、
　（咳をして白痰がでる、大便は水様未消化便）
皮膚干燥、気息短涼。
　（皮膚は乾燥し、息は荒く体は冷たい。）
腎脉の遅　小便淋白、夜夢遺精、
　（小便が頻繁にあり色は白く濁っている、夜間に夢を見て遺精する、）
腰酸腿軟、陰寒久積。
　（腰と腿が力なくだるい、寒邪が久しく積み重ねられている。）

五臓の数脉主病

肝脉の数　目疼生瘡、多泪紅腫、
　（眼が痛み瘡が生じる、涙が多く流れ紅く腫れる、）

頭風疼痛、耳鳴眩暈。
　（頭風があり痛む、耳鳴り眩暈がする。）

心脉の数　煩渇狂言、舌上生瘡、
　（いらいらしてのどが渇き狂ったように喋る、舌上に瘡を生じる、）

小便赤渋、両目皆痛。
　（小便は赤く渋る、両目が痛い。）

脾脉の数　口臭翻胃、齦腫牙宣、
　（口臭がして逆流性食道炎や胃癌や食道癌の疑いもある、歯齦が腫れる、）

多食不飽、四肢酸懶。
　（食事の量は多く食すがお腹は一杯にならない、四肢がだるい。）

肺脉の数　咳嗽吐血、喉腫目赤、
　（咳嗽し吐血する、喉が腫れ眼が赤い、）

大便秘結、面生痤痱。
　（大便が秘結し、顔面にひどい痤痱【あせも】ができる。）

腎脉の数　口渇引飲、小便淋血、
　（のどが渇き飲み物をたくさん飲む、小便はぽたぽたと漏れ血が混じる、）

下注脚疼、腎嚢湿痒。
　（湿熱下注で脚が痛む、陰嚢の湿疹の痒み。）

婦人の妊娠の脉を診断する

婦人の手の少陰脉が激しく動いた場合は、妊娠である。

寸微関滑尺帯数、流利往来併雀啄、
　（寸微、関滑、尺が数で、順調に流れるよう雀啄である、）

小児之脉已見形、停経腹脹必不鋪、
　（小児の脉は形がはっきり見えるものである。この脉の場合婦人は月経が停止し腹が脹っているに違いない、）

気旺血衰定無妊、血旺気衰応有体、
　（気が旺盛で血が衰弱していれば妊娠はしていないはずである、血が旺盛で気が衰弱していればお腹に子供がいるはずである、）

滑急不散胎三月、但急不散五月里、
　（滑で多少脉が速く散脉でないものは三ヶ月、滑でなく多少脉が速く散脉でないものは五ヶ月位の胎児である、）

汗出不食吐逆時、身熱目乱無病苦、
　（汗が出て食欲がなく気が逆流して吐くとき、身熱で眼がチカチカするのは病気ではない、）

弦緊牢実滑者安、遅細微弱帰泉路。
　（弦緊牢実滑の脉は安定している、遅細で微弱はあの世に行くであろう。）

妊娠して何ヶ月で何経が胎児を養っているか、体内の器官で何を生じさせているかがわかる

　一ヶ月、足の厥陰肝経が胎児を養う　血や胚を生じる
　二ヶ月、足の少陽胆経が胎児を養う　精を整え膏を生じる
　三ヶ月、手の少陰心経が胎児を養う　五臓と心包を生じる
　四ヶ月、手の少陽三焦経が胎児を養う　六腑を生じさせる
　五ヶ月、足の太陰脾経が胎児を養う　四肢を生じさせる
　六ヶ月、足の陽明胃経が胎児を養う　筋、骨、口、眼を生じさせる

七ヶ月、手の太陰肺経が胎児を養う　皮膚と髪毛を生じさせる

八ヶ月、手の陽明大腸経が胎児を養う　九竅（眼、鼻、口、耳、肛門、陰部）を生じさせる（9つの穴）

九ヶ月、足の少陰腎経が胎児を養う　経絡やそれに繋がるものを生じさせる

十ヶ月、人体と神のすべてが揃う。ただし、時を待って出産するものである。

☆妊娠の脉　左脉が大きいものは男の胎児である。右脉が大きいものは女の胎児である。左右すべてが大きいものは双子である。

例えば婦人が妊娠期間中に疾病を患った時、その時彼女に「妊娠してから何ヶ月ですか？」と聞く。上記の様に現在何経に当たるのかを細かく診察し、病因を調べ確定し治療する。方法はそれぞれ妥当なものとなる。

内傷七情の脉象

喜びが過ぎると心を傷り、虚脉となる。怒ると肝を傷つけ、濡脉となる。憂うると肺を傷つけ、渋脉となる。思い過ぎると脾を傷つけ、結脉となる。悲しみが過ぎると心包を傷つけ、緊脉となる。恐れると腎を傷つけ、沈脉となる。驚くと胆を傷つけ、動脉となる。

脉象を分別する状況

小児が四、五歳の時は脉は数である。中年や壮年の人の脉の多くは大脉である。衰弱した老人の脉の多くは虚脉である。太った人の脉の多くは沈脉である。痩せている人の多くは浮脉である。中国の南方人の多くの脉は軟弱である。また北方人の脉の多くは堅実である。酒を飲んだ後の多くは数脉である。食事の後の脉の多くは洪脉である。空腹が長く続いている人の脉の多くは空脉である。遠い距

離を歩いた人の多くの脉は急脉である。以上これらの脉象はすべて平脉である。

揆度奇恒

揆とは、その脉を多く診ることによってその理を追い求め、その病原を脉を診る指で探り当てることである。

度とは、その病気が深いところにあるのか、浅いところにあるのかを探り当てる。

奇とは、奇病のことである。

恒とは、日常よく見られる病である。

我々が疾病を診察するときには、まず人間の正常な生理活動を理解して初めて病理的な異常を認識することができる。つまり正常人を病人と比べて判断し治療する。

その顔色を診察し、脉を取りまず陰陽を分け陰陽に間違いがなければ治療もそれぞれに違ったものとなる。

陰陽が診断上で運用されるケース

陰証

望　顔面の色が晄白で、体が冷えて温かいものを好む。

聞　声は低く、気は怯える。静かで少ししか喋らない。

問　イライラしないで喉も渇かない。小便は白く、未消化便である。

切　沈脉、細脉、微脉、渋脉である。

陽証

望　顔面が紅く目が赤い、体は熱く冷たいものを好む。

聞　声高で息が荒い、イライラして言葉が多い。

問　口が渇いて、よく水を飲む。尿が赤く、便秘である。

切　浮脉、大脉、滑脉、数脉である。

七部の絶脉、またの名を命脉という

<u>解索</u>　脉が来るときには、筋肉の上で動くが散乱してそう簡単には集まらない。もし絹糸が1本張っている様な脉象が解ければ、肝絶脉である。

<u>魚翔</u>　脉が来るときには、魚が水面に浮かぶ様である。頭の部分は動かないで尻尾の部分を振っている。悠々として深く沈んでいる脉象である。これは心絶脉である。

<u>雀啄</u>　脉が来るときには、四、五回来て脉が一回休む。休んだと思ったらまた始まる。例えば鳥や豚がえさを食べたときの様子である。これは脾絶脉である。

<u>釜沸</u>　脉が来るときには、鍋の蓋を開けた時の様である。鍋の中の水は花びらが散る様に沸いている。または鳥の毛を風が吹く様である。これは肺絶脉である。

<u>弾石</u>　脉が来るときには石を弾く様である。ピンピンと指に堅いものがあたる様な感じ、例えば指で石の様な堅いものをたたく感じである。これは腎絶脉である。

<u>屋漏</u>　脉の来るときには、半刻で一回来る。屋漏の水は一滴が落ちると地面に届いて四カ所に盛り上がった水点ができるという脉象である。これは胃絶脉である。

<u>蝦遊</u>　脉が来るときには、海老が水中で遊ぶ様である。静まりかえった動きのない風景の中でピョンと跳ね長い間動かない、そして突然驚いてどこかへ行ってしまう。これは大腸の絶脉である。

<u>匡者</u>　上にあっては「天道」を知り、下にあっては「地理」を知る。中にあっては人の「人事」を理解し、それ等を知って診察道の準備が完了するのである。

　脉に浮、沈、遅、数があり、病に風、労、気、冷がある。
　症に寒、熱、虚、実があり、治法に汗、吐、下、補がある。

針には、興、抑、通、除があり、灸には、吹、自、瀉、補がある。

<u>附注</u>

天道とは、虚陰、艶陽、風雨である。

地理とは、春、夏、秋、冬、の気候がある。

人事とは、老幼、職業、環境等がある。

針には、興奮、抑制、気の塞がりを通じ、血を取り除く作用がある。

灸には、口で火を吹いて消えるというのは瀉法にあたり（実熱の疼痛を治療できる。）

火が自ずとまわるに任せて消えるという治療は、虚寒や麻痺に対して補法を行う治療である。

針灸手技の補瀉と針の法則

　針灸は中国の人々が数千年来に渡って同じ疾病に対して治療してきた中で生み出されたものである。長期間多くの臨床を積み重ねた後に、歴代の医家の地道な調査と整理と技術の向上を経たものである。つまりこれは多くの経験を合わせて形づくられた一つの系統的かつ理論的な、感性的で独創的な一つの医学であるといえる。

　歴代の医家は日常の臨床の中において、虚を補い実を瀉す目的を達成するために意図的に針刺の中で一つ一つ違った手技や操作を用いてきた。つまり歴代の医学書中には手技に関する記述がかなり豊富であるといえる。故に針灸の仕事に従事する人たちは手技の問題を非常に重要視している。ただし各医学書の記載の種類はかなり多いし、理論も又奥深いものである。故に後世の医学者がこれを把握するには大きな困難があるであろう。これは長期的な封建社会の中、社会的な制限や古代中国思想の影響もあり、その手技を創り上げる上で、あるものは確実に臨床に用いる方法を簡単に把握することができ効果も高いといえる。しかし、また別の手技を臨床に用いる時は複雑すぎて把握することが困難であるという場合もある。これ等はつまり各手技の中に観念論と唯物辨証法の二つの考え方が染みついているからに他ならない。その虚を補いその実を瀉すというのは針灸治療の大綱であり、臨床上この原則を把握することは重要である。これ等の針灸の手技は多種多様なのでそれを学び把握し真に心から会得することは人によってまちまちである。よって歴史的にそれぞれ異なった学術流派を形成するに至ったのである。近年、この問題については医学書や医学雑誌の中でそれ等を古代思想が織りなす内容がほとんどであることがうかがえる。手技の中でも異なった意見やその原理や機転を分析したもの、あるいはそれらを研究した

論文などとても多くのものが発表されている。これ等は針灸を発展させる大きな推進力となるものである。以下、今我々はいくつかその体験を述べることとする。

一、針灸手技に対する認識

　針灸は穴位（ツボ）に対する一つの刺激療法である。穴位やその所属する経絡の反応を通じて気血と陰陽を調和する目的に到達するものである。これはまさに『霊枢・根結』篇の「調陰与陽、精気乃光、合形与気、使神内蔵」（陰陽を調和させそれを平衡とし、かつ虚でないものは瀉法を用い実でないものには補法を用いる。ただこのようにして精気は十分となるのである。形態（身体）と神気は相互に関係しているので神気は内蔵され外へ漏れない）。この文は針灸の作用を説明したものである。人の生体機能の盛衰、陰陽の平衡や臓腑の調和があって初めて精、気、神が満たされ、そこから疾病を治療する目的が達成できるのである。しかし病人の体質がそれぞれ異なるので陰陽の気の盛衰も異なるわけである。故に針で治療するときに、その得気を得るまでの時間の早い遅いが一致しないそのためである。重陽の人は針の反応はとても敏感で早い。陽中有陰の人は針への反応は比較的ゆっくりで遅い。陰陽が平衡の人は針への反応が適度な時間で反応が表れる。陰が多くて陽が少ない人は得気がとても遅くひどい時には針をした後、だいぶ経った後に反応が表れる。さらに何回も針治療をした後に反応が表れる者もいる。更にある患者は針の後に副作用が起きる。また針の後に病状が急変し悪化する者もいる。このような状況が出現するのは主に疾病の性質への認識が足りないからだといえる。このように疾病の性質を辨証においてはっきりさせるのは難しいといえる。これが理由で手技の上では補瀉の運用が正確であるとはいえない。更にその他おそらくは虚虚実実の

作用が起こっている可能性があり、これらはすべて医者の過失であるといえる。よって針灸の手技は技術において、その効果と密接な関係があるといえる。針灸の治療においては我々は経絡の原理や臓腑辨証、治療理論、正確な取穴や正確な配穴を学習しておかなければならないだけでなく、さらに手技に精通しそれを機敏に応用できなければならない。これが疾病に対して特効的な作用を引き出すことが出来るか否かの最も重要な点である。このように針が病を治せる条件は手技や操作が正確であることによって初めて病を治すことができるといえる。経穴は又病を治す根拠でもある。臨床上うまくこれを応用できるか否かは、その治療効果を左右するものである。

　すべての手技は補瀉迎随、平補平瀉以外にはあり得ないわけで、理論上はこれらのものはすべてそこで述べられ詳しく語られている。古典書に記載されている補瀉の名称はとても多い。例えば焼山火（しょうざんか）、透天涼（とうてんりょう）、龍虎交戦（りゅうここうせん）、青龍把尾（せいりゅうばび）、白虎揺頭（びゃっこようとう）、子午流注（しごるちゅう）等、数十種をくだることはない。これらの運用においては各時代の医家はそれぞれ違った色々な手技で施術において実際に補瀉を行っている。補瀉はその中の一部分であるが、その内容は早くも『黄帝内経（こうていだいけい）』一書の中にあり、徐疾（じょしつ）、提挿（ていそう）、捻転（ねんてん）、呼吸（こきゅう）、開合（かいごう）、迎随（げいずい）等の補瀉の記載がある。これらを臨床で運用するには、人体の盛衰を調整する目的を達するときに用いられる。

　『霊枢・脹論』篇の「当瀉則瀉、当補則補、如鼓応桴」。（瀉すべきものは瀉し、補すべきものは補す。それは太鼓がバチに対応するようなものである。）臨床にこれを応用するときには、その丁度良い補瀉法と穴位を把握しなければならないのではないか？そして補瀉の

目的とどのように補瀉の感じを術者が体得できるかということについて、私は以下のような見解をもっている。

（一）針刺の深い浅いの問題

針刺の深い浅いという問題は、針医者は必ず重視しなければならない。早くも内経の中にはすでに詳しい論述がある。それは『霊枢・逆順肥痩』の「年質壮大、血気血充盈、膚革堅固、因加以邪、刺此者、深而留之……痩人者、皮薄色少……血清気滑、易脱於気、易損於血、刺此者、浅而疾之、……嬰児者、其肉脆血少気弱、以毫針浅刺而疾発針、日再可也。」（壮年の人は一般的に気血は十分旺盛で皮膚は堅固である。外邪を受けたときには必ず深刺の手技で置鍼時間を長くする必要がある。……痩せている人は一般的に皮膚は薄い。……血は澄んで薄く気はなめらかに動いている。また気は散じやすく血は消耗しやすい。このような人を刺すには当然軽く浅く速刺、速抜で治療しなければならない。……嬰児は其肉が脆く薄い。血は少なく気は弱い。針刺するときには比較的細い毫鍼を浅刺し速抜する。一日に針治療は二回行って宜しい。）

『素問・刺要論』には「病有浮沈、刺有浅深、各至其理、無過其道。……浅深不得、反為大賊」（病がその表にあると裏にあるのとでは違いがあるのだが、針を刺すのにも浅く刺すのと深く刺すとの違いがある。それぞれにはそれぞれの一定の目的を達するために、刺すときには深すぎず浅すぎずに刺す。その刺針の浅い深いが適当でないとかえって生体を傷つけるものである。）この一文は病人の体質の強弱、年齢の大きい小さいかや、病邪の浅い深い、季節の変化、病期の長短、証が寒熱に属するか、又脉象の虚実、病状の変化等の多くの問題に対し詳しく観察を行いすべてを分析し、そこで浅深の深さの置鍼を行なわなければならないという事を述べている。この方法は間違いないといえ、適当な手技が行われればその針治療はよく

効くが、もしその範囲を越えて針治療を行うには針医師がその責任を持たなければならない。具体的にいうと病の虚実や邪の浅い深い、体質の強弱や脉の大小を四診で調べないで治療を行うという事。また刺針の深度が深いか浅いかについては深く刺せたなら深く刺すだけ、この様なことである。それは病状を悪化させるだけでなく、さらにその病人に不必要な苦痛を付け加える可能性がある。

　腧穴の針刺深度の問題に関して歴代の医学書の記載は一致しない。しかし我々は基本的な原則は把握する必要がある。色々な体質や肥満、痩、部位、年齢の大小、病情、季節等の要素に基づいて臨機応変に掌握すれば適当な深度でそれを運用することができる。

　よい手技を用いて、よい刺激が適当な深度で得られることが最も重要である。例えば、ただ闇雲に古典の手法を鵜呑みにして施術しているだけで、よい深度でのよい刺激を得ることができなければその刺激が病巣に到達できないようになってしまう。それはその疾病に対し効果を上げれるということに大きく関係する。ここでよく考えてみると刺針の時に気をうかがうことに重きを置くことが重要である。そして標準的な深度を把握して針を行う。そこから発生するだるい麻痺感や深いところで脹っている緊張感の反応があれば、初めて気血はそれに従って上下に貫通し陰陽の平衡を調整する目的を達成することができる。このようにして針刺深度は必ず体質や疾病、及び穴位のある部位によって定めなければならない。一般的には頭部、顔面部は浅いのが適当である。肚腹部は深いのが適当である。胸背部は浅いの適当である。四肢は深いのが適当である。しかし、単純に一つのことを取り上げて決めるのはよくない。全面的に分析し、臨機応変に掌握する。それによって初めて針刺は適切な効果を上げることができるのである。

(二) 針刺の得気の問題

　針刺の浅い深いを決めるときは必ず施術部位の気をうかがわなければならない。例えば気が未だ至っていなければ手技の雀啄をして気が針先に来るようにし、その後病状によって補瀉法を施す。ただし手技は程度を把握して行う。それは簡単なことではない。例えば『素問・宝命全形論』では、「凡刺之真、必先治神、五臓已定、九候已備、後乃存針」（針治療の重要な道理は、まずその神を治すということにある。針医者はまず精神統一を行い、五臓の虚実の状況に対してはっきりとした考えを胸に持ち、三部九候の脈象の変化に対してすべての診断を明確にさせる必要がある。その後にどのように針治療を行うかもう一度考える。）針で得気し、ちょうど良い時間を把握する。実際にはこれが基本法則である。いわゆる補法は不足を補い、また瀉法は有り余ったものを瀉すことにより陰陽を平らかに収める様にし、その治療目的を達する。陰平陽秘という状態を守り失うことの無いようにするのは非常に重要である。もし抜針すべき時に抜針せず、ちょうど良い時間を間違えたり、補瀉法が不適当であったり、虚虚実実であったりすると、これらのことは皆優柔不断が引き起こしたことで、さらに悪い結果を引き起こすことがある。施術者はその手技が適切であるか否かを得気から必ず把握体験しなければならない。施術者はまた気が針の下に至ったとき、針の下に何か引き込まれるような緊張感があると感じることがある。例えば、これは魚が釣り針の餌を飲み込んだときに竿が引き込まれる感じ（いわゆるアタリと呼ばれる感じ）に似ている。そういった感じがでたときに機を失することなく、すぐに補瀉の手技を行う。患者のこのときの反応としては、例えばだるい、痺れる、重たく脹る、走る感じがあり、この内二つ位の感じが一緒になったものもある。例えば寒証の人に針を行ったときには、針の下に多くは渋る様な感じ、も

しくはだるくなるような感じがある。熱証の人に針を行ったときには、緊張して何か脹ったような感じがある。虚証の人に針を行ったときには、針の下に緩んだようななめらかな感じ、麻痺したような感じがある。実証の人に針をしたときには、針の下に堅くなったような感じがあり、刺すような痛みがある。施術時の手技は、虚証は補う、実証は瀉す、寒証は置針し、熱証は速刺速抜、古い疾病はゆっくりと刺しゆっくりと抜く、陥凹したものには灸をする。虚証でもなく実証でもないものは、経絡上に取穴するという原則をとる。

二、臨床における補瀉法の応用

私は治療上、捻転補瀉の手技を採用している。分けて以下に列挙する。

（一）十二経捻転補瀉法

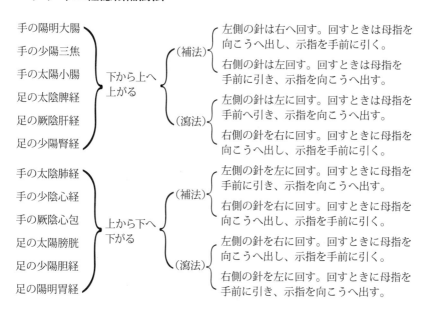

(二) 任督二経の捻転補瀉手技

督脈、任脈　　補法　皆左に回す。回すときに母指を手前に引く、示指を向こうへ出す。

瀉法　皆右へ回す。回すときに母指を向こうへ出し、示指を手前に引く。

　捻転補瀉の手技を行いつつ同時に針を刺すときに三進方式を用いる。それは天地人の三部に分けて針を刺入する方法で、最初は五分進み、さらに一寸進め、三回目は一寸半進む。一定の深度まで達したならば雀啄を行い、催気して針の下に気を至らせる。例えば針の下が重く緊張した感じがあり、それは魚が釣り針の餌を飲み込んだ時のアタリの感じに似ている。患者はただだるく麻痺して深く沈んで脹ったように感じるときこそ、すなわち気がすでに針の下に来ている時である。この時こそタイミングを逃さず補瀉をするときである。補法を行うのは一二分針を捻転して刺入し、瀉法を行うのは一二分の深さまで捻転し針を引き上げ、その捻転が動かなくなったところで止める。これは補瀉やその様にして虚を補して実を瀉す目的を達するためである。

　注意、捻転補瀉手技の手足の陰陽十二経、手の三陰と足の三陽の捻転方向は一致している。また手の三陽と足の三陰の捻転方向も一致している。そして任督二脈の捻転補瀉の方向も一致している。

(三) 針灸もまた前後の順序がある

　まず針灸を施術する時は体の上部の穴位を刺し、その後に体の下部の穴位を刺す。先ず針灸を体の中央の穴位に使い、その後に針灸はその四肢の穴位を使う。男子に針灸をするには左から始め、女子に針灸をするときには右から始める。両側に針をするときには健側から針を刺し、その後に患側に針を刺す。そういった順番で行う。

(四) 捻転補瀉の原理

人の体の左側は陽性であり、右側は陰性である。陰は気が昇るものを補法とする。陽は気が降りるものを補法とする。順経捻針で気を昇らせ、逆経捻針で気を降ろす。だから陽の側の気が降りるものを補といい、陰の側で気が昇るものを補という。この十四経の起始停止を必ず知っておく必要がある。陰陽の昇降を理解することによって、初めて捻針補瀉の真髄を極めることができるのである。この種の手技は一切の穴位と一般的な疾病に最も合うものである。

歌訣

捻針手法最相宜、若気纏針莫急移。
（捻転法は最も良いものである。もし気が針についていたなら、急に針を動かしてはならぬ。）

渾如搓線悠悠転、急則捻針肉不離。
（糸をたぐるが如く、ゆっくりと回す。急いで針を回すと、肉がからみついて離れなくなる。）

起針時亦有補瀉。
（抜針するときもまた補瀉がある。）

抜針するときには先ず、左右に少し捻針してまとわりついていた腱や肉をゆるめて解き放ち、さらに皮肉が傷つかないようにする。補法のときはゆっくりと抜針し、ピタリと穴位を押さえて気が漏れないようし、正気を傷つけないようにする。瀉法するときは速く抜針してゆっくりとその穴を押さえ、その邪気が針の穴から出ていくようにする。

三、針刺八式

それぞれ異なった部位や病情に基づき、それぞれ異なった刺針角度や方向を用いる。

(一) 軽 刺
左手で穴位を按じ、右手で針を持つ。軽く手で針を押さえて、ゆっくりと慎重に捻針し置針する。この手法は虚証や体質の虚弱な病人に適応する。

(二) 重 刺
手に力を入れて、素早く穴に針を入れる。これは実証で体質が強壮な病人に適応する。

(三) 立 刺
栄気を刺しても衛気は傷つけないようにする。針を直刺でまっすぐに穴位に入れる。例えば任脉の経穴、三脘（上、中、下脘）気海、関元、中極等の穴位である。

(四) 臥 刺
衛気を刺しても、栄気は傷つけないようにする。針を皮膚に張り付くように皮膚近くまで寝かし穴位に刺入する。例えば曲池から臂臑へ透刺するとか、絲竹空から率谷へ透刺するとか、地倉から頬車へ透刺するとか、頭維から曲鬢へ透刺する等などである。

(五) 仰 刺
針を上に向けて穴位へ刺入する方法。例えば、素髎、人中、大迎、廉泉、臂臑、長強等へ刺入する。

(六) 俯 刺
針を下に向けて刺入する方法。例えば、天突、肩髃、肩髎、巨骨、環跳等へ刺入する。

(七) 横 刺
針を横にして穴位に刺入する方法。例えば前の腋窩横紋から後の腋窩横紋へ透刺、巨髎から顴髎へ透刺。陽関から曲泉へ、陽陵泉から陰陵泉へ、崑崙から太谿等への透刺に用いる。

（八）斜　刺

針を斜めに穴位に刺入する方法。例えば、丘墟、商丘、列欠、犢鼻、膝関、および頭部、顔面部の穴位へ刺入する時に用いる。

四、刺針前の準備

（一）脉を診る

『霊枢・九針十二原』では、「凡将用針、必先診脉、視気之劇易、乃可以治也」。（およそ針治療を行う前には、脈診を必ず行わなければならない。それによって臓器の虚実を知ることができ、その後初めて治療法を決定できるのである。）それは施術の前に必ずその疾病に対し舌診や脉診等の診察を行い、それ等を分析し診断を明確にさせる必要がある事を述べている。これによって有効な治療方法が見つかるのである。すなわち病人の体質、太っているか痩せているか、虚証であるか実証であるかを観察し、その脉が盛んであるか衰えているかを診断し、その経絡の上か下かを辨じ、補法をしなければならないものは補法を行い、瀉法をしなければならないものには瀉法を行う。

（二）循　按（経絡にそった前揉法に似たもの）

針を行う前に、まず病の経絡を切経する。すなわちこれは経絡の気血を流通させ、これを旺盛にするためである。その病気の部位を推量する。すなわち何経であり何穴の部位であるかを推量し、その疾患の部位に沿って手を用いふれることである。例えば『霊枢・官能』篇では、「察其所痛、左右上下、知其寒温、何経所在」（これらのことに基づき、病気の痛みが寒証か熱証か、どの経絡に属するかを知ることができるのである）。例えば長年に渡って経絡が塞がれ関節の病気が起きているものは、まずその経絡を少し手でふれる必要がある。その後に針や灸を用いて初めて予後の良い治療効果が得られる

のである。

(三) 爪　切

経絡にふれて取穴も確定したなら、右手の母指の爪の先で押さえ皮膚を陥凹させ刺激する。あるいはこの皮膚の上に十字を爪で描いて刺激する。これを「爪切」と呼ぶ。これは皮膚を麻痺させて病人の苦痛を軽減するものである。また血管を避けて抜針時の出血を予防するものである。またこの経穴に近い部位の経穴の気血を散じて、衛栄を傷つけないようにするためでもある。また穴位の位置を確定させ針を刺す位置を間違えないようにさせる意味もある。

(四) 押し手と刺し手

『霊枢・九針十二原』では、「右手推之左手持而御之」（右手で針を刺針し、併せて左手で針体を保持操作する）。『難経・七十六難』では、「知為針者信其左、不知為針者信其右」（針刺方法を知っている者は、左手で経穴を押さえることが有効であるということを信じている。針刺方法を知らない者は、ただ闇雲にその針を持った右手のみの作用を偏って信じている）としている。『標幽賦』記載では、「左手重而多按、欲令気散、右手軽而徐入也、不痛之因」（左手に力を入れて多めに押すのは、その穴位の気を散じたいが為である。右手は軽く押して、ゆっくりと刺入すること。それが針を痛くしない重要な部分である）。私が臨床で数十年、ずっと主張してきたのは両手で針を刺す方法が良いということである。両手の動作を組み合わすことによってその力配分は適当となり、刺針時の無痛を可能にする。また取穴も正確で確実である。これは臨床で針を操作する上で最も重要なことである。

五、医者の態度

　我々医療関係者は、必ず厳粛で真摯で真面目かつ態度は規律正しい者でなければならない。これ等とその人が提供する医療の質とは密接な関係があるといえる。患者さんに対して真面目で責任感があって初めて患者さんの信頼と協力を得られるものである。施術するときには誠心誠意を尽くし、まさに『素問』が我々を戒めているように「手如握虎者、欲其壮也、神無営於聚物者、静志観病人、無左右視之也。」（手は虎を握るが如くの気持ちを持ち、針を持つ手は虎が獲物を狙うが如くの勢いを持って、それは力を持って確実なものを欲するが如く、針を刺すときは精神を集中させる必要がある。あちこちキョロキョロし、注意を散漫にしてはいけない。針を直刺する時は、真っ直ぐ正確に差し入れて、針を左右に傾斜させてはいけない。）『霊枢・九針十二原』では、「持針之道、堅者為宝、正指直刺、無針左右、神在秋毫、属意病者、審視血脉者、刺之無殆」（針を持つには一定の法則がある。針柄を握るのが一番重要である。針を刺すときには、兪穴を遵守して華麗に美しく直刺する。左に偏ったり右に偏ったりしないで精神を針先に集中させ、病人に心を配り穴位の血管を避けて針を刺入するのだ。このようにしてこそ初めて危険を回避できるのである）。

　一人の針医者として施術の時は手は虎を握るが如くの気持ちを持ち、深い断崖絶壁の淵に立つような気持ちでのぞみ、精神を集中させ針の操作はあくまでも慎重に、臨床態度は非常に真面目である必要がある。これはすべての医療の治療者の態度として重要な規範である。疾病を治療するときは、穏、准、狠、この三つが要である。まず「穏」とは、患者を診察するときには物腰が穏やかででどっしりしている感じが必要である。次に「准」とは、取穴する時にあく

までも正確に取る。「狠」とは（残忍という意味）、つまり針を刺すにあたっては心を鬼にして行わなければならない。例えば患者が針を怖がるときには忍耐を持ってその仕事の内容を解説し、患者の思い込みを解いて施術を受けさせる。さもなくば針で良好な効果を上げることはできない。抜針の時もまた厳格さが要求されるのもので、ある針医者は刺針の時は意識を集中させ熱心であるが抜針の時には全く気を遣わずそのことを軽視し、その補瀉も適当で気分次第で抜針している。このような態度もまたあってはならないものである。つまり針を刺すときは補瀉を用い、抜針するときも補瀉を応用する。そして初めて医療行為のすべての過程を完了するというものである。

治病には、必ず標本生克を
知らなければならない

一、腎を先天の本とする

　経典は云う、病を治すには必ずその「本」を求めなければならない。「本」というのは根のことである。また源である。この世の中には未だ水源のない川の流れはなく、根のない木は存在し得ない。そしてその水源が澄んでいるならば、その川の流れも清いものとなるのである。そしてその流れはその木の根を潤して枝を茂らせるのである。これは自然の摂理である。故に良い医者は必ずその病の根本を求める。さて、その本というのは先天後天の二種類がある。先天の本は腎にあり、腎は「北方の水」に対応している。水は天の源でもある。では腎はなぜ先天の本といわれるのか？人は新生児として産まれる前には子宮の中で胎児として成長する。胎児として形作られるとき、まず中空でひとつの茎が浮かび上がり、形は蓮の実のようなものであり、そのひとつの茎が臍帯であり、二つの蓮の実のようなものが二つの腎臓となる。命門は両腎の間にあり、水は木を生むのでその後に肝臓が形成され、木は火を生ずるのでその後に心臓が形成される。火は土を生じるので、その後は脾臓が形成される。土は金を生じるので、その後に肺が形成される。六腑もこのような規則に従って形成され、その後四肢が備わり体幹部関節が揃い完全なものとなる。未だその体の部分が存在しない段階から両腎がありそこから臓腑が生まれてくるので、腎は臓腑の本といわれるのだ。

　十二経脉の根は呼吸の本、三焦の源でもある。人の初まりの源でもある。故に先天の本は腎にある。例えば樹木で考えると枝葉が枯れ果ててしまっても、根があればまたさらにそこから芽がでて新し

い命が育まれる。故に、傷寒の病は必ず腎経の太谿を診察しなければならない。そのことにより腎気の盛衰を診察できるからである。そして更に、衝陽を診察しなければならない。それによって胃気があるかないかを診察できるからである。このふたつの脉があればその他の脉は問わなくてもよい。（先天のこの本を治すには、水火の区別がある。命門は君主の火であり、水と依存しあっていて離れることはできない。もしこの火が有り余ったならばそれは水の不足であり、その火を瀉してはいけない。ただ水を補充することによって火を治めるのである。水を元気にすることにより、陽の光りを収めるのである。もしその火が不足するならば、水が余ったものとみなし水を瀉してはいけない。それは水中の火を補すことにより火の源を強くし、陰のかげを消すのである。つまり原気とその主は皆、先天無形の妙に属するのである。）

二、脾は後天の本である

経典曰く、後天の本は脾にある。脾は中宮の土に対応し、万物の母である。それではなぜ脾は後天の本といわれるのか？新生児が生まれ落ちたそれ以後は、すぐに先天の階段を離れここから飲食によってその生命を養うことになるからである。一日中何も食べなければお腹は減る。七日間何も食べなければ腸と胃が干からびて死に至る。

経典曰く、穀物があれば生命は旺盛になり、穀物が絶えるとすなわち死に至る。その身ひとつ穀物の気によって養われているのである。穀物は胃に入り六腑に染みわたり腐熟させられる。そして全身に気が至り、ゆったりするのである。五臓においては血が生まれ身体は成長する。故に後天の本は脾にあるというわけである。大昔の聖人、賢人は脾胃を後天の本と考えていた。そしてその現れは脉にある。経典曰く、胃気があればすなわち生き、胃気が無くなればす

なわち死ぬ。故に傷寒の病は必ず衝陽の脈を診なければならない。それによって胃気の盛衰を診察するのである。また太谿の脉も必ず診察しなければならない。これを診察することによって腎気の有無がわかる。この両脉を診れば他の脉は診なくてよい。

　後天の根本を治療するには飲食と疲労倦怠に分ける必要があるが、それは『後天論』の中で述べられているものである。李東垣の『脾胃論』の中でもまた無形の三焦を主として述べている。人は水谷の気を受けて初めて生きることができる。いわゆる清気であるが、これは皆胃の別名である。ただ飲食が胃に入ることができれば、その水谷が鍋の中に入ったということであり、火を使わなくても熟するのである。脾は食物を消化する機能がある。すべて少陽の相火の無形のもので、その下焦の部分で蒸され消化されて運化が行われるのである。故に経典曰く、「労者温之、損者温之」（慢性消耗性疾患のものはこれを温める。）これはまさに温養の意味があり、歌賦にもこうある。

　「見痰休治痰、見血休治血、無汗不発汗、有熱莫攻熱、喘生勿耗気、精勿遺渋泄、明得各中趣、方是医中傑」『医宗必読』（痰を見れば痰を治すことを少し止める。血を見れば血を治すことを少し止める。無汗であれば発汗させない。熱があれば熱の治療をしてはならない。喘息があれば気を消耗させてはならない。遺精があれば漏らしてはならない。これらの言葉それぞれに意味があることは明らかである。このようにすれば医者の中でも傑出した者となれるであろう。）

　この一文は、まさに先天の本と後天の本を治すことの重要性を示しているといえる。

三、病を治すときの前後の標本

　先病を本とし、後病を標とする。先逆先寒先熱は皆、天の六気を指し外から内へ入るものである。先病とは人の六気を指し、内から

外へ出る。客気は天の六気を指す。本気は人の六気を指す。先病でさらに後逆となったものは、その本を治す。先逆して後病となったものも、その本を治す。先寒してその後に病気が生じたものは、その本を治す。先病してその後に寒が発生したものは、その本を治す。先に下痢をしてその後に他病となったものは、その本を治す。まずは脾胃を調節し、その後に他の病気を治療する必要がある。まず先病になってから後、下痢という症状が出てきたものは、その本を治す。まず先病になってから中焦が一杯になったものは、その標を治す。まず中焦が一杯になり、かつ後に煩心するものは、その本を治す。ここで説明したいことはまず脾胃を調整し、飲食を摂れるようにするということである。「客気の病」は外から内へ入る。故に大小便が調子が悪いものは、その標を治す。「本気の病」は内から外へ出る。故に大小便の調子を良くするのがその本を治すことであり、これは外の本病を治すということである。これらは新陳代謝を良くするということである。病が発病して邪気が有り余っているものは、先ずその本を治す。その後にその標を治す。また発病して正気が虚している状態のものは、まず標を治す。その後にその本を治す。そしてそれから間と甚を診察する。間とは二つに治療を同時平行的に行うもので、邪気を散らしながら正気も補い正気を補いながら邪気を散らすというものである。一方、甚とは一つの治療をいちずに行うものである。それはつまり邪気だけが強く正気がほとんどないもの、または正気だけが虚しているものに対して一つの治療を行ってそれを治していく方法である。まず大小便の出が悪くなり、その後に他の病となるのはその本を治す。あるいは急症はその標を治し、ゆっくりと進行する病はその本をまず治す。

四、五臓の生克

「五行」（金、木、水、火、土を五行とする。）それに「五臓」を配当する。（心、肝、脾、肺、腎）人は皆これを知っているが、生中に克があり克中に生がある。生は完全な生でなく、克も完全な克ではないということを人々はまだ知り尽くしてはいない。

（一）何が「生」中に「克」があるのか

腎（水）は肝（木）を生かす。又腎中にも火がある。腎水が枯渇すると、腎は肝木を生かすことができない。それは腎の内の火と水が互いに制約しないからである。腎火が燃え上がり、肝木はその業火に焼かれるということになる。これこそ生中有克である。この場合の治療方法は急いで腎中の陰水を補うことである。陰水が足りると火を消すことができる。すると腎は木を克することなく、返って木を生じさせることができる。

肝は心を生かす。肝の中に陽火があるからである。肝の陰水の不足があれば、肝は心を生かすことができない。

心中の火を「君火」という。心包の火は「相火」である。この二つの火の中には、それぞれ陰水がある。この二つの火の中に陰水がなければ、心が焼かれて包絡も自ら燃え上がってしまうであろう。また何が脾胃の土を生かしているのか。この２つの火が陰水の養いを失えば、すなわち上記の二つの火が燃え上がって旺盛になり、必ず森林火災のようにあちらこちらで燃え上がる被害が起こる。これがすなわち生中有克である。治療方法は心中の陽火を補すことにより君火を生じさせ、さらに腎中の陰水を補うことによって相火を滋養する。つまり陰水が足りていれば二つの火は皆安定し脾胃の土を克さなくなるので、脾胃の土は自ずから生じるのである。

脾土は腎水を克す。すなわち土は水を得て潤う必要がある。その

後に初めて金を生じさせることが出来るわけである。しかしながら土中に陰水が無くなれば熱が旺盛になり、それは例えば荒れ地が千里に渡って続き、その熱によって石が焼かれ金が流出する災いが生じる様なものである。この治療方法は当然、脾の陰水を十分に補うことによって土を潤し、そして金の気を増やすことである。この金が増えることにより克するものはなくなる。

　肺金は腎水を生ずる。金はまた腎水を得ることによって潤う。その後に水を生じさせる。もし金の中に陰水がなければ剛勁が過ぎ、必ず金属などの精錬が過ぎて炉が崩れ金属が飛び散る危険性がある。その金の中の陰水が生じなければ五行としての水（腎）も生じさせることができず、かえって金（肺）がその水（腎）を克すことになってしまう。治療方法は肺中の陰水を補うことである。陰水が足りていれば五行の金を助けることができる。そうするとその五行の水源から水も出て来るというものである。上で述べた各種の「五臓の中の水」は、五行を生じさせるだけで克することはない。

　以上の五種類の概念を「生中有克」という。それは実に理にかなったもので、ただ漫然と論じているわけではない。腎中無水には六味地黄丸を多く与える。肝中無水には四物湯を用いる。心中無水には天王補心丹を用いる。心包無水には帰脾湯を用いる。脾胃無水には四君子湯と六君子湯を用いる。肺経無水には生脉散を用いる。これはひとつの例をあげたまでで、その他は類推して考える。

　（二）何が克中有生と見るのか
１．肝克土　肝木は土がなければ生きられない。そして肝木がなければ土を生むことができない。しかし土は木を得ることによって疎通する。つまり土があるから怒ることができる。
２．脾克水　脾土は水がなければ生きられない。そして脾土は水を生むことができない。水は土を得て初めて備蓄される。つまり水の

基礎部分である。

3．腎克火　腎水は火がなければ生きられない。火がないということは腎には温暖の気がないということである。心火は腎水を得てこれを生じ、水が火を生むことによって自らがその火に焼かれることを防いでいる。

4．心克金　心火は金がなければ生きられない。金が無ければ心臓には清粛の気がない。つまり肺金は心火を必ず得る必要があり、それにより生じるのである。火は金を生み、かつ金は寒冷の憂いがなくなるのである。

5．肺克木　肺金は木がなければ生きられない。また木がなければ金には舒発の気はない。更に、肝木は肺金を得ることによって必ず生じるものである。金は木を生むことによって、木は痿えて廃物となる災いがなくなるのである。

以上の五者は理論の極みであり、それを知るということはまたこの理論の表裏の妙を知ることでもある。病気を治療するにあたって、これらのものを応用すれば自ずと神のような特殊な効果を引き起こすことが出来る。

（三）何を生不全生と見るのか

腎は肝を生む。しかし肝木のすべてを生むことはできない。腎水はこれが無ければ他の臓腑は生きていけない。例えば心臓は腎水を得ることによって、神が明るくなり栄え始める。脾は腎水を得ることによって、水谷の精微を運化し始める。肺は腎水を得ることによって、体の下方へ清粛作用を行うことができる。肝は腎水を得ることによって、あれこれ謀略を巡らし考え始め決断し始める。六腑もまた腎水を得ることがなければ、その後にこれを分布させることができない。この「腎経の不全生」によって生じないものはない。

(四) 何を克不全克と見るのか

　腎は火を克する。しかし心火のすべてを克するということではない。腎火はただその一臓だけが燃えるのではない。つまり心臓は腎火を得ることによって煩燥する。脾は腎火を得ることによって津液が枯れ果てる。肺は腎火を得ることによって喘嗽病となり、肝は腎火を得ることによって怒りの感情が起こる。六腑にもまた腎火を得られなければ燥渇枯渇の証がみられる。この「腎経の不全克」という考え方は中医の五行が克さないものは無いという考えである。

　五臓六腑にはそれぞれ内に陰水と陽火が皆ある。中医の腎臓は人体という小世界のなかで唯ひとつの一カ所にしか無い水の臓器で、故に腎水を主と定める。腎水は五臓六腑の生化であり、腎火は五臓六腑の克別である。それは生中有克、克中有生という条件のなかで、各臓は皆火が盛んで水が弱っている。それ故にその臓腑を生まれさせ、またそれに反しその臓腑を克しているのである。つまりそれ等を治療する方法は皆その本臓の水を補う方法で、陰水を元気にしてその陽火を制御することをメインと考える。「生不全生、克不全克」のなかでも腎水と腎火の区別がある。腎水は五臓六腑のなかにあり、ここから生まれ育まないものはない。腎火は五臓六腑のなかにあり克さないものはない。ということは水という字と火という字は臓腑の盛衰に関係があり、また人体の安定と危機に対し非常に重要な要素になっているといえる。医者は当然これを詳しく診察しなければならない。

人体の臓腑と十二経脉の根、結、標、本の位置を定める

　経脉の起こるところを「根」という。経気が戻るところを「結」いう。
　大きな経絡に入るものを「本」といい、盛んな絡脉に入るものを「標」という。

「根」は体の下部にあり、「結」は体の上部にある。陰経の「標」の多くは体の背の部分にあり、陽経の「標」の多くは頸部、顔面部にある。一方、「本」は四肢の肘や膝以下にある。この理論は三陰三陽が手足にありそこに根結標本があるということである。それらは病気を患うときには特定の時期があり、病気となるにはそれなりの理由がある。また疾病を辨証する根拠となるものである。そしてその病気を治療するには一定の法則があり、それには前後にまた順序がある。根結標本を理解するとこれ等の事を知ることができる。

十二経の根結標本と気血の運行

（手の太陰）　「根」は少商、「結」は華蓋にある。「標」は中府、上は肺兪にあり、「本」は太淵にある。

（手の陽明）　「根」は商陽、「結」は扶突にある。「標」は頬車、「本」は曲池にある。

（足の陽明胃）　「根」は厲兌、「結」は頭維にある。「標」は人迎、「本」は解谿にある。

（足の太陰）　「根」は隠白、「結」は中脘にある。「標」は脾兪、上は廉泉にあり、「本」は三陰交にある。

（手の少陰）　「根」は少衝、「結」は巨闕にある。「標」は心兪、上は舌先にあり、「本」は神門にある。

（手の太陽）　「根」は少沢、「結」は天窓「標」は懸枢、「本」は養老にある。

（足の太陽）　「根」は至陰、「結」は命門にある。「標」は睛明、「本」は附陽にある。

（足の少陰）　「根」は湧泉、「結」は廉泉にある。「標」は腎兪、上は金津玉液にあり、「本」は交信にある。

（手の厥陰）　「根」は中衝、「結」は膻中にある。「標」は厥陰兪、

上は天池にあり、「本」は内関にある。

　（手の少陽）　「根」は関衝、「結」は天牖にある。「標」は絲竹空、「本」は液門にある。

　（足の少陽）　「根」は竅陰、「結」は聴会にある。「標」は耳門、「本」は俠谿にある。

　（足の厥陰）　「根」は大敦、「結」は玉堂にある。「標」は肝兪、「本」は中封にある。

　三陽を「開」とする。二陽は「合」とする。一陽を「枢」とし、三陰もこれと同じように配当する。「開」は外感、六気病を司る。「合」は七情内生を司る。また不内外因病は皆、「枢」がそれを治療できる。もし閉証にあたったときには、必ず「開」にあたる経絡を用いる。もし敗証という病症を治療するなら、「合」にあたる経絡を用いる。もし半表半裏の病であれば、その症状を除くためには「枢」という経絡を機敏に用いる。この理論は三陰と三陽の経脉に根結標本があり、病を患ったときは何時か、又は病の原因、病を辨証する証拠、病を治療する方法、病の先後の順序といったことを知ることができる。太陰と太陽とは表を司り、気が勝っていることである。それは関の開を司り、かつ関竅を開くものである。厥陰は二つの陰が交わって尽きたものである。陽明は二つの陽が合わさったものである。関の合を司り、臓を閉めるものとする。少陰少陽は生まれた時の気、関の枢を司り、枢転とする。この陰陽の六気は、内では臓腑に交わり、外では六経に交わる。

　これ等は司天在泉の気に応じ、運行し巡り休むことはない。さらに地中の経水を貫き、外と内とを出入りし次々と巡る。そして終わることもなく留まることを知らない。古典曰く、根結標本の原理は幽玄で微妙である。さらに奥深く崇高なものである。体の内と外との陰陽六気の中で、例えば開関の治療を行うときには太陰の経絡の

穴位は膈洞病（食道付近のつまり）を治療することができ、太陽の経絡の穴位はすなわち急性病を治療できるということである。合関の治療を行うときには少陰の経絡の穴位は下焦が不通になった病を治療できる。少陽の経絡の穴位はすなわち関節が緩み、骨が揺らぐ病を治療できる。針を用いる者はもしこれら陰陽の性質を知らねば大失敗を犯すであろう。正気を一度失うともう一度回復するのは難しく、病は難治である。過去の賢者はすべて警告している。経脉の根結を極め、標本によって刺せば不完全なわけがない。この根結理論や針灸の奥義の諸説を針を行う同業者諸氏が軽視しないよう望む。

第二篇　臨床における辨証論治と経験配穴

気血を論ずる

　人々は皆、内気功を知っている。これは生命を生かし、健康で長生きできる一種の絶妙な養生の術である。まじめにこの道を勉強する人々の中でも熟練している人はどのように息を整えて気を動かすか、あるいはどの様に陰陽の気を通じさせるのか、また気血を和してその精を鍛錬し、どの様な気へと変化させるのかを教えている。又教えられる側は気を鍛錬しどの様に神に変えるのか。また神を鍛錬し、さらにどの様に虚と変えるのか。等々の原則について十分に伝授されている。しかし気血はいったいどの様に作られるのか。またなぜ気功を行うのかというと、主に気、血、精、神を鍛錬することがその目的であるといえる。ではまたどのように鍛錬すれば科学的な結果を得られるのであろうか。私はこれらの重要な問題について、その機序を知るべきではないか。そして又知らないままでそれを肯定しているのではないかと思う。つまり気功することはまずその気転をはっきりさせなければならない。その後にはじめて気功をしっかり練習できるようになるのである。私は不完全なことを書くことは嫌なので、以下の文を調べて書くこととした。読者の皆様には多くの訂正を希望する次第である。

一、気血はどのように作られたのか

　『霊枢・本臓』篇では、「人之血気精神者、所以奉生而周於性命者也。」（人の気血や精神は、その生命に対し作用するものである。その人の生命の中に満ちあふれているものである。）この一文は、人体の成長と生命の生存は完全に気血の滋養と保護によって成り立っているということをすでにこの古代においてはっきりと指摘している。我々人類は生まれ落ちた時にすでに、体の形や組織や精神的活動が備わっ

たものとなっている。体は宿舎と同じであり気血精神を守っているといえる。例えば気血精神は端の無いループのように身体の発育と健康を作り上げている。ただ「神」や「形」が一体となって初めて自然環境の中で長期に渡って適応し、また陰陽の変化にも対応して来たのである。金元四代医家の劉河間曰く、「形者生之舎也、気者生之元也、神者生之制也、形以気衝、気耗形病、神依気立、気合神存。」（体は生命の宿である。気は生命の元である。神は生命を制御するものである。形は気衝である。気が消耗すると体は病気となる。神は気によって成立し、気と神によって存在する。）『太平御覧元示経』曰く、「夫形者持生具也、非所以生、生乃以素朴為体、以気為元、以神為形、此乃生之宮庭也。」（およそ体とは生命に備わっているものである。後から生まれたものではない。生命はその素朴なものが体である。気をもって元とする。神をもって形とする。これは生命の宮廷である。）このようにみた場合、形と神は一時的であっても気血の滋養を離れ存在することはできない。ある部分の気血を捨て去ったら、ある部分の精神的活動も喪失し、死亡という状態が起こりうるかもしれない。故に養生というものを重視する人々は気血を愛し守り、宝の如く扱うのである。

（一）**気血とは何なのか**

この様に、気血は人体において非常に重要なものである。それはいったいどのような性質のものであるのか？中国医学でその学術用語として述べられる血とは、精髄と津液や血脉諸々の陰分について述べられたものである。例えば温熱病で陰分が傷つき、意識を失った症状は、明らかに邪熱がすでに脳髄を焼き焦がしていることを意味する。しかしながら述語的には邪熱が「営」に入った、つまり「営」という字を用いて血分を代表させている。では気分に至ってはどうであるのか？ひょっとするとよくいわれれるように、呼吸を指し

て、いわゆる吐納の気なのか？明の時代の医学者、張介賓（景岳）曰く、「気之在上者為宗気、気之在中者為中気、気之在下者為元陰元陽之気。気之在脾者為充気、気之在胃者為胃気、気之在外者為営衛之気」（気が上にあるものは「宗気」という。気が中焦ににあるものを「中気」という。気の下にあるものは「元陰元陽の気」という。気が脾臓にあるものは「充気」という。気が胃にあるものは「胃気」という。気が外にあるものは「営衛の気」という。）我々はこのような古訓を通じ、更に気について多くの知識を知ることができる。例えば気が腑にあるものは「腑気」、気が臓にあるものは「臓気」、膀胱の気化作用のことを「水気」という。胃脘からでる気を「谷気」という。陰気が化したものを「精気」という。総合的に判断するならば、すべてのものが気である。分けていうなら、血中を行くものを「栄気」という。左右の腎の間に積み重なるものを真元の気という。これは腎間の動気のことである。総合的にみると、すべて気によらないものはない。分けていうならば、気が陰にあるものと陽にあるもの、また巡り方によって違いがある。いわゆる気功の鍛錬をする者は気血の本質に対して一定の認識があるべきである。

（二）気と血の関係

「気」と「血」を相対的にみると、「気」は動くことを司り陽に属する。また陽はあちこち移動して一カ所に留まっているものではなく、その運動そのものを指す。一方「血」は静を司り陰に属する。一カ所を守り固め移動しない。気はいつも無形である。それに比べ血は有形である。これ等はこのふたつが絶対に同じものでないことを現している。

もし表面上から憶測するならば、これら二つはそれぞれに似た源をもっている。体内でそれぞれがそれぞれの仕事を行っているといえ、この２つは生活上不可欠な物であるといえる。初学者が簡単に

誤解してしまうのは、「気功」をすることと血とは関係ない行為であるという間違った考えである。気血に密接な関係があることを無視して、人体の中で気と血という二つの異なる音楽が分かれて存在しあたかも同じ曲の中で奏でられている様な変な考えが起こる。これらは相互の間の関係で、「気以血為基、血以気為帥」（気は血を基礎としている。血は気を帥としている。）血はもともと静に属し、気を得て動くものであるなどの考えを知らないから起こる事である。気はもともと動を司り、血を得て初めてその役割を果たすものである。『霊枢・営衛生会』では、「故血之与気、異名同類焉」（故に気と血は名称は違うけれども、ただしその来元は同じである。）としている。一言でいい表すならば、精は気に変わり、気は神を生む。故に気血は同源なのである。

（三）精と神と気と血の生理上の考察

『内経』曰く、「人始生、先成精、精成而脳髄生、骨為幹、脉為営、筋為剛、肉為墻、皮膚堅而毛発長、穀入於胃、脉道以通、気血乃行」。（人が胎児となり形成され始める初期において、男女の精が結合することによって人が構成される。その後に精が成長し脳髄が生まれ、徐々に人体が形成される。骨は柱となり脉によって営を蔵した血気が全身を潤し、丈夫なスジや腱が骨と骨をつなぎ、筋肉は壁となり内にある臓腑やスジと骨、血脉等を守る。皮膚が丈夫になると毛髪が生まれる。又穀物が胃に入ると脉が通じ気血が動きだす。）これは具体的に人生の始まりを説明している。つまり母胎の中で胎児は育まれ、父母の持つ精が結合し受け継いだものである。その基礎の上に母胎の気血を受け継ぎ順序通りに育ち脳髄や、骨、脉、筋肉、皮毛などとなるのである。このようにして健全な胎児が発育するのである。胎児が生まれ出るのを待ち、その後に必ず食物を摂取させ、それにより胎児の全身を栄養しなければならない。

また機体の生命活動を維持し、成長発育させていくのである。故にそれぞれ胃に食物が入ると脉は通じ血気は動くといわれている。はっきりとした人の体が形成されるのは、先天の気が後天の気によって養われているということである。先天の父母の精が体を形成させるのが根本となっている。精は腎に蔵するので、中国医学はこの種の気を腎気と呼ぶ。腎気が充実している、あるいは欠乏しているかという問題は人生の成長や老化の過程の中で決定的な作用を引き起こす。このように腎気を養うことは養生学のひとつの重要なテーマである。

　腎が精を蔵するということは人間の体の根底の法則である。すでに上述したが腎気は全身に対し密接な関係を持っているということ。これにはどういう意味があるのか？これを更に一歩踏み込んでここで明らかにしておく必要がある。

　『難経・第八難』曰く、「生気之源者謂十二経之根本也。謂腎間動気也、此五臓六腑之本、十二経之根、三焦之原、一名守邪之神」。（生気の源とは十二経の根本のことである。いわゆる腎間の動気のことである。これは五臓六腑の本であり、十二経の根であり、三焦の原であり、一名を守邪の神という。）また『三十六難』曰く、「命門者、諸神精之所舎、原気之所系也」（命門とは諸々の神と精が宿るところである。原気はここに連なっている。）

　このように精は蔵される。これはある一面からみると腎中の元陰であり、またある一面からみると腎中の元陽である。元陰がありそれが精となり、その後に脳髄、延髄、脊髄などを生み『一身の大黒柱』となる。元陽により気が生まれる。その後に脾胃が動力となって変化を生み、それで心肝が加わって重要臓器がそろうものである。

　更に主な元陰と元陽が結合し始めると精が気に変化して精気が充実し、初めて知恵と精神活動に深みが出て、それによって多くの脳

を使った細かい技巧が可能となるのである。故に、張介賓は曰く、「精蔵於腎、腎通脳」（精は腎に蔵され、腎は脳に通じる。）『内経・霊蘭秘典論』は又曰く、「腎者、作強之官、伎功出焉」（腎には強力に物事を行い推し進める力があり、高い精神活動と技能はここから生まれる。）気功を練習する時にどうして気を練ったり元気を練ったりする必要があるのだろう？それはまさに正気を養い蓄え、精へと変えるためであるといえる。正気を守り気をどんどん生まれさせ続けて行くという効果を上げるためである。

(四) 気血の生成

　上で述べられた先天の元陰と元陽と人体の精、気、神は人体のひとつの側面であるといえる。これは初歩的な概念である。血液と諸々の気、宗気、中気、胃気、営衛の気がどのようにして作られるのかを我々は必ず知る必要がある。『霊枢・決気』篇曰く、「何謂気？岐白曰：上焦開発、宣五谷味、熏膚充身沢毛、若霧露之漑、是謂気。……何謂血？岐白曰中焦受気取汁、変化而赤、是謂血。」（気とは何であるか？岐白答えて曰く、上焦によって飲食の精微が全身各部に散布されることにより皮膚が温まり身体が強くなり毛髪が潤い多くなる。それは霧や露が全世界の生物に潤いをもたらすのに似ているが、これが気の実体である。……血とは何であるか？岐伯曰く中焦の脾胃が飲食物を消化するが、その中の精微物質を気化作用を経て赤い液体に変えたものが血である。）『霊枢・刺節真邪』曰く、「真気者、所受於天、与谷気併而充身也。」（真気とは先天の元気と後天の谷気とが合体し、作られたものである。）この二つの古典の文章から後天の気血は水谷から生成されることがわかる。その水谷が胃に入り胃脘部で腐熟し水谷の精を泉の様に湧き出させる。それらは脾に送られ貯蔵され、脾は精気を陰と陽にわけ上焦に送り肺に入り、それが結して集まり雲となる。肺ではまた鼻から天の空気を吸い込

むのだが、この空気は冷たいものであり水谷の精気は上焦を蒸し上げている熱気である。この熱蒸気が先ほどの冷気と遭遇し雨、露に変化する。このように六腑は潤され熱にさらされ腐熟し水道を通調するのである。この過程の中ではっきりしていることは陰陽は相済関係であり、気血は合流するということである。なぜかというと、水谷はもともとは実際に存在するもので陰に属する。それが腐熟を経て精となり溢れ出す。我々はこの種の気を「胃気」と呼ぶ。この種の気も水谷が変化した陽気である。穀物の精気は直接脾臓に入り、その後にどんどんとたゆまず清と濁にわけられる。そのうちの清を陽とし、濁を陰とする。それらで全身を充満させ栄養する。よって脾は谷気で充満しており、上に昇って肺に至り結合して雲となる。そしてその後に天の中の気化作用によりそれは雨となる。この二つの気がお互いに合わさると我々はこれを宗気と呼ぶ。宗気の意味は肺から吸収された天の陽気と先ほどの谷気が上に昇ってきたものが結合して変化したものである。それが雲となり、陰気となり、雨露となって散布される。中焦が気を得るとまた清と濁に気をわけ、清は営と変わり濁は衛となる。『素問・痺論』曰く、「栄者、水谷之精気也、和調於五臓、洒陳於六府、乃能入於脉也。故循脉上下、貫五臓絡六腑也。衛者水谷之悍気、其気慓疾滑利、不能入於脉也、故循皮膚之中、分肉之間、薫於肓膜、散於胸腹」（栄とは水谷の精気である。五臓を調和し、六腑を潤し脉に入るものである。故に脉を上下に巡り、五臓を貫き六腑に絡む。衛とは水谷の粗い気である。その気は荒く、動きが速く粗いので脉に入れないのである。故に、皮膚の中を循環し腠理の間を通り、肓膜を燻し蒸し胸腹に散布される。）

　我々はその中焦から得た気を二つにわけ、脉とともに行くものを営気と呼び、脉の外側に行くものを衛気と呼ぶ。営気もまたその優れたものを集め、心臓を経由して血と変化し脉に注入する。『霊枢・

邪客』篇曰く、「営気者、泌其津液、注之於脉、化以為血、以栄四末、内注五臓六腑、以応刻数焉。衛気者、出其悍気之慓疾、而先行四末、分肉、皮膚之間、而不休者也。」(中焦から出た営気は津液となり、脉中に注ぎ血液と化す。体外では四肢を栄養し、体内では臓腑に注ぎ全身を順行し、昼夜の刻数（時間）に対応し進む。衛気は水谷の精微が変化した内で粗いものである。その流れは激しく、速く、粗い。まずは四肢を巡り、肉の分かれ目、皮膚の間を休むことなく巡る。) 人体にはこれら気血が体を保護する作用がある。例えば外に向かっては大自然の中の風、寒、暑、湿、燥、火の六淫の邪に抵抗する。また内では精気を蓄え先天の気を養う。臓腑を養いスジ骨を潤し、関節を調子よくして分肉を温め皮膚を密にしている。そして開合を司り、毫毛に光沢を与えている。この様に気、血、精、神は生まれ、生命としての体という宝物のまわりを巡っている。

二、神明の生成と意と智の源

（一）神明と意と智の生成

『霊枢・本神』曰く、「生之来謂之精、両精相搏謂之神」（生命の原始的物質を「精」という。陰陽の二つの精がお互いに結びついて形成された生命力を「神」という。）『霊枢・決気』篇曰く、「両神相搏」（男女の交わり）。この二つの古典から考えるに、ひとつは先天的に与えられた精神である。もう一つは後天の気であり、自分自身が作り出した精と神である。これらは我々の体を生まれさせた元々のものであり、そのおおもとは先天の父母から生まれたものである。父母はそれぞれその体に精があり神がある。そしてまたそれぞれに気があり血がある。これらを対照的に考えてみると、父は陽に属し、母は陰に属する。この陰陽がお互いに交わり自然に陰陽の両精は相搏する。そして更に胎児に対して元々の動力の源にあたるものが与えら

れるのである。同時に陰陽の二種の交わりが胎児の体を形成する。

　このように生まれ落ちてからは体があるだけではなく、そこに機能も存在することとなる。つまり神と形の合一があって始めて生命が成り立つのである。また生まれてからは、やはりこの両精の相搏と両神の相搏があって初めて成長し老衰していく過程を辿ることができる。そして天から与えられた百十数歳という長寿の域にまで達して亡くなるのである。ではなぜそうなるのか。人の体には腎臓があり、精は髄に蓄えられる。そして脳と脊髄を満たして全身の大黒柱としている。それはすでに第三節で述べた様に元陽と元陰がお互いに結合し、最も清くエッセンスとなった様な精気が上に上がって脳に至る。それ以外に後天の水谷の精を体中に散布し、中焦において気と結合し濃縮されて赤い血液となる。これらはある一面では先天の気を養い休むことを知らないという側面と、また別のある一面では最も清くエッセンスとなった様な血気が上に昇って脳に至るということがある。そしてそこで無限の智恵と力を生み出し続けるのである。これこそが先天の精気と後天の谷精が変化して気血になったものであり、これらが両精相搏して生まれたものが神である。

　(二) 心は君主の官であり、神明が出るところである

　『素問・霊秘典論』曰く、「心為君主之官、神明出焉。」（心を君主の官である。神明の出るところである。）この一句は字面から解釈すると心は全身の精心活動を主宰し、気持ちの現れは心臓から出るという意味である。しかしただ字の意味だけを追ってこの文を考えるだけではだめで、医学理論から古典の文章を解釈しなければならない。つまり、二つの意味が生じる。それはすでに歴史の中に埋没してしまっているのであるが『素問・六節蔵象論』曰く、「天食人以五気、地食人以五味。五気入鼻、蔵於心肺、上使五色修明、音声能彰。五味入口、蔵于腸胃、味有所蔵、以養五気、気和而生、津液相

成、神乃自生」（天は五気をもって人を養う。地は五味をもって人を養う。五気は鼻に入り、心肺に蓄えられてそこから更に上に昇りて眼に至り、はっきりと物を見させ、耳に至っては音をはっきり明らかにさせる。五味は口から入り、腸と胃に蓄えられる。五味は蓄えられ、それにより五気を養う。気が和すれば更に津液が生成され神が自ずと生まれる。）『霊枢・天年』篇曰く、「血気已和、栄衛已通、五臓已成、神気舎心、魂魄畢具、乃成為人。」（血気がすでに和して、栄衛の気もすでに通じ、五臓もすでに形成される。神気は心に宿り、魂、魄すべてが揃い、そして人体となるのである。）

　これ等の古典の文章は、後天の真気が水谷の精気と天空の大気と合して成り立っていることを説明している。この真気が全身に散布され潤し、また営衛も気血を得ることによって充実し、それによって皮膚に明るい光沢が現れ、また広く響き渡る声となり、その内側は豊富な津液が満たされ注がれて気を生み出している。心は血脉を司る。動を司り、火に属す。水谷の精微は心臓を経ることによって赤く変化し、全身を栄養し、川のように流れて休むことを知らない。そしてその中でも最も微細な精は上に昇って脳に交わる。腎臓は精を蔵して静を司る。水に属する。この精が十分に充満していれば、すなわち髄も満たされている。その最も精のよいもので最も清いものは精気となり上で脳に通じている。それらと気血が脳において結合すると無限の智恵が生み出される。それはとてもはっきりと見て分かるものである。精気と気血のお互いの結合は「心腎相交」、「水火相済」であり、また言い換えるなら動と静の結合である。すなわち動の中に静があり、静の中に動があるということである。この二種類の事象をお互い対照として考えると、心臓は陽に属し腎臓は陰に属することは間違いないであろう。血は陽に属し、精は陰に属する。陰陽がお互いに通じ合う。それはすなわち陰中に陽があり、陽中に

陰があるということである。『素問・解精微論』曰く、「水之精為志、火之精為神」（水の精は志であり、火の精は神である。）中医基礎では、動すれば陽を生じ、静であれば陰を生ずる。神明は一切の機能と智恵を司り、動が主である。故に「心は君主の官あり、神明はそこから出る」のである。これらは心が動であり神明を主宰し気血を正常に運行させ動と静を結合させ、あるいは陰陽をお互い交通させ、陰陽の暴走や妄動がないようにしている。また真気を消耗しないように調整している。これらは精気を養い精を備蓄する主な方法である。

三、結 論

　以上の色々な研究を通じて我々はひとつの結論を得るに至った。それはどういうことかというと人の体と神は一時間たった一分一秒でもこの二者は離れることはできないということである。気血の運行と濡養、気血の生成、また先天の本からの元陰の精が存在してこそ、その後に髄を生じ脳が生じるということ。そしてその後に元陽である命を生み出して、さらにその後に動があり変化がある。我々はこの元陰と元陽を先天の本、それらを総称し元気と呼ぶ。またこの意味は先天の元陽の気があれば、生命ははじめてそこに宿ることができるということである。同時に後天の養育する器官等が備えられ、生命体として十分な条件を与えられる。これが「先天」と「後天」とも呼ばれるものの正体である。このように先天の元陰の精、およびそこから生まれ出た髄海はすべて血に属する。一方、先天の陽の命門の動気、及びそれに繋がる胃腸の蠕動、心房の活動、肺の呼吸、それらの活動の力はすべて気に属する。我々はこれらが先天の気血であると考える。

　一方で、後天の本はいったいどうであるのか。一つは水谷の精のことであり、もう一つは天空の大気である。

水谷は胃にある時は「胃気」と呼ばれる。穀物の精は脾に入ったものを「充気」と呼ぶ。それと天空の気は肺で統合されるが、我々はそれを「宗気」と呼ぶ。中焦で得られた気は、水分をとられて心臓を経由するときに赤く変化する。これをわれわれは「中気」と呼ぶ。このうち「清」いものを「営」とし、それは脉の中を走る。それに対して「濁」ったものは「衛」と化す。これらは分肉の間を走る。これらが我々が「栄衛」と呼ぶ気である。まとめると「胃為後天之本、水谷之海」（胃は後天の本であり、水谷の海である）という事である。気血の源はその変化の過程の中で、天空の酸素を加えて水谷の精を津液と血液に分ける。そしてそれを全身に散布し臓腑を養い潤し、腎臓に精を蔵させて髄を蓄える。そしてまた身体と精神を発育成長させる。このように後天の気が先天の気を養っているのである。所謂これらの諸々の気が気と総称して呼ばれるものである。あらゆる津液の総称は血である。これらがすなわち後天の気血である。

先天の精と後天の血、それらはすべて形を持つものである。後天の血は水谷からつくられ、先天の精と父母に与えられたものである。ではどのように水谷の精微は先天の精気を養うのか。『内経・陰陽応象大論』「陽為気、陰為味、味帰形、形帰気、気帰精、精帰化、精食気、形食味、化生精、気生形、味傷形、気傷精、精化為気、気傷於味」（気は陽に属し、味は陰に属す。飲食の五味は身体を滋養し、身体から更に元気を作り出す。飲食物の中の気は陰精を温めて、陰精は気化作用を通じて元気となる。それはこの様に捉えることができる。つまり陰精は飲食物の中の気を吸い取り、身体は飲食物の中の味で養われる。正常な気化機能は食物の精華を陰精に変化させ身体を滋養する。また別の角度から見ると、もし飲食の不節制があると味は身体を傷つけ、気は又精を傷つけ、陰精は元気へと変化し、元気は又飲食や五味の失調により損害を受ける。）この一行の古典の文は器質

的なものが変化する様子を十分に説明するに足る文である。その精というもの本体は元陰と元陽の変化したものであり、精気は上に昇って脳と通じる。血も陰陽に分かれ、清と濁に分かれ、上に昇って脳と交わる。

　両精が相搏し神が生まれ、神明が智恵を無限に創り出す。これこそが意識の由来であるといえる。『内経・営衛生会』篇曰く、「人有両生無有両死」（人には亡陰亡陽がある。亡陽でも死亡し、亡陰でも死ぬ。陽だけがあり陰がなければ死亡し、生存できない。陰があっても陽がなければ、これもまた死亡することとなる。）『太平御覧・養生論』曰く、「神在則人、神去則尸」（人体に神があってこそ人であり、神がいなければ単なる屍である。）このように神と体が合一し、気血は必ず神と体を包括するものである。これが中国医学の人体の形（身体）と神、気血に対する統一的な認識である。

　少し付け加えると、臨床において常に中医師が神が衰えた病人を治療している時にこう話しているのをよく聞く事がある。曰く、この種の病気は「心腎不交、水火不済」である。またこの種の病気を治療するには必ず「水火相済、心腎相交」の状態にする必要がある。これはよく使われる用語であり、みなさんもこのようなことを習慣的に聞いていると思われる。これらの話はとても正しいのだが、しかし心臓と腎臓はいったいどのようにお互いに交通しているのか？水と火はどのようにお互いに助け合っているのか？だれも具体的に説明をしないというところがとても大きなひとつの謎となっている。我々はこの様に考える。つまり腎は精を蔵し、水に属し陰である。そして「天一の水」でもある。一方、心は神を司り、火に属し陽とする。そして「地二の火」である。この二つの最も濃い精と最も清い気は脳で交わり神明を産み出し、それと共に「水火既済、心腎相交」を行うのである。もし満腹を知らず、生活が不規則でお酒を飲

んだ後に性行為をするなどのことがあれば、必ずその精は枯れ果てる。このようなことから元陰と元陽は損傷を受けるのである。またあるいは飲食が不摂生で、あるいは久病があって気血が消耗したものはすべてに不眠、健忘、心悸、怔忡「腹中から突き上げるような動悸」などの神が衰えた症状が見られる。血を傷つけたもの、あるいは精を傷つけたもの、あるいは腎臓を傷つけたもの、あるいは心臓が傷ついたものなど、根本的な問題の上に立ってそれらを認識することから初めて正確な治療を行うことができる。これは同病異治の重要な部分である。もしただ「心腎不交、水火不済」を知っていても、その言葉だけを知って実際を知らなければ何も知らないも同じである。この様なことでどのようして病の本質を治療できるのであろうか？

痿躄の辨証論治

『内経・生気通天論』曰く、「因於湿、首如裹、湿熱不攘、大筋軟短、小筋弛長、軟短為拘、弛長為痿」（湿邪によるものは、頭の部分に何かもので覆われたように重たく沈んだ感じがある。もし湿熱相兼でそれを排除することができないならば、すなわち大きなスジや小さいスジすべてを損傷する。それによって短く萎縮するものや弛緩するものがでてくる。短く収縮したものは、拘縮やけいれんを引き起こす。弛緩したものは痩せ衰えて弱くなる。）この一文の述べるところは、陰湿の邪気が上に昇って陽気を損傷し、故に頭に何かものが被さったような感じが起こるのである。湿邪が陽を傷つけて熱と変わったものは、湿熱鬱滞という状態でそれはスジを養うことはできず、かつ大きなスジは骨の関節の内部に入るので筋肉が柔らかく短く縮み、引きつけるものは拘攣となる。小さな筋は骨肉の外を走るので、もし弛緩し伸びれば痿躄となる。『内経・痿論』曰く、「五臓痿、肺主身之皮毛、心主身之血脉、肝主身之筋膜、脾主身之肌肉、腎主身之骨髄。故肺熱叶焦則皮毛虚弱急薄、著則生痿躄矣。」（五臓の痿症。肺は一身の皮毛を主する。心は全身の血脉を主する。肝は全身の腱スジを主する。脾は全身の筋肉を主する。腎は全身の骨髄を主する。したがって肺の中に熱があれば津液は消耗し、肺葉は乾燥し傷つく。すると肺は精を皮毛に輸送できず、皮毛は虚弱となり違和感がわきあがる。熱気が肺に長く留まると下肢の痿症が始まり、力が入らなく歩けなくなり痿躄証となる。）「原因形身之挙止動静、皆由臓気之温養於筋脉骨肉、若臓病於内、則形痿於外、肺熱則金燥、叶焦而皮毛虚薄、五臓之皮脉肉筋骨、又皆於肺以資養、今皮膚薄者、則精液不能転輸、故五臓皆熱而生痿躄矣」（原因は身体の動き、つまり静と動は皆臓の気に温養された筋脉骨肉によるものである。もし臓が内

の病となれば身体上には外の現れとして痩せがくる。そして肺に熱があれば金燥となり、肺葉は焼かれ皮膚は虚弱になり引きつる。それぞれの五臓の皮膚、脉、筋肉、腱、骨はすべて肺に養われているので、皮膚の薄く弱い者は精と液が輸送されず五臓に発熱が発生し痿躄となる。）

又説　「心気熱則下脉厥而上、上則下脉虚、虚則生脉痿、枢折挈脛縦而不任地也。
肝気熱則胆泄口苦、筋膜干、則筋急而攣、発為筋痿。
脾気熱則胃乾而渇、肌肉不仁、発為肉痿。
腎気熱則腰脊不挙、骨枯而髄減発為骨痿。」

（また心気が熱せられると下半身の脉は厥（血が通わない）となり、血は上半身へと移動する。上へ血が移ると下半身の脉は虚するので、虚すると脉痿となる。四肢の関節が折れるように弛緩し、持ち上げることができない。また足の脛が力なく、立っていることができない。また肝気が熱せられると乾燥する。筋膜が乾燥すると筋と脉は拘縮し、筋痿証となる。脾に熱があると胃の中の津液が消耗し傷つき口が渇く。筋肉が栄養されず麻痺して感覚を失い、肉痿証となる。腎に熱があると腰と背中を屈伸できない髄は減り骨は枯れる骨痿証となる。）

（ここでは内因としての五臓の熱が起きると発生する五種類の痿証について述べている。）

又説　「肺者、臓之長也、為心蓋也、有所失亡、所求不得、則発鳴、鳴則肺熱叶焦、故曰五臓、因肺熱葉焦発為痿躄此之謂也。
肺熱色白而毛敗、心熱色赤而絡脉溢、肝熱色蒼而爪枯、脾熱色黄而蠕動、腎熱色黒而歯槁。」
また、こうも述べている。

　肺は諸臓の長である。心臓の上に位置し、大きな傘のように心臓

を守っている。人が失意に落ち込んだ時、また個人的欲求が満たされない時、肺気は鬱し伸び伸びとならない。それで肺の気は喘鳴があると鬱熱へと変化する。それが肺葉を乾燥させ気血営衛を全身に散布できなくなる。五臓にすべて肺の熱が肺葉を焦がす事により栄養が届かなくなるので痿躄証となるのである。肺の熱は肌の色は白く、髪の毛が抜ける。心の熱は肌の色は赤く、絡脉から出血する。肝の熱は肌の色は青白く爪が枯れる。脾の熱は肌の色は黄色く、蠕動する。腎の熱は肌の色は黒く、歯が割れたり欠けたりする。

　ここでは五種類の痿証の他に現れる症状を述べる

　元の時代の張従正『儒門事親』曰く、「肌痺伝為脉痿、湿痺不仁伝為肉痿、房事太過伝為筋痿、髄竭足躄伝為骨痿。」（筋痺が伝変すると脉痿となる。湿痺があって何も感じないものは肉痿と伝変する。房事が過ぎると筋痿となる。髄竭で足躄となったものは骨痿と伝変する。）張従正の解説によると、痺症はまた肉や脉の痿症を引き起こす。房事過多であれば体内の肝臓や腎臓が損傷を引き起こし筋痿となる。もし外傷になったら脊髄もまた骨痿となる。

一、痿症病因

　内因としては色を好むことが度を越えていること。これは腎陰を損傷し腎水が心火を制御できないこととなる。すると心火は上に至りて肺金を熱する。その結果、肺金は火を受けて心火にすべてを焼かれてしまう。皮膚や毛穴は虚弱で引きつって薄くなり、痿躄となる。不内外因は腰椎の脊髄が損傷したものもまた痿躄を引き起こす。

二、痿症症状

　両下肢はフラフラして無力である。ひどいものは立ち上がることすらできない。または行動できない。筋肉は麻痺し、深く針を刺し

ても痛みはない。症状が重いものは大小便がコントロールできない。症状の軽いものは大小便が我慢できず漏れてしまう。しかし、全身に少し元気はある。下腿の筋肉は軟らかくなっている。日を追うごとに筋肉は萎縮し、臀部には多く褥瘡が出現する。声は低い。

三、痿証脉象

心の痿症は、浮で大である。肺脾の痿症は、微で緩である。肝腎の痿症は、弱で滑、あるいは沈で細である。

四、痿躄辨証

湿熱、痰湿、気虚、血虚、瘀血の五種類の痿症はすべて内臓の陰水が少なくなり、それが火邪を旺盛にさせてしまい痿躄を引き起こす。痿は両足の軟弱無力、躄は両足で行動することができない。

五、痿躄の論治

『内経』曰く、「東方実、西方虚、瀉南方、補北方。」（東が実して西が虚していれば、南方を瀉し、北方を補す。）南方の心火を瀉すと肺金が旺盛になり、東方の肝木も実でなくなる。すると脾が傷つくことは無い。また北方を補うと心火を降ろすこととなる。西方の肺虚も虚でなくなる。五行では東の「木」が実して西の「金」が虚しているのを治すには、南の「火」を瀉せば西の「金」の虚を治せる。西の「金」が実すれば東の「木」が実でなくなる。すると脾を傷つけるものはない。また北の「水」を補せば心火は降ろされ西の「金」の虚を治せる。すると肺熱が治る。そうして陽明が実し宗筋が潤い、骨が束ねられ関節が強くなる。痿病はそれで良くなる。それ以外のもう一つの方法は各経の榮を補して五臓の陰血を補いその輪を通じ、五臓の熱を治し、その虚実を調整する方法である。気虚は補し、熱

が盛んであればそれを瀉す。そうしてその順と逆を和し、気の往来を和する。『内経』の「治痿独取陽明」というのは、陽明が水穀気血の海であるためである。五臓六腑は皆陽明から栄養されている。故に「臓腑の海」ともいえる。宗筋を潤し宗筋は骨を束ね、関節を円滑に動かす。一方、陽明が虚すると、筋が引きつれ、帯脈を引き張っておくことができないので痿躄となる。故に治療は独取陽明を主とする。もしさらに補腎をして骨を補うとさらに痿躄の病は早く治るようになる。

六、痿証を治す穴位

<u>主穴</u>　気衝、伏兎、犢鼻、足三里、上下巨虚、解谿。
<u>配穴</u>　気海、関元、中極、命門、腎兪、志室、委中、復溜、崑崙、湧泉。
　以上の主穴と配穴は、臨床上は交互に使用する。まず仰向けで使用できる穴位を用い、後はうつ伏せで使用できる穴位を用いる。置針は各三十分間行う。

七、針刺手法

　痿躄の多くは補法を用いる。もし湿熱が盛んなものであれば瀉法を用いる。

八、配穴の解説

<u>気衝穴</u>　痿躄病を治療するための主な穴位である。『内経』の経文のなかで比較的重要な指摘がここに示されている。陰陽のすべての宗筋が会うところ、さらにまた少陰、太陽、陽明、任、督、衝脉の交会が行われる。これが非常に重要である。
<u>伏兎穴</u>　「腎の街」である。また股関節を代表する穴位であり、ここは骨髄や骨を強くする作用が強い。

犢鼻穴　膝を代表するの穴位である。膝や脛を強くして、健康的に歩けるようにする効果がある。

足三里穴　胃経上で土中の真土である。清を昇らせ、濁を降す効果がある。人の体の元陽を強くする作用がある。臓腑が傷つき弱ったものを補する作用がある。

上下巨虚穴　大小腸に関係している。これを用いると二便を通調し湿熱を降ろして気血を通じる。腱や筋肉を強くする作用がある。

解谿穴　胃経の火穴であり、胃の虚を補する作用がある。そしてかつ腕や足の関節の動きをよくする作用がある。

気海穴　気血の会であり、呼吸の根である。精を蔵するところであり、気を生み出す海でもある。下焦の最も重要な穴位である。ここはさらに臓を補益し、下焦の元気を温めて腎陽を旺盛にする作用がある。

関元穴　三陰と任脈の会穴である。男子では精を蔵し、女子では血を蓄える。子宮に連なり滋陰して精を骨髄に補充する作用がある。

中極穴　腎気の不足を補い、また陰血の傷ついたものを補充する。

命門、腎兪、志室の三穴　腰部を代表する主な穴位である。腰は腎の府であり、それはまた人体の大きな関節である。屈曲運動、仰向けやうつ伏せになる運動を司る。ここはまた帯脈の本であり、これ等を用いると滋陰補腎壮陽ができ帯脈の気を下に引き下げて動かし、骨を束ねて関節をよく動くようにできる。

委中穴　湿熱を除き経絡を通じ、尿が出ないものを通じさせる作用がある。

崑崙穴　足太陽経の火穴である。気を整え腱をゆるめて歩行運動を正常にする作用がある。

復溜穴　腎経の金穴である。金は水を生むことができる。つまり腎経自体を滋養し、腎陽を温める。髄を補充し骨を強める。大腿の立ち上がり、歩くという機能を促進する。

湧泉穴　腎経の井穴であり、また水の源泉でもある。腎水が傷ついたものを補充するのに最も顕著な作用がある。

老十針に関する簡単な紹介

　『老十針』の創始者は、私の仕事の恩師である王楽亭老中医である。彼は鍼灸の臨床に５０年余り携わり、北京の人が彼を「金針大王」と絶賛した人物である。彼はまた臨床上では、常に病の本を治すにはまずその胃を治すと主張していた。また、「その半身不随を治すには、まず督脉を取る。」「内風を治療するにはまずその気を治し、気が行けば内風は治まる。」の原則を提示した。臨床の度重なる実践を通じて、王先生は１９６６年に胃腸を治療する『老十針』の経験法をつくった。

一、なぜそれを『老十針』と呼ぶのか

　一つは、胃腸病の治療の始めは、多くの場合中脘、気海、内関、足三里など、伝統的な「常用される穴位」を選択し用いることとなる。これもまた『老十針』の雛形となる。

　二つ目には、この「老」というのは成熟しているとか肯定的な意味も含まれる。

　三つ目には、「養胃実脾」の食品はすべて成熟した果実であるので「老了・ちょっと古い」という意味でもある。

　以上の三つの意味に基づいて『老十針』は命名されたのであるが、それは通俗的な表現であり、又かつある意味深いものを持っている。

　王楽亭先生は胃腸病を治療するときに用いる考え方の李東垣の『脾胃論』の中の補中益気という概念と補中益気湯の方義に基づいてこの『老十針』を編み出したのである。それは補中益気湯を主として、その方義に基づいて針の穴位に施術するものである。すなわち、上・中・下脘、気海、天枢、内関、足三里である。その作用は中気を整え脾を健やかにし、気を整え血を和す。さらに、清を昇らし濁を下

し胃腸を調整する。その他の兼症があった場合には、それぞれ臨機応変に症を掌握し自由に穴位を組み替えるものである。しかし『老十針』は胃腸を治療することを主とする。また『老十針』の中心思想は、中脘、気海、足三里の３穴を重要視するというものである。

附　補中益気湯歌訣

　補中益気著朮陳、昇柴参草当帰身、虚労内傷功独擅、亦治陽虚外感因、木香、蒼朮去帰朮、調中益気暢脾神。（補中益気湯は、黄耆、白朮、陳皮（橘皮）、昇麻、柴胡、人参、当帰（甘草）である。虚労内傷の病に特に効く。また、陽虚証と外感の邪気には木香と蒼朮を加え、当帰と白朮を減ずる。そうすれば中焦を調え気を益し、脾気を高める作用は神の如くである。）

二、老十針の各穴の解説

「三脘」　上脘、中脘、下脘を総称して三脘という。「上脘」穴は胃の上口に位置し、胃に属して脾に絡む。足の陽明、手の太陽、任脉の会である。胃の腑が食物を受納する門を開くことができる。ここが開くことによって、飲食した水谷の精微が胃に入ることができる。「下脘」　穴は胃の下の口である。足の太陽、任脉の会である。胃腸を温めて通じることができ、気を益して嘔吐げっぷ等の逆症を降ろすことができる。中脘はまさに胃の真ん中にあり、手の太陽、手の少陽、足の陽明、任脉の会である。そしてまた六腑の会でもある。さらに胃の募穴でもある。いわゆる「会」とは精気が集まったところという意味を指す。「募」とは臓腑の経気が胸腹部の臑穴に集まったものであり、さらに中脘は上述した四経の精気が交わるところである。この様にして四経の経気は交通することができる。中脘の作用は胃を助け水谷を消化する。さらに腑気を温め通じさせ、清を昇らせ濁を降す。中焦の気機を整えることといえる。

「気海」 またの名を丹田、あるいは丹灶という。その名前から察するに気の海である。元気を生み出し、蒸騰作用、気化作用を強める。それによって脾の運化作用を助ける。さらに任脉や下元を温め、尿や大便を漏れにくくする。これに中脘を配穴すれば、益気作用を助け陽気を昇らせる作用がある。

「天枢」 天枢は陽明胃経の腧穴で大腸の募穴であり、又腹にある「気街」である。いわゆる「街」とは気血を流通させ、複雑で幅広い機能を有しているものである。また、よく水谷の糟粕を分けて整え、積滞を消し去る。脾気を整える。これと中脘を組み合わせると胃腸を潤すことができ、脾の運化作用を向上させることができる。またこれと気海を組み合わせることによって下焦の陽気を興奮させることができる。それにより胃腸の水谷の精微を腐熟させることを助けることができる。

「内関」 心包の絡穴である。そこから分かれて少陽三焦に入る。三焦の気機を調整することができる。神を安寧し胃を和し胸を広やかにし気を整える。これに中脘、足三里を組み合わせたものは清を昇らせ濁を降ろす作用を助け、気機を調整することができる。

「足三里」 足陽明胃経の「合」穴である。「合」とは経気がたとえば最後に百の川が集まって海に入るような意味である。足陽明経は多気多血の経絡である。その機能は比較的広範囲にわたる。特に六腑の病に対して使用する機会が大変多い。この足三里に補法を加えると健脾和胃、益気昇清の作用がある。足三里を瀉すと嘔吐やげっぷの逆気した症状を降ろし、濁を化し腸腑を通調する作用がある。脾胃を後天の本とするので、故に王楽亭先生はいつも「百病の治療にあたれども、いつも足三里を忘れるべからず」と述べていた。

三、『老十針』への賛歌

　三脘と気海と天枢、それに内関とそれらに足三里を加え消化器系疾患を治療すれば、老十針の穴の効果は非常に高くなる。つまり気血が十分に満ち足りることで健康を保つことができる。

　最後に、王楽亭先生は数十年間に及ぶ星の数程の多くの臨床経験から消化器系疾患を治療できる老十針を開発し後世の人々に残した。その門人が語るところによれば、現在外来ではこれらの穴位を運用して使っているが、私が覚えている限り王先生はいつもこの様に話していた。「最初にこの老十針の研究を始めた当初の頃を思い起こせば、この治療方法は数え切れないほどの数の病人にひと針ひと針、針治療を行い苦労して編み出されてきたものである。苦労しなければ、どうして良い結果が得られるというのであろうか」

三焦の主治病論

　王楽亭先生は生前に、臨床では基本的に『まずその胃を治療する』と主張し、特に三焦を重視した。私が王先生について臨床を補佐し学んでいたとき、王先生の三焦に対する知識は比較的深いものがあった。それは歴代の古典の文献資料によるもので、五臓六腑から六臓六腑に発展したのは後世の医家が心包や命門も臓としたためである。しかし子宮や睾丸は、なぜ臓とはしなかったのか。また三焦に命門を配した後に、諸家は三焦の大部分を指して体内の膜組織（袋状の）と腎間の動悸、つまり相火であるがこれ等が三焦であるとした。黄帝内経、難経等の古代教典文献の記載と諸家の説では三焦は臓腑、膜原、気血、元陰がまとめられた統一的な整体観であり、三焦と命名されたというものである。臨床の治療の上では、中医内科や針灸だけに限らず三焦の気機を調節することにより、心肺、脾胃、肝心等の各種の疾病を治療することができる。

一、三焦は統一された整体

　三焦は人体のなかで最も大きな作用を起こしているものである。体は陰である。これは有形の物質的存在である。この三焦は臓腑、皮膚と腠理、脈絡、胸膜と横隔膜に分布している。治療ではそれを用いるということである。身体の動きは陽である。体の中をめぐっている営衛、気血、元陰等の昇降を運行する機能を気化という。これらから三焦が体の中で用いられている部分は非常に大きいといえ、人体を統一された整体としてまとめあげているのである。

二、上、中、下、三焦における臓腑の定位

　三焦に所属する臓腑は、簡単にいえば上焦は心肺であり、中焦は

脾胃であり、下焦は肝腎である。

三、三焦の膜原は、気血、元気の通じる重要な通路である

「胸腔膜原」と体内には大きな二つの空間があり、膈膜で隔てられている。上下に分けられていて、上は胸腔、下は腹腔である。そして膜原という袋を有して、それによって臓腑経絡血脉の運行を守り、胸腔の膜の周囲を取り囲むように心肺の城郭を形成している。

「腹腔膜原」とは腹腔の膜原は三焦の中でも一番大きなものである。その源は命門にあり、腹腔膜原が大きいのは実際は内の小さな袋を外の大きな袋が守っているからである。

「体表膜原」とは、つまり三焦の気化において腠理が元真に通じるところである。

まとめると三焦の膜原が分布している範囲は大きく、上、中、下、内、外、体の周囲全体を総括している。

四、三焦の人体における機能と三焦が主治する病

（一）上焦の機能

上焦の心肺は胸腔に位置し、肺は呼吸機能を司り、心臓は血の営血を運ぶ。それぞれに機能があり、営衛の道を伝わっていくのである。上焦は胸郭にあり、気の病を司る。針灸においてその治療法は「膻中」、「天突」であり、上焦は霧のようであり機能が低下すれば喘息で胸がいっぱいになったように感じる。

「膻中」穴　膻中穴は任脉中の穴位であり、それは手太陽、少陽、足太陰、少陰、任脉との五脉の会である。またの名を上気海といい、心包の募穴である。『難経』曰く、気会は膻中。気の病はここで治す。また、ここは心の宮殿でもある。

「天突」穴　任脉経の穴位である。これは陰維脉と任脉の会である。

五臓が逆気したものを治すことができる。咳を鎮めて、喘息を止める。痰を降ろす。舌下が強ばる。急に声が出なくなって喋れない等を治療できる。

(二) 中焦の機能

中焦の脾胃は腹腔に位置する。その主な機能は水谷を腐熟させ、津液を蒸して水谷の精微とするものである。それを脾と腸の絡脉から吸収し上焦へ昇らせる。その精は肝臓に散布される。肝の疏泄作用によってそれは上焦の範囲や肺に散布される。そのうち心脉に入ったものは営血となる。中焦は胃脘部であり、水谷の病を司る。その治療は天枢と中脘で行う。中焦は、例えば「堆肥桶」である。機能が低下すると飲食が滞る。

「天枢穴」 足陽明胃経の経穴である。それは大腸の募穴でもあり、腹の気街である。胃腸を通じることができ、気化作用を促進させ、さらに上中下の三焦を自然と調子良くする。

「中脘穴」 任脉穴の穴位であり、またの名を「太倉穴」という。胃の中にあたり、手の太陽、少陽、足の陽明、任脉の会である。別名「上紀」という中脘は胃の募穴であり腑会である。『李東垣』曰く、気が胃腸にあるものは足の太陰と陽明を取る。胃が虚して更に足の太陰が養わないものは、足の陽明の募穴からこれを導き出す。これにより補中益気(つまり中気が下陥したもの脱肛等を治療する事)でき胃腸を整え三焦を通じ、それぞれが調子をとりもどし働きはじめる。

(三) 下焦の機能

下焦は肝腎に属し、腹腔内に位置する。下焦の主な臓腑は腎、膀胱、大腸、小腸であり、消化排泄の機能を有する。三焦は人体の中で一番大きな気化機能を持っている。これは狭義の三焦の意味である。つまり元陰と元陽が気血の間を行き交う。その内側にあるものを元気といい、臓腑の一切の活動を活発にさせる。古くから腎間の

動悸、命門の真火、あるいは三焦の相火と呼ばれているものである。下焦は水道を司り、その治療には気海と中極をあてる。下焦は例えるなら用水路の様なもので、調子が悪ければ浮腫となり、下腹が脹り小便が出ない。

「気海穴」 またの名を『脖胦』という。『霊枢』曰く、「肓之原出于脖胦」（肓の原は脖胦に出る。）男性の生気の海であり、元気の根本であり、およそ臓の気が虚したもの、真気が不足したもの、すべての気の病にここに補法を加えると臓の真気を益し生気を甦らせる。灸で下焦の元気を温めて腎陽を奮い立たせる治療法は、「釜底添薪（ふていてんしん）」と呼ばれている。

「中極穴」 またの名を『玉泉』という。足三陰と任脉の交会穴であり、膀胱の募穴である。男性では陽気が虚して小便の回数が増え遺精でインポテンツの者や、婦人では下焦の虚寒症の場合等、大きな艾炷でこれに灸をする。それにより陽気が泄れるのを防ぐことができる。起死回生の力がある。

　三焦の腑穴は二つある。上には気街穴があり、下には委陽穴がある。これによって三焦の各種の病気を統括し治療できる。

「気街穴」 足陽明胃経の穴位である。一名を『気衝』という。少陰、太陰、陽明、任、督、衝脉が宗筋と交わるところで、痿躄病を治療する主な穴位である。

「委陽穴」 足太陽膀胱経の穴位であり、これは三焦の下合穴で、足太陽の別絡でもある。その機能は三焦を通じ、水道を調子よく流し、膀胱を調子よくする。

頭痛論

　頭痛は皆、臓腑経絡の気が上に昇って、頭部の五官の気を乱したことから起こる。そしてその気が動かないので、経絡が途絶え経絡の上にそのような状態が積み重なり痛みが起こるのである。『内経』のいわゆる「痛則不通、通則不痛」。（痛は気が通じないから起こる。気が通じれば痛まなくなる。）頭はよく天に象徴されることがある。三陽の六腑の気、または清陽の気は皆ここから出る。また三陰五臓が取り出した血は皆ここへ注ぐ。天の気が発する六淫の邪気は人の気を変化させ、「五臓の逆」を引き起こしてお互いに害し合う。あるいはその人の聡明さを隠し、あるいは経絡を滞らせ、それらと気はお互いに鬱してそうなるのである。熱が出て脉が満ちれば痛みとなり、もし邪気がそこに留まっていれば脉はまた満ち、それらが気血の乱れを引き起こすので痛みはさらに酷くなる。これらの痛みは皆、実痛である。もし寒湿の邪気に犯されても真気とお互いに作用して熱とならなければその邪気は脉に留まり、外においてはその脉は寒邪の脉である。寒であれば脉は縮まり引きつける。小さな絡脉が外に引っぱりつけられるので痛むのである。温まると痛みが止まるので、これを虚痛という。もし風邪（ふうじゃ）で痛みが出た場合、筋が引きつり悪風があり汗が出て痛む。また暑熱で痛む場合は汗があったり無かったりするが、これらは皆熱を嫌うのである。また湿邪で痛むものは頭が重たくなり痛む。天気が悪いとさらにこれが酷くなる。痰飲で痛むものは頭が何かボーッとして重たくて痛む。そしてよく吐気を催す。寒邪で痛むものは衛気が寒邪を嫌って痛むのである。それはまたそれぞれ臓腑の所属するものと関係がある。およそ寒湿熱の気はすべて痛みを兼ね備えている。さらに気虚で痛むものは、よく驚き芤脉である。

「気虚頭痛」　耳鳴りがして五感が調子悪い。両側の太陽穴の痛みが甚だしい。右の脉が大きく無力である。脉はそれほど速くなく、あるいは弱、弦である。(脾、肺)

「血虚頭痛」　魚尾の上から痛む。(眉尖の近くを魚尾という。) 左の脉は大で無力である。あるいは、濡で細、数である。(肝、腎)

以上の頭痛は、自らの体の内からの気血や痰飲の状態から五臓の気鬱を生じたものである。体の外からの風寒暑湿の病は、張仲景の傷寒六経の類である。

「傷風頭痛」　脉は緩で、さらに浮である。あるいは左脉が微でやや速い。兼ねて鼻が塞さがり、眼を大きく見開いて、眼が赤い。

「火頭痛」　寸口の脉は洪で大である。症状は口の渇きがあり、目が赤い。

「傷食頭痛」　胸郭がつまるようで、のどの奥が酸っぱくゲップが出る。その臭いは卵が腐ったような感じで、食物を嫌う。右の関寸脉は、滑で実である。吐き気があり、胸苦しく悶々とする。

「痰厥頭痛」　左右の寸脉が弦滑である。頭がぼーとして重い、あるいは吐き気があり透明な液体を吐く。

「湿熱頭痛」　脉は数で濡、あるいは両方の寸脉が沈伏で数である。体が重たく、四肢の関節もだるい。顔面部、四肢に浮腫がある。病は足の少陰、足の太陽にある。穴位は神門、通里、腕骨を用いる。

「湿寒頭痛」　頭頂部痛、病は気が上に昇って降りて来ないようなものである。上実下虚である。左手の尺脉が沈で細で緩である。病は足の少陰と足の太陽にある。甚だしきものは腎に入る。復溜に補法。湧泉に瀉法。通谷には平補平瀉を用いる。

「偏頭痛」　左を血虚として肝に属する。左の関脉は、弦で細は風邪に属する。これには三陰交穴を用いる。気虚は脾に属し、右の関脉が洪で大、あるいは弦で有力である。これには合谷を用いる。

「雷頭風」　頭痛で、かつ何か頭に腫塊が形成され、あるいは頭の中で雷鳴が鳴っているような状態である。この頭の中の雷に応じて痛む。百会、上星、風池穴を用いる。

「真頭痛」　肘関節、膝関節までが青くなり、脳は髄海であるのでそこが邪を受けると死亡する。これには灸を百会に行い、大量の朝鮮人参と附子を与えて生き返った者には黒錫丹を与える。（古方の方法。）真頭痛が深く泥丸（ニルバーナ）まで入ると脳の周りが痛む感じがして、手足が冷え、爪は青くなり、脈は速くなって渋り、朝方発病して夕方に死亡する。また夕方に発病すれば朝に死亡する。その痛みが歯痛に通じる者は少陰に属し厥陰症であり、また不治である。（上虚は肝虚、つまり頭がふらふらし、目眩があり、難聴があるものである。またこれを肝厥ともいう。）湧泉、復溜を用いる。

「外感頭痛」　風府を刺して陰陽の不足を調節する。余っているものは風池、合谷を瀉す。邪気が足の太陽の絡にとどまり、人間の頭、項、肩部の痛みを起こす。それには足の小指の爪甲根部を刺す。また各三痏を用いれば病はすぐに治る。すぐに治らない場合は、外果の金門と三痏を用いて治す。左に病が在れば右に取り、右に病が在れば左に取る。一回の食事ぐらい置鍼すると治る。『霊枢』曰く、「病在上下取之、病在下取之上、病在頭者取之足、病在腰取之膕」（病が上に在れば下に取る。病が下に在れば上に取る。病が頭に在れば足に取る。病が腰に在れば膝窩部に取る。）

「頭が割れるように痛み、体が燃えるように熱い。汗が出ないで悪寒する。腰と腹がお互いに引きつり合う。」　これらは命門が主治する。

「頭から項が連なり痛む」　天柱、風池。

「頭の半分が寒くて痛む」　これは玉枕が主治する。

「偏頭痛」　絲竹空から率谷を透刺する。風池から一寸五分入れて横刺し、風府まで透刺する。それで治らないものは、中脘、足三里、

解谿を用いる。

「正頭痛」　百会、風府、神庭、太陽、風池、合谷。

「頭痛で割れるような痛み。また眼が抜けるように痛む。」　頭維、大陵。

「頭痛が錐を刺すように痛む」　竅陰、強間。

「雷頭瘋」　またの名を「項心痛」という。百会、前後頂、顖会、承漿、至陰。

「頭頂が痛む」　承漿、風府。

「前額が痛む」　神庭、頞の中（眼と眼の間で鼻柱部）、印堂、陽白、攢竹。

「後頭が痛む」　風府、脳戸、玉枕、天柱、竅陰。

「正頭痛」　百会、神庭、顖会、風府、太陽、風池、合谷。

「偏正頭痛」　曲池、合谷、列欠、太淵（瀉）。

「両額角が痛む」　頭維、懸顱、合谷。

「頭痛があり目が痛む」　上星、頭維、攢竹。

「頭痛があり歯が痛む」　承漿、風府、二間、足三里。

「頭痛がして顔面が腫れる」　前頂、水溝、合谷、通里。

「頭痛がして目眩がする」　百会、神庭、風池、外関、手三里。

「内傷頭痛　痛みが時には痛み、時には止まる。時には軽く、時にはきつい。深く気分が沈んで悶々とする。目眩がして頭が脹る。よく物忘れをして記憶を失う。」　取穴　百会、顖会、風府、神庭、合谷、三陰交、太衝を用いる。

高血圧の針灸治療

一、高血圧病

　西洋医学の診断では高血圧、動脈硬化症であるが、中医の診断は肝陽上亢、これはまた中風の前駆症状でもある。

<u>病因</u>　生理的なものがあり、ひとつの病態のものもあり、遺伝的なものもあり、梅毒のものもあり、心臓病のものもある。過度な性欲のものもあり、憂鬱で突然怒り出したものもあり、過度の飲酒や喫煙のものもある。これらは陰虚肝旺、水不灌木という状態（水が木を潤さない）が引き起こしたものである。

<u>症状</u>　頭がふらふらし目眩がする。呼吸が切迫して、軽いものは脈拍が緩慢になり有力である。症状の重いものは脉が洪大、あるいは弦で硬くなる。そして、すなわち頭が重く脚は軽い。

<u>治療</u>　全身の血行を調節し、血圧を下げるのが目的である。滋陰平肝、降火の法を用いる。

　重篤な者はまず鋒針を用いて百会を刺し、その四つの傍らから出血させる。その後に手足の十二井穴、あるいは手足の十宣穴から出血させる。軽い者は出血させる必要がなく、ただ毫鍼を用いればよい。

<u>取穴方</u>

　1．百会、風府、曲池、足三里、陽陵泉、行間。
　2．合谷、内関、神門、三陰交、太衝。
　3．風池、天柱、大杼、絶骨、崑崙。
　4．心兪、膈兪、肝兪、胆兪、脾兪、腎兪。

<u>看護</u>　飲酒喫煙を止めさせて、辛いものや脂っこいものを食べさせない。そして、あっさりさっぱりとしたものを食べる。煩わしさや怒りを避けて、強い運動と性欲を制約する。

<u>予後</u>　脳内出血の危険が伴う。梅毒や心臓病、あるいは遺伝性のものに対して針灸はわずかに効くか、ほとんど効かない。それ以外にはよく効く。

<u>個人的な経験</u>　左右の血圧の差が大きい場合、容易に脳内出血が起こる可能性がある。中医は中風に対してまず中臓がある。中臓の場合、昏睡して言葉はしゃべれない。人事不省、四肢が麻痺している。のどの中で痰の音がする。失禁する。中腑の場合、神志ははっきりし、左が患えば言葉はでる。しかし右を患えば多くの場合言葉はでない。大小便は失禁している。中経の場合、言語が正常で半身が麻痺しているか無力で行動が困難である。飲食と二便は正常である。中絡の場合、顔面神経麻痺があり、口から飲んだ水がもれ、食べたご飯が口の片方にたまる。四肢、飲食、二便は正常である。

二、高血圧症

<u>病因</u>　その性格がせっかちで何か事務的な仕事に心身を苛まれている。夜中に灯りをつけていつも起きており、大便は乾燥し硬くなっている。眼はいつも乾燥し、心はいつも疲労に苛まれている。飲食は不摂生であり、怒ると肝火が動き、常に頭痛や目眩を患っている。その上に外からの精神的刺激により、疲労、緊張し、肝火上逆を引き起こしている

<u>症状</u>　飲食は停滞し食欲はない。大便は乾燥し硬くなっている。胸の心の部分がいつも発熱している感じがある。何か自分では下から上へ気が突き上げるような感じがする。頭痛がし目眩がする。夜に睡眠がとれず、体が一時的に動きにくく言語は遅鈍となり、その脉は左右共に弦であり、硬く長い。

<u>診断</u>　左関脉が弦で硬く長いものは、肝胆の火が上昇しているものである。右の関脉が弦で硬く長いものは胃気が降りずに上逆してい

るもの、また邪気が上焦をついたものでもある。実際は陰分が損傷したもので、臓腑の気化作用が昇りっぱなしで降りない。これは気に従って血が昇ったもので、ついには脳を一杯にして塞ぐものである。これは『内経』のいわゆる「血之与気、併走於上」の厥症である。（血が気と共に上に昇ったものである。）

<u>個人経験</u>　これは中風の前兆であるが、例えば手の母指及び食指が麻痺して感覚がなくなったり、手足が時々動かなくなる。あるいは筋肉が痙攣するもの、この様なものは３年以内に中風になる可能性がある。

<u>治療方法</u>　気血を調整し、厥逆を降ろす。胃腸を整え、滋陰して陽と和する。昇降を平衡させて血行を回復させる。

　（一）**処　方**

１．水溝、神庭、百会、強間、風府、大椎、至陰、命門、長強。

２．天突、膻中（灸）、中脘、関元、天枢、気衝、承山。

３．肩髃、曲池、合谷、足三里、陽陵泉、行間。

４．人迎、天柱、大杼、崑崙、至陰。

５．不眠症で夢見が多いものは、心兪、肝兪、腎兪、大陵、復溜。

６．四神総、曲沢、委中、太陽を瀉血する。

７．手足の十二井穴、あるいは十宣穴を瀉血する。

８．恐怖感があり、頭が重たく足が軽いものは、神門、少府、湧泉、然谷。

９．心悸があり不安感が強いものは、曲池、合谷、神門、内関。

１０．気持ちが落ち着かないで自制できないものは、百会、神門、巨骨、心兪。

１１．飲食停滞は、三脘、気海、天枢、内関、足三里。（老十針）

１２．大便が乾いて硬くなったものは、大横、足三里、陽陵泉、豊隆。

臨床の実践で特効のある穴位の紹介
　行間穴　高血圧を降げる効果がある。
　内関穴　血圧を降げる最もよい穴位である。
（二）穴位の解釈
１．百会穴　督脉の穴位で、一名を「維会」と呼ぶ。手足三陽、督脉の会である。また「頭の気街」とも呼ばれる。これに風府を配すると脳に作用する。気血を調整する作用がある。そして逆気を降ろし、醒脳安神作用がある。およそ頭のふらつきや目眩、脳血管障害で言語中枢を傷害されたもの、昏睡、そういうものに対して取穴すると効果が無いものはない。

２．風府　督脉の穴位で、足太陽、陽維、督脉の会である。風邪を払い五官の血行を良くし、火邪を泄らす作用がある。

３．強間　百会と風府の真ん中に取る。高血圧、頚項の引きつけ痛むものを治療する。

４．大椎　督脉の穴で、別名を「百労穴」と呼ぶ。手足三陽、督脉の会である。穴性としては純陽に属し表を司る。三陽の表にある邪気を通じて一身の陽気を通じ、心臓の熱を取り去り神を安定させる。頚椎病、及び目眩を治療し、昏睡状態には特に効果がある。

５．至陽　これは督脉の穴である。『黄帝灸法』では、中風や目が見えないもの、四肢が重痛いものを治療するとしている。

６．命門　一名を「精兪」と呼ぶ。男子では精子を蓄え、女子では血を蓄える。元気の本である。元気を養い腎臓を補う。筋肉をゆるめて血をよく通わせる。

７．長強　督脉の穴位である。これは足の少陰、少陽の会であり、督脉の絡穴である。別走するものは任脉に行き、督脉を通じ調えることができる。また脊髄が空洞化し変形したものを治療することができる。痔瘡には特効的な穴位である。

8．四畔　またの名を「四神聡」と呼ぶ。経外奇穴。位置は百会穴の前後左右各1寸のところにある。針は2から3分までの深さまで入れる。また瀉血をしてもよい。これは頭痛や目眩、熱冷まし、逆気したものを治療する。

9．十宣　経外奇穴であり、針は1から3分まで入れる。あるいは点刺出血を刺してもよい。熱を冷まし、瘀血を治療する。醒脳開竅の作用がある。

10．手足十二井穴　十二経の手足の三陰三陽の起点、あるいは終点の穴位である。針は1から3分まで入れる。あるいは瀉血する。脳をはっきりとさせ、熱をひかせ、逆を降ろして五官器を通じさせる作用がある。これはまた針の救急治療の重要な穴位である。

11．水溝　督脈の穴位である。またの名を「人中」と呼ぶ。厥逆（目の前が真っ暗になり意識不明となり倒れるもの）を蘇生させる。神志をはっきりとさせる。陰陽の逆気を治療することができる。

12．神庭　督脈の穴位である。督脈と足太陽、陽明の会である。『甲乙経』曰く、禁針である。『儒門事親』曰く、ここは針をあまり深く刺してはいけない。長年の臨床経験において、ここは針を2から3分入れる。頭痛、眩暈があり、悪心がするものに有効である。

13．天突　任脈の穴位である。これは陰維、任脈の会である。五臓の気を調節し、逆気を鎮め痰を降ろす。瘖（言葉がでないもの）を治療する。（瘖とは音の意味で、脳や声帯や喉の病で声のでないものを指す。）

14．膻中　任脈の穴位である。手の太陽、少陽、足の太陰、少陰、任脈等、五脈の会である。またの名を「上気海」といい、心の募穴である。『難経』曰く、「気会は膻中」とある。浅刺で3から5分刺してよい。気逆を降ろし肺熱をとり痰を化して胸を寛やかにし膈膜を調子よくする作用がある。

１５．風池　足の少陽胆経の穴位である。これは手足の少陽、陽維の会である。深部には延髄があり、深刺は禁止である。頭痛、目眩、耳鳴りを治し、風邪を払い熱を下げる。眼をはっきりさせる。かつ汗を出させて熱を下げる。

１６．天柱　足の太陽膀胱経の穴位である。頭痛、目眩、項の引きつりを治し、風邪を払い、絡脉を通じ筋肉を緩める作用がある。

１７．大杼　足の太陽膀胱経の背部の腧穴である。これは手足太陽、少陽の会、督脉の別絡、八会穴の中の「骨会」である。これは頚椎病、頭のふらつき、項部の引きつりを治療する常用穴である。

１８．人迎　足の陽明胃経の穴位である。足陽明、少陽の会である。『甲乙経』いわく、禁針。『素問気府論』では４分刺しても宜しい。深刺しをしてはいけない。瘰癧ルイレキ（頚部リンパ結核）、気癭（きえい）（甲状腺腫）、喘息、高血圧を治療する。

１９．肩髃　手の陽明大腸経の穴位である。それは手の陽明、陽蹻の会である。風湿の邪気を散じて、陽明の火邪を泄らす。関節を動くようにして逆気を降ろす作用がある。

２０．曲沢　手の厥陰経の合穴である。心火を冷やして、血熱を除く。痙攣を鎮める作用がある。

２１．曲池　手の陽明大腸経の合穴である。その穴性は動き回ることで一カ所に留まっていない。気を巡らし血を運行させることに長じている。また血熱を下げる作用がある。

２２．陽陵泉　足の少陽胆経の合穴である。また「筋会」でもある。筋を緩めて関節を動くようにする作用がある。また肝胆の熱を下げる作用がある。

２３．委中　足の太陽膀胱経の合穴である。血を冷やして熱を泄らし、筋肉を緩め絡を通じる。風湿の邪を取り腰膝を調子よくする。これは四総穴歌の一つであるが、「腰背は委中に求める」とある。

２４．絶骨　足の少陽胆経の穴位である。八会穴の一つ、「髄会」である。胆経の火邪を瀉すことができる。髄の熱を下げ、経絡上の風湿の邪を駆逐する。

２５．崑崙　足の太陽膀胱経の穴位である。理気して腰を健やかにし腎を強めるのに用いられ、足のかかとの痛みを専門に治療できる。

２６．復溜　足の少陰腎経の穴位である。滋陰、温腎、髄を補充して骨を強壮にする作用がある。腎虚の目眩に有効である。

２７．気街　足の三陰と衝脈等の経絡の重要な穴位であり、よってまたの名を「気衝」と呼ぶ。これに足三里を配することにより、「水谷の海」や陰陽のすべての筋肉を強くする。宗筋を緩め、厥（手足が冷えあがる）を散らし、営血を強くする作用がある。

２８．至陰　足の太陽膀胱経の井穴である。頭痛や目眩、眼の痛みに効果がある。

２９．行間　足の厥陰肝経の穴位である。肝火を減らし、血熱を冷やし、目眩を治療する効果がある。

３０．太衝　足の厥陰肝経の原穴である。肝火肝陽を冷やし内風を治す。また下焦の湿熱を消す作用がある。頭痛、歯痛、目眩、小児の驚き泣き入り引きつけの治療に不可欠な穴位である。

３１．太陽　経外奇穴である。外眼角の後ろ１寸、針の深さは３から５分、深刺しをしてはいけない。瀉血をしてもよい。偏正頭痛を治す。眼が赤く腫れて痛むもの、歯痛等を治す。

３２．雲門　手の太陰肺経の穴位である。針は３から５分の深さで、灸は５壮。『甲乙経』曰く、「不可刺太深、令人逆息。」（あまり深く刺してはいけない。というのも、あまり深く刺すと咳が止まらなくなるからである。つまり気胸を起こす。）その他、上焦を調子よくし、肺気を巡らせる作用がある。

３３．期門　足の厥陰肝経の穴位である。これは足太陰、厥陰、陰

維の会である。期門穴は深刺してはならない。その下の右側には肝臓の右葉の前縁があり、左側には横行結腸および胃底がある。故に深刺をしてはならない。痰を化して瘀血を消し、肝臓を調子よくさせ肝気を整え、経絡の気をよく通す作用がある。

３４．章門　足の厥陰肝経の穴位である。これはまた脾の募穴であり、八会穴の一つ、「臓会」である。章門穴は深刺してはならない。その右側には肝臓の右葉の前縁があり、左側には脾臓の下方にあたる。厥陰、少陽の会穴である。五臓の寒気を散らし、中焦の積滞を消す作用がある。

３５．京門　足の厥陰肝経の穴位である。腎経の募穴である。内部には腎臓と結腸があるので深刺してはならない。腎の寒邪を温め、水湿を導き、逆気を降ろす作用がある。

３６．少府　手の少陰心経の穴位である。心竅を開き神志をはっきりさせ邪熱を泄らす作用がある。

３７．巨骨　手の陽明大腸経の穴位である。降逆、定喘の作用がある。

３８．湧泉　足の少陰腎経の井穴である。腎の熱を下げ、陰火を降ろし、神志を安寧する。厥逆（１．気を失う病　２．手足が冷え上がる病）を蘇生させる。または、古くから健康法に用いられる穴位である。

３９．然谷　足の少陰腎経の穴位である。腎熱を下げ、厥逆を治し、腎陰を補う作用がある。

王氏夾脊穴

　１９５０年代の頃、私が師匠の治療で助手をしているとき、先生は臨床では夾脊穴をごくわずかしか用いませんでした。先生は講義で、私たち後輩に夾脊穴について教えたときに初めてこの様に話しました。「夾脊穴は、すなわち華佗夾脊穴のことである。それは経外奇穴である。」『後漢書』の華佗別伝曰く、「有人病脚躄不能行、佗切脉、便使解衣、点背数十処、相去一寸或五分、言灸此各七壮、灸創愈、即行也。」（昔々、ある人が脚が萎えて歩けなくなりました。華佗が脉診をするとすぐに衣服を脱がせ、背中に数十カ所、灸点をおろした。それらはお互いに一寸、あるいは五分離れており、そこに華佗が言う様に灸を七壮すると灸瘡ができ、病が癒えてすぐに歩けるようになったというである。）

　華佗夾脊穴は、針灸の文献においては『肘後方』に記載されている。それによるとここの灸の効能に虚弱羸痩（きょじゃくるいそう）、虚熱盗汗、喘息、咳嗽の記載がある。

　時代が下がって清代の『針灸集成』ではジフテリア等の高熱吐瀉のある伝染性の疾患、こむら返り等にそこに灸を百壮するという記載がある。

　近代の『中国針灸学』では神経衰弱、肺結核、気管支炎に灸を七壮から十五壮。針刺は三から五分という記載がある。

　上述した文献の記載に基づいて、華佗夾脊穴が治療において用いられるときには、灸法がその多くを占める。

　華佗夾脊（またの名を夾脊・きょうせき）の部位は、第一胸椎下から第五腰椎下まである。各椎体の棘突起から左右５分離れたところに片側１７個の穴を配穴する。左右あわせて３４穴となる。

　１９５０年代中期、王師匠は北京市中医医院の仕事に就いていた

が、私が先生と会える機会は非常に少なかった。しかし私の針の知識に対する関心は強く深かったので、仕事の余った時間を利用して先生にいつも教えを請いに伺った。60年代中期から70年代にかけて、先生は我々を呼び集めて北京中医医院の臨床治療における革新的な治療経験を紹介した。夾脊穴は先生が1965年に外傷性の脊椎損傷の半身不随に関し、脊椎損傷の治療の臨床的な特徴という講義で治療されたことがある。絶え間ない試行錯誤の中、先生は数十年にわたる臨床経験の智恵の中から有効な半身不随を治療する十一の方法を編み出した。これは先生が亡くなるまでに行った最後の針灸学と針灸治療に対する大きな仕事であった。この『治癱十一法』に関して詳しくは『金針王楽亭』に任せここでは詳しくは述べないこととする。私は臨床ではあまり専門的に半身不随を治療した経験はないが現在では先生の教えを得て頑固な半身不随、風湿痺などの治療に満足のゆく効果を得ることができる様になったのである。

五臓腑、及び膈兪に関して

　１９５０年代の初期に、先生がよく我々を戒めてこう言ったものである「病人の疾病による苦痛を解き放つ医術を学びたいと思うならば、針灸の技術だけでなく多くの他の勉強をしなければならない」と話された。師匠について勉強していた期間は一生のなかでもとても短い時間であった。師匠のもとを離れてから後、自分で学ぶことの貴重さに気づき理論から実践へ移行し始めた。　私が『類経』の勉強を初めて数十年、特に『類経』の１９巻から２２巻の部分は古代の医家の針灸学術に対する各種の見解が集められ、まとめられている部分である。これを熟読し想いを巡らせ深く理解し臨床に用いれば、それによって初めて効果を上げられる。私があなた方に望むことは、『類経』内容に対して研究を継続し、それを実践することである。そして、それを実際の臨床で価値あるものへと変化させていくことである。

　先生が授業の中で十四経の穴位を追って我々に教えられているとき、先生が日頃からその取穴の正確性に信頼をおいて用いた『経穴纂要』という書籍をよく参考にしていた。ここで先生は十四経の中で穴位が最も多く、循行線が最も長い足の太陽膀胱経を特に重要視した。

　足の太陽膀胱経は眼の内眼角の睛明から始まり前額部に至り、督脉の神庭穴に交会し、足の少陽胆経の頭臨泣と交会し、上に上って巓頂（てんちょう）で督脉の百会穴と交会する。その分支は巓頂から分かれ出て、耳の上角へ向かって走行し、足少陽胆経の曲鬢、率谷、浮白、頭竅陰、完骨等の穴に交会する。しかしその直行する支脈は巓頂から脳内に入り、督脉の脳戸穴と交会する。そこから回り出て下降し、項へ出る。そこから肩胛骨内側の筋肉に沿って行き、督脉

の大椎、陶道穴と交会する。そこから脊柱を挟んで真下に下り、腰部に達する。脉気はそこで内側に深く入り込み、夾脊の両側の筋肉から腹腔内に入る。そして腎臓と連絡し、膀胱本体へと入る。その分支は腰部から分かれ出て、脊柱を下降し臀部を通過し真下へ進み、膝の膕窩（こくか・膝窩の事）の中に入る。それ以外の一支脈は肩胛骨の内縁から真っ直ぐに肩胛骨の下面に到達して脊柱を挟み下降し、髀枢（ひすう・大転子の上）部を通過する。すなわちここは股関節の大転子のところである。そこで足の少陽胆経の環跳穴に交会する。股関節の外側の後ろ側に沿って真下に走り、上述した一分支は膝の膕窩に至る。このようにここから下に向かって腓腹筋の内側を通過し、外果後面の浅い部分に出る。第五中足骨に沿って足の小指外側末端に至る。そこと足の少陰の経脉と接合し、足の膀胱経は腎に絡する。

　足の太陽膀胱経の循行は脊柱を挟んでその両側を走行する。脊柱の両側の五臓六腑の背部兪穴はすべて臓腑の経気の注ぐところである。故に、これと心、肝、脾、肺、腎、大腸、三焦、膀胱、小腸、胃、胆にはすべて連絡がある。本経の兪穴は、本経の循行するところの病変を治療することができるのと、五臓六腑および脳の病症をも治療できる。これらはすべて膀胱経が体の内において経に所属する臓腑やそれらが外で絡まる四肢、関節、五臓六腑の経気が注ぐところであり、これに対しこの経脉の経気の通路上であるから効果を発揮することが可能となるのである。

　先生は足太陽膀胱経の循行路線と脊柱の両脇の五臓の背部兪穴があることに注目した。つまり、それらと『素問・霊蘭秘典』内の十二官を結合し、さらに中医の整体治療観に基づいて私達に教えた。五臓を重視し、中でも特に心主神明をその主な学説として採用し、これらの観点から臨床上、五臓の兪穴で疾病を治療することを唱え

た。そして臨床の実践においては、この考えを通じて効果を上げることができるようになったのである。ここで三つの病例を挙げて説明する。

　一女性、閉経して半年になる。先生は五臓の背部兪穴に膈兪を加えるという治療を採用し、併せて肝兪、膈兪に各１０壮づつ灸をした。二回、針と灸を用いた治療を行うと月経が始まった。

　一農村の女性。白帯が多く、腰が折れるように痛む。病院の検査では、子宮内には何も異常が認められない。先生は針で八髎穴を針刺し、命門穴と腎兪穴に１０壮ずつ灸を行った。これを１クール行った後、白帯は著しく減少し、腰痛も明らかに好転した。

　一老人、半身不随を患い、先生が手足の十二針を用いて治療を行うと基本的には全快したが、患者には頻尿があり、酷いときには一晩で６、７回にも及んだ。これには命門、腎兪に各１０壮灸を用い、これを１クール行った後、頻尿は明らかに好転した。

五臓兪穴と膈兪穴の簡単な解釈

<u>心兪</u>　一名を背兪と呼び、『内経』曰く「心為君主之官。」（心は君主の官である。）一身のそのすべてを主宰する。およそ人の言語、行動、意識、思想等は心の支配の及ばないところはない。心は神を蔵し神が病となれば即、心も病となる。例えば心血不足となれば虚煩となり不眠となる。心火が大いに過ぎれば心悸が発生して悶々とする。心の中に気鬱があるとすなわち虚ろになり憂い楽しまない。心気が衰弱すると神はおびえ、喋るのが遅くなる。志を失い邪が心を破るとすなわち痴呆、健忘となる。風邪と痰が心に入ると気を失い人事不省となる。中風で心臓が引きつると唇が真っ赤になる。中風で心臓が引きつると汗が出て唇が赤く半身不随となる。眼が潤って目の前が真っ暗になり嘔吐して食事が通らず健忘があり言葉に詰ま

る。心臓の病が神志あるいは血脈にある場合その竅は舌にある。心気が衰えると舌が引きつりしゃべれなくなる。以上はすべて心の病に属するものである。

<u>肝兪</u>　肝は将軍の官である。その性は剛烈である。よく突然怒り出すと肝臓の気が横逆する。肝は腎から生まれたものであり、腎気が衰えるとしばらくしてそれは肝に及ぶ。肝は筋（スジ・腱）を司る。人の運動はすべて筋（スジ・腱）により行われる。男子の七、八割は肝気が衰えている。すると筋（スジ・腱）が軟らかく、関節を動かすことができない。天癸（テンキ）は尽き果てて精が少ない、すると腎臓が衰える。そのうち骨痿となると歩くことができなくなる。肝は罷極（ヒキョク）の本である。過度の労働、それらは肝風内動を引き起こし、半身不随を発症させる。多くは５５歳前後である。肝は血を蔵し、目に開竅する。肝に風邪があたれば、うずくまって膝を曲げて座り、下向きに頭を下げることができない。頭がふらつき目眩がある。目の前が真っ暗になり、何も見ることができない。血虚の場合は肝陰を補う。血燥の場合は肝陽を瀉す。『内経』曰く、「諸風掉眩皆属於肝、諸爆強直皆属於風。」（色々な風邪による目眩はすべて肝臓に属する。あらゆる突然の引きつりは風邪に属する。）故に中風を治療する大法は、まず腎水を益する。滋陰し、肝陽を平らかにし、腱や骨の運動機能の根源を回復させる。故に肝腎二経の穴位を選ぶ。

<u>脾兪</u>　脾は「諫議の官」である。それは足太陽の会であり、また後天の根本である。五臓の主であり、方位の場所としては「中央」に位置し、土の気に通じる。そして中央にいて東西南北の四方を潤し、胃に津液を送る。内では五臓六腑で食物を消化し、それで外では四肢百骸を潤す。皮膚を潤し、筋肉を温める。その気は口に開竅し、舌に連なり舌下に散る。もし中風で半身不随になり筋肉が弛緩し舌

がこわばり話せなくなり、口から涎が流れる等の症状があればその原因は脾にある。およそ四肢が使えなくなり、あるいは四肢が無力で日常生活を一人でできないものは脾臓が破られている。脾陽は上昇し気と変化する。肺気は下降し血を生む。脾虚から気血毀損となったものは、後天の本に対する治療からでなければ効果を上げることができない。というのも人の生命を維持するのに重要な事とは、必ず水谷の精気があるかどうか、六腑に送られているかどうか、五臓が調和し更に血が生まれているかどうかである。いわゆる『内経』がいうところの「安谷則昌、絶谷則亡。」（水谷の精気が安定供給されれば生命体が旺盛になり、絶えたならばその生命体の滅亡を意味する。）

肺兪　肺は相傅の官である。五臓の華蓋（皇帝の日傘）であり、津液を変化させる源である。呼吸を司り気の本である。一身の気の道筋を司る。足の太陽膀胱経の気が発するところであり太陽経は一身の皮膚表面の陽気を統括する。肺は一身の皮毛を生じさせ、百病はここから生じ始まるのである。必ずまず外邪は皮毛から内部に入り膝理を開き、孫絡に入る。そこに留まり動かないものは大絡に入る。そして再びそこから去らない邪気は経絡に入る。そして経絡からも去らない邪気は再び臓腑に入る。この様に太陰と太陽は司どるところは同じであり、お互いにお互いを利用している。風邪は陽邪であり皮膚に留まりやすい。則ちこの状態は気を傷った状態である。それに対して風寒の邪が人体に入る状態は、まずその膚毛を傷り内に入って肺に至る。いわゆる外感六淫の邪気は、まずそこをつくのである。故に『乾坤生意』では、肺兪はまずその虚損を治療する穴位として挙げられており、労傷（肺結核）の要穴とされている。

腎兪　腎は作強の官であり、先天の本である。精と神の舎であり、生命の根本である。腎は精を蔵し、五臓六腑の精と後天の水谷の精

を受ける。腎の精液は心臓に入ると、赤く染まり血と為す。それは衝任と任脉、二脉を潤し精血の海となす。筋肉を養い、腱や骨を潤し、毫毛を生じさせ、いわゆる中を潤し外へ散布される。男は精で女は血である。これらは皆、天癸（テンキ）と関係する。人体では陰は常に不足しており、陽は常に余っているものである。禁欲主義の者は少なく、性欲の過ぎた者は多い。すると精と血は則ち損じ相火は必ず旺盛となり、火が旺盛となれば陰は消え去る。この様にして労瘵（ロウサイ：結核、癌等の慢性消耗性疾患のこと）となる。それには常に陰を補し、陰と陽が同じ水準になるよう調整する。つまり、水が火をコントロールできるようにする。更に水が生じると、水は上に昇った火を降ろすことができる。これによって体は強壮となるのである。『千金方』曰く、「腎虚則厲風所傷、語言謇渋、偏枯在左傷左腎、在右傷右腎、如火衰、宜益火之源、以消陰翳、若水虧宜壮水之生、以鎮陽光、而陽虚無火者、兼培気血、陰虚有火者、純補其真陰。」（腎虚であれば厲風【疫病】に身体が傷つけられやすいものである。又話す言葉につまってうまくしゃべれない。半身不随の場合、左が健側であれば左の腎が、右が健側であれば右の腎が傷ついている。例えば腎の火が衰えれば、火の源を強くすることで陰の水の力を抑えることができる。また、もし陰の水が衰えていれば、水を生じさせ陽の火を鎮めることができる。陽虚で火のない者は気血を養い、陰虚で火のある者は単純にその真陰を補えばよい。）

<u>膈兪</u>　一名を血会と呼び、その上には心兪があり、心は血を生み出す。下は肝兪であり、肝は血を蔵す。また太陽経は多血の経脉でもある。『資生経』では、四花穴の内容を列挙している。四花穴は、女性の月経不順、およそ脳充血、脳溢血、喀血、吐血、咳に血が混じるもの、鼻血、血便、血尿、婦女の突然の大量の不正出血、経血が長期に渡って止まらないもの、出産時の大出血、産後の血性の産出物が止まら

ないものを主治する。それらはすべて血が傷ついたもの、貧血という状態をつくりだす。『疏要』曰く、血病の治療はこの膈兪を用いる。これに五臓の兪穴を配して血を治療するのを助ける。それらは血を生み血を養い、血を温め、血を活性化し、血を調節し、血を和し、血を昇らせ、血を降ろし、血を冷やし、血を血管外に漏れないようにする。血を止め、血を変化させる作用がある。

　臓腑の兪穴はすべて背部の経絡に存在し、臨床ではっきりと顕らかな作用がある。ただし深刺しをしてはならない。臨床上では必ず検査を行い慎重にするべきである。それは先師の教えである。

脾胃論

一、脾胃の関係は全身の生存に関わる大きな問題である

　脾胃は倉稟（そうりん）の官である。水谷の海である。人は生きていくのに水谷を本としている。故に脾胃は後天の養生を司るもので、生命を保つ基礎である。人は生まれるときに陰精が先に生じて、生まれ落ちた後に水谷の精微によって養われる。これが生化の意味深い機序である。故に食物において陽は気、陰は味、味は形である。形は気である。気は精である。精は変化して骨髄を司る。これは命門である。水谷を司るものは脾胃である。命門は先天の元気を守るものである。脾胃は後天の谷気を育むものである。ただ先天の腎間の動悸があって初めて脾土が変化され始める。ただ後天の谷精が養われることにより、気機が綿々と休むことなく動き始める。それは水谷の海はもともとは先天の気に頼ったものであるが、食物を納めたり変化させる事により精血の海へと変化する。またそれは後天の気を頼りとして「資生」しているものである。およそ人間で先天の気が不足するものは、必ず後天の気を養うことによってその先天の気を補うことができるものである。もし脾胃が傷ついており食べ物を受納できなければ必ず先天の気の強弱を診るべきであり、それにより若死にするか長生きするかを判断する。故に『脾胃は人の生存と関係するもの』と知るべきであり、重要な器官であるといえる。

　歴史上李東垣だけがその意義の理解に長じ、治療理論を確立しており近代の学者たちの多くはその説を尊敬し敬っている。

二、脾胃は水谷を運化し精気を全身に散布する

　脾胃は五谷を運化し納め、五味として体のすみずみに送っている。それは五臓の気を養う中心でもある。熱が盛んになると胃を傷る。寒が勝っていれば脾を傷る。温とは寒邪でもなく熱邪のカテゴリーでもないが、温であれば脾胃が平らかに和し水谷が胃に入って脉の中を行く。また水は経絡に入りそれは血となる。脾は統血を司る。胃は行気することを司る。そして各臓腑に行き渡らせ、全身に営気と衛気を巡らせる。人は水谷の気を受けることによって生き、水谷が口に入るとその味は五種類ある。それぞれの味はそれぞれの海に注ぎ、津液はそれぞれの道を行く。

　胃は水谷の海である。上は気街であり、下は足三里である。水谷の海に余りがあれば腹が脹り不足すれば飢え穀物を受納しない。人がその気を受けるのは穀物からである。穀物は胃に注ぐ。胃は水谷気血の海である。この海の中では、気とは天の下にあるものであり胃から出たものである。気血は経絡に入り、五臓六腑の大絡を行き、大絡から孫絡に入る。食物が胃に入ると、それは糟粕（そうはく）、津液、宗気の三つに分けられる。宗気は胸中に積もり喉嚨（コウリュウ・喉）に出る。心肺を貫き呼吸を行う。栄気は津液を蒸し脉に注ぐ。そして血に変化する。それは四肢末端を潤し、内では五臓六腑に注ぐ。それは時間によって数えられる。衛気は水谷の糟粕から出た粗い気で、動きが速く活発である。これは四肢末端を行き分肉に至り皮膚の間に達する。飲んだものが胃に入ると、脾臓はそれを肺に運び四方に散布する。五つの通絡が併走して運んで行く。肺と腎の気は本来上下に走行しており、故に腎気は上昇し、肺気は下降し、お互いに気を運び散布している。内では臓腑を養い、外では皮膚を潤す。

三、李東垣の『脾胃論』を読んで

　李東垣の『脾胃論』の中に記載されていることで、「歴観諸論、而参考之、人受水谷之気以生、所謂清気、栄気、衛気、元気、春昇之気、皆胃気之別名。元気充足、皆由脾胃之気無所傷、而後能滋養元気、若胃気之本弱、飲食自倍、則脾胃之気即傷、而元気亦不能充、由此諸病従生。」（歴史上の様々な医学を論じたものの中で参考となるものが数多くあるが、人は水谷の気を受けて生きているものである。いわゆる清気、栄気、衛気、元気、春に昇ってくる気、これらは皆胃気の別名である。元気が満ち足りていれば脾胃の気を傷つけるものは無く、さらに元気を滋養することができるものである。もし胃気が弱れば飲食それ自体が増えてそれが脾胃の気を傷り、さらに元気も補充されないこととなる。ここから諸病は生まれ生じるのである。）『内経・生気通天論』曰く、「蒼天之気清浄、則志意治、順則陽気固、雖有賊邪弗為害也。」（青い空の気は清く純粋である。人の精と神が地に対応し平衡を調整し天気の変化に順応するならば、陽気が固まって密となり賊風邪気があるといえどもそれらが人に害を加えることはない。）天気は、すなわち清く静かであることが尊いものである。人がいらいらしたりして妄動するならば、その清く静かな状態は乱される。これが病が脾胃から生まれるという理論の第一である。

　この古典の条文の意味は、人の気は天の気に通じ、それが陽気である。天候が順であり、天の気が澄んでいれば、人間の体の陽気も外からの侵入に対して堅固である。賊邪があっても害されることはない。もし天気が不順であれば、人々はいらいらして内では気が塞がり、外では鬱積する。又陽気は分散する。これは自然の摂理を知らないために自ら脾胃を傷つけて病となった例である。

『五常政大論』曰く、「陰精所奉其人寿、陽精所降其人夭。陰精所奉、謂脾胃即和、谷気上昇、春夏令行、故其人寿。陽精所降、故其人夭、此病従脾胃生者二。」（中国の西北の方角は高度が高く気候は寒いので、陰精が上に昇り気が乱れ漏れることはない。故に、その地方の人は長寿である。それに比べ中国の東南部は、標高が低く、気候は暑い。この様なところでは陽精は下降し気は消耗し散る。その様な地方の人は容易に若死するものである。この陰精が上に昇るという意味は脾胃のことであり、それが調和するということである。谷気は上昇し、季節は春から夏に対応している。故にその様な人は長寿である。陽精が降ればその人は若死する。これは病気が脾胃から生まれるという理論の二番目である。）

この古典の文で脾胃が和すとは、すなわち胃が運んだ津液を脾は上焦に昇らせ肺に至らせる。そして精気を四方に分布させ内では臓腑経脉を養い外では皮膚に衛気を送り、故にこの様な場合人は病に害されることなく長寿なのである。逆に脾胃に不和があると脾はその胃が吸収したものを運化せず、胃の気は下に流れるばかりで津液が動かない。気血は生まれず体をも養わないので若死するのである。

『六節臓象論』曰く、「脾、胃、大腸、小腸、三焦、膀胱者、蔵稟之本、栄之居也。……此至陰之類、通於土気。凡十一臓、皆取決於胆也。」（脾、胃、大腸、小腸、三焦、膀胱とは倉稟の本ある。栄気がここにある。……これ等は陰の類に属し土気に通じる。およそ十一の臓の作用は、皆胆によって決められる。）胆は少陽であり、春の気が昇るのに象徴される。春の気が昇れば、万物は変化して安定する。故に胆嚢の気が春に昇れば、そのほかの臓の気も胆に従って昇るのである。胆の気が体の上に昇らなければ、すなわち食事の後すぐに下痢する。もしくは腸澼（ちょうひ）となる。この病は一つのものから起こるのではない。これが病は脾胃から生じるという理論の三番目

である。この理論によると脾は輸送の官である。胃腸は水穀を受納し、三焦は水道を決瀆し、膀胱は水精の府である。故に、これらは皆倉稟の本であるといえる。脾は栄を蔵し栄の留まるところである。その名を器という。つまり物を生み出し変化させる場所である。脾臓は食物の糟粕を運化する作用がある。それらは五味と変わり五臓を養う。そして腐敗させられ、二陰（尿道、肛門）から排泄される。口は脾が開竅する場所である。その華は唇にある。それが充実した証は筋肉の大小である。「甘い」は土の五味である。「黄」は土の「五色」である。脾は陰中の至陰である。胆は中正の官であり、決断力はここから生まれる。肝の五志は怒。心の五志は喜。脾の五志は思。肺の五志は憂。腎の五志は恐。故に五臓六腑十一の臓腑の機能は皆胆によって決断されるのである。胆は春に昇る気であり春の気が昇れば天気が健康は安定し、昇らなければ病となる。

　また本論を引用してこの様に述べられている。「天食人以五気、地食人以五味、五気入鼻、蔵於心肺、上使五色修明、音声能彰、五味入口、臓於腸胃、味有所臓、以養五気、気和而生、津液相成、神乃自生、此之謂気者、上焦開発、宣五穀味、熏膚充身沢毛、若霧露之漑。気或乖錯、人何以生病、由脾胃生者四。」（天は人々に「五気」を供している。地は人々に「五味」を供している。五気は鼻から入り、心肺に蓄えられる。その気が上昇し顔面部に現れ、また五色に明るさや潤いを与え声をはっきり響かせる。また五味が口中に入ると胃腸に蓄えられる。消化吸収を経て、五味の精微物質は内では五臓に注ぎ五臓の気を養っている。臓の気が潤うと生化機能が生じ、津液が生じる。そして神気がこれ等の基礎の上に自然に生じてくるのである。ここでいう「気」とは上焦を開き五味も宣発させ、皮膚と全身の産毛を熏ぶし、霧や露の如く潤し満たす。気あるいは五行においてその乖錯（じょうさく）がある時、その人になぜ病気が生じるのか？

それは脾胃が病気となる第四番目の理論である。)
　この経典の文章は、飲食の不摂生が胃の陽気を傷つけ、いつも物事に対しての思慮が過度であると脾の陰気を傷つけるということを述べている。脾が傷つけられれば胃の中の穀物は五味とならず、胃は津液を動かして他の四臓を潤せない。胃が傷つければ、すなわち飲食物が消化されず口にも味覚がない。四肢は倦怠となり、心胸腹部は脹って一杯となる。吐き気がして食物を嫌う。あるいは食事をすればすぐにトイレに行き排泄する。あるいは腸澼となる。これは胃が傷つけられれば、脾も傷つけられるという顕らかな証拠である。脾胃の気が傷られれば、人を養う五気、五味は皆五臓六腑や四肢経脉に運ばれないため病気はそこから生まれるのである。

四、脾胃病を八綱で分類する

歴史上の『内経』、『傷寒』の各著作には、脾胃に関する病の記載がある。その中には陰陽、表裏、寒熱、虚実など、八綱に似た証がある。
　(一) 陰　陽
　『内経』太陰、陽明篇では、太陰と陽明を表裏とし、陽は天に属し、気は外を司り、陰は地に属し、気は内を司る。もし賊風の虚邪に犯された場合には陽はまずそれを受ける。一方、飲食の不摂生や生活のリズムが悪い場合には、陰の部分がまず邪気を受ける。次に陽が邪気を受けるとそれは六腑に入る。陰が邪気を受けると五臓に入る。もし六腑に邪気が入れば身熱があり体を横になりたがる。上焦にそれが至れば喘息のような症状になる。一方、邪が五臓に入ればその邪気は一杯になって気が閉塞する。そして下焦では飧泄（サンセツ）や腸澼となる。また「喉」は天の気を司り、「咽」は地の気を司る。陽は風の気を受ける。陰は湿気を受ける。陰気は足から上に昇り頭に至り下降し、臂を循り指に至る。陽気は手から上行して頭に至り

下行して足に至る。故に、この陽病は上行し極まれば下行する。陰病は下行し、極まれば上行する。故に風邪に傷られたものは体の上の方から侵される。湿邪に傷られたものは体の下の方から侵される。

(二) 表　裏

『傷寒論』曰く、陽明病は中風から伝来してきたものと、傷寒から伝来してきたものがある。それは食事をとれるかどうかで辨証する。もし穀物を食べられる中風の場合は風邪が伝来してきたものである。風は陽邪に属する。陽は穀類を消化することができるので食欲がある。一方、穀物を食べられないものは傷寒から伝来してきたものである。寒邪は陰邪である。陰は穀類を消化できない、故に食欲がないのである。陽明病には内証と外証がある。潮熱自汗があり、大便のないものは内証である。身熱があり、汗がたらたらと出て悪寒が無くて熱を嫌うものは外証である。陽明の悪寒はついには表証になるが、陽明の腑病に至ると悪熱となる。

(三) 虚　実

『内経』曰く、足太陰脾経と足陽明胃経は中央に位置し表裏関係にあり、十二支等は戊已土に属する。この表裏関係が温かくよく和しているとうまくいっている。すると水谷は簡単に腐熟し、その精微は運化され諸経を潤す。もし飲食の不摂生があり、あるいは冷たいものや生物を食したりするとこの関係が傷つけられる。あるいは思慮が過度で激しすぎたりすると食物の精微は散布しなくなる。又水谷の精微それには虚の状態と実の状態がある。「虚」であれば寒を生じる。「寒」であれば四肢が挙上せず、飲食物が消化されない。よくげっぷをし、酸性の産出物が口中に出る。あるいは食事をするとすぐに嘔吐をする。突然食欲が無くなる。腹痛があり腸鳴がする。時々溏泄（食物残渣便）がある。四肢が抜けるように重たい。常に思慮が過度であり、人の声を聞きたくない。何か食べ物が足りなくてお腹

が減っているような夢を見る。脉が沈、細、軟弱なものはすべて「虚証」に属する。これに対し「実」のものは実すれば熱を生じる。「熱」があれば前胸部が胸騒ぎし悶々とする。唇が乾き、口の中も乾く。微熱があり、頬が痛む。体が重く腹が脹る。よくお腹が減り、よく瘈（泣き入り、引きつけ）がある。甚だしきものは舌根部が腫れて引きつける。口腔内に瘡を生じる。音楽や楽曲の夢を見る。四肢がだる重たい。動きたくない。脉は、緊、実、洪、大である。これは「実熱」の証である。

（四）寒　熱

『内経』曰く、脾胃が傷ついた病は必ずその病は高い位置にあり、喘を伴う。身熱があり、いらいらする。呼吸が荒くなり、時々咳が出る。鼻息の調子が悪く、体がだるくて横になりたがる。手足がだるく動きたくない。天気によって症状が変化する。これ等は皆、胃の元気が傷ついたものである。皮膚に手を触れれば高熱が必ずあるはずである。臍には動悸があり、按圧すると力無く中空で痛むかも知れない。胃中の熱はよく水谷を消化しすぎるので心悸を起こし、よく飢えさせる。臍より上に熱を発し、腸の中に熱があれば粥の様な黄色となる。臍以下が冷え上がり、胃の中が冷えると腹が脹り痛む。腸が冷えると腸鳴があり、食事が終わるとすぐに下痢となる。胃中に熱があり、腸中が冷えると食事の後すぐ溏便（未消化便）が出る。胃中に寒があり、腸中に熱があるものは腹が脹ってすぐ下痢する。

五、診　断

<u>望色診</u>　脾病は鼻は紅く、顔色は黄色い。胃病は顔面が熱くて唇が乾く。舌苔は乾いていて白、あるいは薄黄である。

<u>聞声</u>　呼吸は短く速い。声は無力で沈んで滑らかではない。口は腐った卵のにおいがする。

<u>切脉</u>　脾胃は右の関脉が司る。脉中の力は中程度緩で、短である。これを不病の脉とする。

　もし弦脉であれば、風邪に傷られたものである。

　もし沈細脉であれば、寒邪に傷られたものである。

　もし滑緩脉であれば、湿邪に傷られたものである。

　もし洪大脉であれば、熱邪に傷られたものである。

　もし渋脉であれば、燥熱に傷られたものである。

　脾病で脉が遅のもの、胃病で脉が緩のもののうち、もし雀啄脉で屋漏脉で水がぽたぽた落ちるような脉のものは皆熱証に属する。

六、治　法

　およそ脾胃が病になると、必ずまず肝臓と心臓の両臓の虚実も診察する必要がある。もともとこれらの相生と相克は肝は脾を克し、心臓は脾臓の母でもあるからである。肝気が旺盛なものは脾を抑え込み衰退させる。心気が傷ついたものはこれを補し平均化する。もし肝と心の両臓の関係が良い状態下において、脾胃に病気が生まれたものは労働による疲労で脾胃が傷ついているからである。治療方法は当然それを温養する。まず補腎を行い、中焦も補い、少陽の相火を盛んにする。もし水谷が釜の中にありその釜の底に火がないならば、すなわち水谷は消化されない。つまり腎は胃の関である。補腎すればその本を治すことができる。それでもって健脾和胃作用を引き出し、飲食をコントロールし、適当な寒温の治療方法を用いてその標を治す。

（一）処　方

　外感病を患ったときに臓腑の背部「俞」穴を選んで用いるのは、背部俞穴は経気が注ぐ部位であるからで「陽から陰を引く」という治療である。

一方、内証で病となったとき、臓腑の「募」穴を選んで用いる。募穴に経気が集まっているからである。つまりこれは「陰から陽を引く」という治療である。

飲食や労働の疲れから病になったときには、脾胃や腸の本経の穴位、それと局所の穴位を用いる。それとそれぞれの症状によって配穴する。

（二）用　穴

膈兪、肝兪、脾兪、胃兪、腎兪、巨闕、期門、章門、中脘、関元穴。

例えば、この配穴に加えるに肝気が強いものは行間を瀉す。心気が損傷しているもは少衝を補す。

三脘（上、中、下）、気海、天枢、内関、足三里。

例えば、脾胃が衰弱しているもの、食欲不振のもの、消化不良を起こしているものは、これに気衝、大都を加える。

例えば、胸がいっぱいになり食を嫌うもの、ゲップが出て大便が出ないものは、関元、三陰交を加える。

例えば、腹痛があり腸鳴があり下痢するものには、公孫、然谷を加える。

（三）穴位の解釈

上脘　一名を胃脘といい、胃に属し脾に絡む。胃の上口にあり噴門に位置する。効能は健脾和胃、胃痛と吃逆（しゃっくり）を止める。

中脘　ここはまたの名を太蔵といい、胃の募穴で六腑の会である。胃の中の陽気を強くし、水谷の精微を腐化する作用がある。更に中気が集まる所である。故に中気を調節し鬱を解き、肝と脾を和ます作用がある。

下脘　この穴は小腸と接しているところである。六腑の気を主治し、冷えると谷気が消化されない。

気海　一名を丹田といい、丹田は人の根本である。元気の在るとこ

ろである。人が生きていくうえで気がまず必要である。故に、またの名を丹灶という。ここに補法を加えると、元陽を強くして、陰を和し、脾胃を温め養う作用がある。

<u>天枢</u>　大腸の募穴であり、またの名を腹の気街という。作用は腸と胃を通して気化作用を強め気を巡らせる。

<u>内関</u>　手の厥陰心包経の絡穴である。その別走するものは手の少陽三焦経に行く。心熱を下げ胸の鬱熱をとる。水道を調節して下降させる。

<u>足三里</u>　胃に絡み合土である。または土中の真土である。故に脾陰と胃腸を温める作用がある。清を昇らせ濁を降らせる作用がある。更に、痰を出やすくして気滞を解く。

<u>気街</u>　一名を気衝ともいう。足三陰が通る重要な穴位である。足三里に合し、水谷の海となる。食欲不振、消化不良に対してここを専門的に用いるとよい。

<u>関元</u>　一名を血海という。またの名を子宮、もしくは三結交ともいう。小腸の募穴である。足の三陰の経脉と任脉の会である。五気の根元、男は精を蔵し、女は血を蓄える。臓腑の精血の損傷等の症状に皆特効作用がある。

<u>章門</u>　脾経の募穴である。またの名を臓の会、足の少陽と厥陰の会ともいう。五臓と胃腸を調整し、胸のつかえや腹の脹り、煩悶を除く。さらに、飲食を増進させる作用がある

<u>三陰交</u>　肝、脾、腎三経の交会穴である。脾を補す作用の中に、肝陰と腎陽を補す作用がある。気血を一度に両方補すことができる。さらに、陰虚労損の要穴である。

<u>公孫</u>　足の太陰脾経の絡穴である。足の陽明胃経に別走する。胃が虚して食事が食べられないものや、腸が実して切るように痛む。それらに適当な補瀉を加えれば胃腸が調整される。腸鳴や下痢に対し

て大きな作用がある。

<u>大都</u>　脾の脉気がここで留まり栄火となる。直接脾胃を温め養うことができる。水谷を運化し全身を濡養する。

<u>然谷</u>　腎経の火穴である。火は土を生むことができる。腎中の少陽の火を助けることができる。水谷を腐熟させ、脾胃の運化を促進させる。

<u>行間</u>　足の厥陰肝経の栄火穴である。肝経の実を瀉し、肝木の横逆を抑制することができる。

<u>少衝</u>　手の少陰心経の井木穴である。木は火を生み、心気の虧損と神経衰弱を補うことができる。

（四）手　法

　虚するものにはこれを補し、実するものにはこれを瀉す。寒邪にはこれに置針し、熱邪にはこれを即刺即抜する。虚でもなく実でもないものには経にこれを取る。陥凹するものにはそこに灸をする。置針は３０分行う。

小　結

　脾胃は人体の倉稟（そうりん・食物倉庫）であり、後天の本であり、水谷の海であり、生化の器であり、気血の源である。五臓六腑、十四経脉、四肢百骸（ししひゃくがい・体全体の意）、体の中でこれに頼らないで養われるものはない。故に、人生で守るべきは脾胃を健康にすることである。

　その要は陰平陽密にあり、気血は皆これを和し経脉を通調し、内では五臓六腑を養い外では筋骨皮肉を養う。その具体的方法は飲食は甘いものや脂っこいものを避ける。さらに温かいものでも熱々な物は食べないで、冷たいものでもキンキンに冷えた物は食べない。温度は中くらいが宜しい。

生活にリズムをつけ労働と休憩も適度に行う。何事も考え過ぎることをやめて、内では七情によって起こるイライラや憂鬱を抑え、外では六気の侵襲を防ぐ。もしこの様に行えば、その体を保つことは神の如くであると言え、長生きして天寿を全うすることができる。

中風十三治を論ずる

　中風（脳血管障害）という病は、例えば強風が吹き荒れる暴風雨の様なものである。突然発病し、その症状の変化は無限である。その勢いは凶暴であり生死を決めることもある。この病の規模は巨大で重篤である。人生でこの様な酷い目に遭う人はそう多くはないであろう。その発病は老人に多く、次に中年に多い。いったんこの病を患えば、患者の持っていた高尚な深い学識も精巧なる技能もすべて一瞬の間に無と化す。すなわち幸運にも生命の危険を脱しても半身不随となったり、ついには人体の自由を奪い去ってしまう。

　王楽亭先生は中風病の発生について、その考えは基本からはずれることはなかった。例えば、陰陽が偏勝しているとき気血が逆乱して起こるのである。肝風妄動や痰気が積み重なり塞がれて体の本が虚して標が実している状態、上盛下虚の症状である。その原因を求めると、すなわち肝腎二つの臓器の密接な関係にぶつかる。しかしその主なものは腎である。腎陰の虧損の状態では肝木を潤さず、その状態のままでは肝陽が偏抗し、五管器の正常な働きが体の上部でじゃまされ目の前が真っ暗となり意識不明となるのである。中医の考え方では肝は剛臓なので、その性格は上方向や外方向に伸び伸びするものである。そして腎水の滋養に必ず頼る。でなければ肝陽は上逆し、逆すれば巔疾（てんしつ・頭部疾患）となる。まさに『内経・調経論』の云う、「血之与気併走於上、則為大厥、厥則暴死、気復反則生、不反則死」（血は気と共に上に昇り、大厥となる。厥とは、突然目の前が真っ暗になり死ぬことである。胃気が再びあれば生きるが、無ければ死ぬ。）これはまさにこの病気に至るまでの主な根本を説明している。但し、七情が煩労してもまた中風を誘発する。例えば『内経・生気通天論』では「陽気者、大怒則形気絶、而血菀於上、

使人薄厥」（陽気は怒り狂うと上逆し、それに伴って気も昇り瘀血となり積み重なる。そして軽い厥証となる。）また「陽気者、煩労則張、精絶辟積、於夏使人煎厥。」（人体で労働によるストレスが過度であると陽気はかえって盛んになり、外部の皮膚等が脹ってくる。また陰精は消耗されるのが度重なると陽気ばかりが盛んになり、陰が少なくなるので夏になると気を失い人事不省となる。つまり煎厥である。）まさに腎陰虧損によって肝の経絡が偏盛し、盛んとなれば簡単に怒る。怒ると気は上に昇ぼり脳を衝く。または生活にリズムが無くストレスが過度となり、真陰を消耗すると肝陽は上逆となり中風を発病する。

　中風に関する病名は、歴代の医学著作、例えば『針灸甲乙経』、『難経』、『傷寒論』、『金匱要略』、巣源方の『諸病源候論』、『備灸千金要方』、『外台秘要』等の書にすべて記載がある。しかし、それらはすべて外風のことを述べているのである。『傷寒論』には、ただ六経の証がある。当然これもまた外風から考えられたものである。金元時代に至ってから以後には「外風」、「内風」、「真中」、「類中」の観点から論じられたものが出てくる。

　金元四代医家の劉河間は、中風で癱瘓の者は外からの風邪ではないとしている。よく言われるのが肝火を抑える作用が悪くなったため、心火が突然盛んとなり腎水が衰虚して制御できなくなったものである。李東垣は中風のことをこれもまた外来の風邪ではないとして、元々これは気病であるとしている。あるいは憂鬱や喜びや怒りがその気を傷ったものも、多くはこの病気となる。年少の者や、あるいは太った者もまたこの病となる。それは体だけが旺盛になり気が弱っているので病気となるのであるとしている。朱丹谿は、中風の原因は脾が湿であふれ痰を生じると痰が熱を生むので起こるとしている。したがって熱は風を引き起こすと解釈している。

明や清の時代になり、中風に対し更に多くの考え方が提示された。王履は、中風には「真中」、「類中」の違いがあるとした。喩嘉言は、中風は一人の体の上に同時にその風、火、痰の三つの邪気があるとしている。風邪は外から侵入するが、体の中にも必ず邪気はあるとしている。葉天士は、精血が消耗し水が木を養わないので肝陽が偏抗する。体の内に内風が起こるとしている。以上は諸家の中風に対する論述であるが、さらに明らかに内在的なものに主要な要素があることを指摘している。

これを総合的にみると、『傷寒論』や『金匱要略』等の書の中でいわれる「中風」とは後の時代で言われる真中風のことである。金元諸家が中風を論じるときに火邪によるもの、痰によるもの、気によるもの、及び葉天士の陰虚風動によるもの等など、これらの中風は後の人々は類中風と呼んだのである。

漢、唐の時代以降、風邪を外から受けたものも又内生したものもすべてが中風と呼ばれた。金元時代以降になって初めて「内外の風邪」を分けて論述した。これらのことから、それぞれの医家が中風を論じるときには名前が同じでも証が違うのである。更にこれらを病名だけで一緒に述べてはいけないことがわかる。故に「中風」、この二文字は広義の論述としてただ脳卒中だけを指して述べているのではない。卒中、暴厥、目眩、昏僕の病は、すなわち『内経』の云うところの大厥、煎厥、薄厥のことである。これらはまさに後世の医家が類中という病の解説の範疇と符合する。

中風の病の発生のしくみは『素問・王机真蔵論』曰く「春脉如弦、……其気来実而強、此為太過、太過則令人善忘、忽忽眩冒而巔疾。」（春の脉は例えるなら琴の弦のようである。その気の去来は実で更に強い。これは太過という。太過であれば人によく物忘れさせる。ボーとして目眩がして、巔疾となる。）三厥の叙述と中風の間には密接な

関係がある。それらと腎陰の損傷、つまりこれが肝風内動の内在的要素であるが、これらと病気を発生させる原理が符合する。

　ここで歴代の各医家の中風の文献と関係のあるものを復習すると、漢、唐以降の医学文献からは『素問』の三厥という病名を見落としてはならない。この間違いを重ねて犯さないように注意しなければならない。つまり『金匱要略』や『針灸甲乙経』から始まった『千金要方』や『外台秘要』などの間違いを受けて「中風」という概念をそれらと混同してはならない。

　金元時代になって初めて「内風」という認識が広まった。これは中風の病の認識の大きな折り返し地点といえるであろう。明、清時代の喩嘉元と葉天士、この両家の中風の病の病機の認識は更に一歩進んだものとなっている。実際には『素問』の三厥に対する論述はかなり詳しく論じられている。それらと現代医学の脳血管障害の描写はお互いにかなり類似している。

　後世の人々の多くには、内経の注釈家のはっきりとしない解説に知らず知らずのうちに迷わされてしまっている人もいる。そして、ついには古い時代の人の卓越した病に対する見解などは歴史の大波にのまれ失われてしまっており、その本当の意味が正確に伝わっていないといえる。これはおおいに嘆かわしい事である。現在では既にこの「三厥」が内風により意識不明となり倒れる病であることが証明されている。更に、古代の医学古典の原理が非常に精巧なものであり、正確なものであることを知ることができる。これらの概念は俗世を超えて聖なる学問の領域であるといえ、漢、唐時代以降の者でなければその実像を知ることができないものである。金、元各家の時代の著作を読んでから喩嘉元、葉天士等の名医の著作を読めば、これ等の著作は我々の様な後学のために実際の臨床に見合った「光り輝く治療の道」を指し示しているといえる。

一、中風十三治の構成する穴位はどのように形成されたのか？

中風は、「真中」と「類中」の二つに大きく分類することができる。真中は外風から起こる。類中はすべて内風から起こっている。歴代の文献を分析し整体観念と臨床実践をあわせて考え、四診と八綱など辨証論治の基礎の上に立って真中風の証や類中風の証に対し十三の穴位を運用する治療法を中風十三治と呼ぶ。

中風十三治は、王楽亭老中医が５０年の針灸治療経験、つまり星の数程の多くの治療や手探りで治療法を模索したものなどの治験を経て完成したものである。各種中風の患者に対して有効な穴位を探し出し、それらをどんどん繰り返し使用し帰納しその効果を判定し、正確かつ合理的にこの十三の配穴処方を生み出したのである。

二、中風十三治の内容及びその適応症

（一）針灸で中風及びその他の病気を予防する

人が未だ中風になっていない時、一ヶ月から二ヶ月前に、あるいは三、四ヶ月前に手の親指や人差し指が何の前触れもなく急にしびれる。あるいは足がだるく麻痺する。よくよくこれを解析すると四肢のしびれた側が中風を患う兆候である。例えば以上のような状況が無くても高血圧の人は突然頭がふらつく場合にもこの方法で予防することができる。あるいは滋陰益肝腎の中薬を用いても元陽を守ることができる。

これ等は私の臨床経験から正確に選び出されたもので、手の穴位は肘を越えることなく、足の穴位は膝を越えることなく、井、榮、兪、原、経、合の六つの穴位、すなわち曲池、合谷、内関、陽陵泉、足三里、三陰交である。これらの穴位によって陰陽を平らかにし、臓腑を和

し、気血を調整し、経絡を通じ、効果を上げるのである。この六つの双穴を手足十二針と名付ける。まず針は健側へ刺し、その後に患側に刺す。手技はまず補法をした後に瀉法を行う。置鍼は３０分行う。この針法を用いて疾病を予防する。症状があればそれに針をする。隔日に針を行い、７回を１クールとする。そして予後を判断する。

　灸法で各疾病を予防するのは、気海、関元の二穴である。

　春夏の境目に灸を気海にする（一名を丹田という。丹田とは、すなわち人体の囲炉裏【いろり】（熱源）である。それは陽虚証を補すことができる。陽虚証とは気火の不足をいう。）毎日灸を７壮、７回を１クールとする。夏秋の境には関元に灸をする（一名を血海といい、その穴位が下腹にあるため、男はここに精を蔵し、女はここに血を納める。故に血海と呼ぶ。）それは陰虚を補すことができる。陰虚とは精血が傷ついたものである。ここで気海、関元の二穴を用いると人間の真陰と元陽を補い調節しそれにより疾病を予防したり体を強壮にする作用を引き起こす事ができる。又毎日灸を７壮、７回を１クールとし毎年、春と秋の二つの季節にここに灸を常にしていると更に寿命を延ばし人を長寿の域へと導く事が出来る。

　（二）中風（脳血管障害）の知識と経験

　真中風は外風である。中経絡のもので昏睡して倒れることはない。神志（意識）ははっきりとしている。

　類中風は内風である。中臓腑のもので、突然倒れ人事不省となる。その内でも精血が傷ついたものは風邪が臓にあたる。舌がこわばり言葉が出ない。半身不随となる。手足が拘縮し、痙攣する。これは陰証に属する。また気血虚衰のものは風邪が腑にあたったものである。二便がつまり塞がる。半身不随があり手足は麻痺する。これを陽証とする。

　左半身不随は肝腎のあるところ、肝は血を蔵し、腎は精を蔵する。

肝は筋（すじ、腱）を主し、腎は骨を主す。精血が損傷すれば、筋骨を養えないので半身不随となり運動障害となる。

右半身不随は肺脾のあるところ、肺は気を統括し、脾は統血する。肺は皮肉を主し、脾は肉（筋肉）を主す。気血が虚衰すると皮肉を充実させることができないので、半身不随となり麻痺するのである。

　左半身不随の患者の多くは言語が障害されない。重いものは吃音（きつおん）となる。

　右半身不随の患者の多くは言語が障害される。重いものは話せなくなる。

　外中風　やや気虚体質で体が弱っており、営衛が失調し、腠理が密でなく、それに邪が虚に乗じて入ったものである。
絡脉にあたったのものは顔面神経麻痺となる。経絡にあたったものは体の麻痺が重く無力である。ひどいものは半身不随となる。

　内中風　多くのものは真陰の損傷により内熱がひどくなる。熱が極まると風邪を生み津液を煮詰め固まらせて痰とし、これらが経脉を塞ぎ半身不随となる。言語ははっきりせず、ひどいものは話せなくなる。

　中風で舌がこわばり話せないものは、啞門、中衝を加え、瀉法を用いる。

　中風で舌に力が入らず話せないものは、風府、関衝を加え、補法を用いる。

　半身不随で手が伸びないものは、少府、中渚を加える。

　半身不随で手が握れないものは、外関、支正を加える。

　足関節が内反するものは、丘墟、申脉に補法を用い、商丘、照海に瀉法を用いる。

　足関節が外反するものは、解谿から中封まで透刺し、崑崙から太谿まで透刺する。

中風の後遺症で、人に会えば笑いが止まらないものには、神門を加える。

中風の後遺症で、人に会えば泣いて止まらないものには、少衝を加える。

1．「中風の閉証の外観と症状」

突然に昏倒し、叫びを押し殺したような声を発し歯を食いしばって、顔面は赤く、呼吸は荒い。痰鳴があり、手は握ったまま、二便は閉塞し、脉は弦で力強く滑実である。

<u>治法</u>　開関通竅、泄熱降痰を用いる。まず鋒針で、百会、四神聡、手の十二井穴から瀉血する。その後に人中に瀉法を用い、風府、頬車、合谷、労宮、太衝、湧泉に補法を用いる。

2．「中風脱証の外観と症状」

突然昏倒し、人事不省となる。顔面は蒼白となり、目は閉じている。口は開き、息が詰まる感じ、自汗、四肢や体が冷える。脉は微細で無いようである。もしくは無脉である。

<u>治法</u>　回陽固脱、温腎復脉を用いる。まず神闕（一名を、生門）にお灸をする。人肌に温めた塩を臍に平らになるまで埋める。その上に生姜片を用いてその上を覆い、大きな艾柱で数十壮から百壮お灸をすえる。また灸を気海、関元、二穴に大きな艾柱で数十壮から百壮お灸をすえる。そして体温と脈が復活するまで行う。もし効果が無ければ救急病院に搬送する。

<u>上述した脱証</u>　例えば顔面蒼白が現れ、汗が雨のように流れ、四肢が冷えあがる。例えば目を閉じている場合は肝の気が絶しようとしている。口を閉じている場合は脾の気が絶しようとしている。息が詰まるような感じ、あるいは痰の音がしているのは肺の気が絶えようとしている。手が空中をまさぐっているのは心臓の気が絶しようとしている。尿が漏れているのは腎の気が絶している。もしこの様

に一つ二つの気が絶しているようなら救うことができるが、もし五臓すべての気が絶して無脉なら必ず死を招く不治の病である。

3．真中風と中経絡

（1）風中絡脉

症状の軽い型　症状は発熱悪寒がある。顔面神経麻痺があり口の端から水が漏れる。眼から涙が出て止まらない。咀嚼できない。

<u>治法</u>　健側に針治療を行う。

<u>用穴</u>　人中、承漿、地倉、頬車、顴髎、陽白、四白、大迎、合谷を用いる。

症状の重い型　症状は口の歪みが激しく、涎が流れ飲んだものが口の角からもれ流れる。タバコを吸えず、公園等の水などを吸い込むこともできない。眼を閉じることができず、涙が止まらない。顔面の半分が麻痺し硬くなっている。食べたものが口の内に留まる。舌尖部は歪曲している。額の皺はできない。

<u>治法</u>　瘀血を散らし絡脉を通じる。汗を出し風邪を散らす。

<u>用穴</u>　陽白から魚腰を透刺する。四白から承泣を透刺する。太陽から顴髎を透刺する。攅竹から絲竹空を透刺する。地倉から頬車を透刺する。口禾髎から巨髎を透刺する。曲池、合谷、列缺を用いる。

（2）風中経脉

症状の軽い型　症状は頭が重く脚が軽い感じがする。半身が重く麻痺し無力である。歩くと斜めに傾き始める。あるいは半身不随となり他の症状はない。

<u>治法</u>　気血を調え、経絡を通じ、風邪を除き、運動機能を向上させる。

<u>用穴</u>　曲池、内関、合谷、陽陵泉、足三里、三陰交を用いる。先ず健側に針をし、その後患側に針を行う。手技は先ず補法を行い、その後瀉法を行う。

「**症状の重い型**」　症状は頭がふらふらし口が歪み、顔が赤く眼も

赤い。言語は吃音があり滑らかでない。半身不随がある。

<u>治法</u>　頭と顔の風熱を下げ、気血を調え経絡を通じ、風邪を除き、運動機能を高める。

<u>用穴</u>　百会、風府、風池、肩井、肩髃、曲池、合谷、列欠、環跳、委中、陽陵泉、絶骨、丘墟、太衝を用いる。針は患側に行う。手技は先ず瀉法を行い、その後に補法を行う。

　風邪が経絡にあたったもので軽重両方の症状がみられる患者には、２種類の配穴を交代で用いる。置針は３０分行う。

４．類中風で中臓腑の場合

　病因病機は、過度な労働や怒りによる鬱が腎陰を損傷し、水が木を潤さなくなり肝陰虚弱を引き起こし、肝陽が偏勝し上焦に風火が結してあおられる。病は肝風内動から起こっている。

（1）風邪が陽の腑にあたったもの

「症状の軽いもの」　手足にあらわれるものが多く、頭がふらつき、眼の視野にゴミの様なものがちらつき、口が苦く舌が渇き、言葉は吃音となり喋りは流暢ではない。半身はしびれ手足の麻痺がある。

<u>治法</u>　肝陰を滋養し脳の熱を下げ、胃腸を調え気血を増やし肢体を強くする。健康を回復させる。

<u>用穴</u>　百会、風府、中脘、章門、曲池、内関、合谷、足三里、陽陵泉、三陰交を用いる。

「症状の重いもの」　食欲がない。二便が塞がる。六腑が不調で、腸と胃が虚弱で消化不良がある。そのほかの症状は上記の「症状の軽いもの」と同じである。

<u>用穴</u>　背部の六腑の背部兪穴に対して針刺する。先ず健側に刺し、その後患側に刺す。手技は補法を用いる。

（2）風邪が陰の臓にあたったもの

「症状の軽いもの」　邪の多くは九竅に留まり、陰虚陽実である。

内傷から起こる。言葉は吃音があり流暢ではない。口や目は何か空中を見てぼーとしている。半身が痺れ動きにくい、手足は拘縮し痙攣する。上肢は挙上できない。下肢は強直する。これらは陰虚で体が弱っているためであり、五臓が虚衰しているものである。

<u>治法</u>　従陽引陰法を用いる。

<u>用穴</u>　背兪穴の五臓兪、膈兪を用いる。

「症状の重いもの」　舌が強ばり喋れない。口から涎が流れ落ち、椅子に立ったり座ったりすること、寝返りをうつなどは他人の介助が必要である。その他の症状は軽いものと同じである。

<u>治法</u>　陽虚があり気弱で五臓が虚衰し、それが原因で全身を栄養できない。これに従陰引陽法を用い、内臓の募穴を使用する。

<u>用穴</u>　巨闕、中脘、関元、中極、中府、期門、章門、京門、天枢を用いる。舌が強ばり喋れないものには、唖門、中衝を加える。舌に力が入らず喋れないものには、風府、通里を加える。

5．陳旧型

中風の後遺症である。長く治療しているが治らないもの。患ってから年を重ねて長くなっているもの。気血瘀滞し経絡が通じないもの。上肢が軟弱であり肩が前方に挙上できない。肘関節が屈伸できない。手で物を持てず握れない。下肢が拘縮し引きつけ強直し無力で行動困難である。

<u>治法</u>　気血を調え経絡を通す。その後、筋骨を強壮にして関節を動かす。

<u>用穴</u>　風池、肩井、肩髃、曲池、尺沢、合谷、中渚、環跳、風市、陽陵泉、陰交、絶骨、丘墟、太衝を用いる。午前中は健側を針刺し、午後は患側を針刺する。手法は補法を用いる。

6．頑固型

中風の後遺症の治療が適当でなく治療日数ばかりが増えたもの。

大きい筋は軟らかく短く、短い筋肉は弛緩し長くなる。肩関節に力が入らず肘は痙攣し腕は下垂し手を握りしめ、股、膝、内・外果は強直し脚は内反し尖足道を歩くと両足の長さが違うように歩く。また足を引きずって歩く。

<u>治法</u>　皮、脈、肉、筋、骨を貫通させ、筋を緩め、関節を動かす。

<u>用穴</u>　針を肩髃から臂臑に透刺する。腋窩横紋前端から後端に透刺する。曲池から少海に透刺する。外関から内関に透刺する。陽地から大陵を透刺する。合谷から労宮を透刺する。環跳から風市を透刺する。陽関から曲泉を透刺する。陽陵泉から陰陵泉を透刺する。絶骨から三陰交を透刺する。崑崙から太谿を透刺する。太衝から湧泉を透刺する。丘墟から申脈を透刺する。

　私は以前に中風の原因は腎の気の損傷であると考え補腎という治療方法を用いていたが効果は満足を得られるものではなかった。そこで更に一歩研究を重ね関係文献を調べた後、歴代の医家の指摘でもある補腎は補脾には及ばないという一言が、非常に道理のある理論であることに気が付いた。併せて臨床においても理想的な効果を得ることができた。というのも脾胃は後天の本であり、また五臓六腑の根っこだからである。人の生命や体の健康は必ず水穀の精気が内では五臓六腑を潤し、外では皮脈肉筋骨を栄養している。もし脾胃を補し飲食が増加したなら全身が強くなるので、この点が補腎という方法よりもかなり勝っているといえる。

　この十三条の治療方法は、脾臓を補して胃腸を調和させるものに用いるのである。

<u>用穴</u>　上脘、中脘、下脘、気海、関元、天枢、章門、内関、足三里、三陰交。

<u>手法</u>　捻転法で補法を行う。置針は３０分。

病期の長い体の衰弱した患者や筋肉がやせ細ったものにはすべてこ

の方法を用いてよい。そして更に長く置針し６０分間置いておく。
高血圧症には中風を予防する方法を付け加える。

<u>体の形</u>　まず体つきが太っている。肩が広い。首が短い。これを「中風体質」という。

<u>症状</u>　頭がふらふらして目眩がする。胸がむかむかして心悸がある。イライラしてすぐに怒り出す。睡眠障害があり夢ばかりみる。食欲が無く二便が不調である。脉象は左の関脉が弦、引きつれた様でかつ動である。右の関脉が虚で弱で無神である。

日常生活の中では仕事と休みを適当に行い、性生活を慎み、極端な空腹感や極端な大食い、タバコや酒、脂っこい食べ物を禁止する。部屋の温度も適度に保ち、感情も適度に平衡を保つ。

肝、脾、腎、各三臓を補して調整し、毎年立秋のときに関元穴へ灸を始めて合計５００壮行う。毎日、１５壮ずつ行なってもよい。滋陰潜陽、平肝健脾を目的とする。

<u>用穴</u>
　　第一方　百会、風府、大椎、身柱、天柱、大杼。
　　第二方　五臓兪に膈兪を加える。
　　第三方　手足十二針。
　　第四方　老十針。

以上の様な針法、灸法を用いることによって臨床において中風を予防することができる。

臨床から中風を分類すると中経絡と中臓腑の二つの種類に分けられる。中経絡は中風の中でも真中と称され症状は比較的軽く、その発病は比較的ゆっくりである。気絶して倒れるような症状はない。ただ半身の麻痺と痺れ、運動障害、顔面神経麻痺、言語障害が現れる。一方中臓腑の病勢は凶暴である。突然気を失い倒れ人事不省となりいびきと痰鳴がある。多くは突然、怒りの感情を暴発させたり、

酒を飲んだ後、イライラしたり疲れたりしたものでこれ等酷い状況の下で発生する。この時、往々にしてその生命は失われる。

臨床上の観察から中風になり既に治ったもの、また中風が再発したものの多くは、目の前が真っ暗になり倒れ人事不省となる。これが新しい病気でも、古い病気でも、突然血性の嘔吐物を吐き出す。あるいは脱症が出現すれば五臓の絶象である。気を失って倒れた後、目を閉じ、口を開け、手で何かをつかもうとしている動作をする。雨のような汗、痰の音がのこぎりを引く様な音で漏れ聞こえる。尿を泄らす等の症状があれば救急でも救うことはできない。

病人の左腎の陰の損傷は右半身不随を引き起こし、右の腎の陽が敗られたものは左の半身不随を引き起こす。右半身不随の多くは言語が障害され、軽いものはどもったりたりする。重いものは喋れない。男子は失うこと、つまり腎陰を失い労損から病となる。女子は変化によって病となる。つまり、多くは肝鬱気滞から血瘀となったものが患う。

中風には左と右の中風がある。左半身には肝と腎がある。肝は血を蔵し、腎は精を蔵する。肝は腱を主し、腎は骨を主す。精と血が消耗すれば腱や骨は栄養されないことにより半身不随となり動かなくなる。

一方、右半身は肺と脾がある。肺は気を統括し、脾は血を統括する。肺は皮膚を主し、脾は筋肉を主す。気血が虚衰すれば皮膚と腱や肉は満たされず半身不随となり、感覚も無くなるのである。

死血が凝固したものは「癱」となる。湿痰があって気の力が弱いものは「瘓」となる。治則から述べると、滋陰養肝腎、蓄蔵精血、健強筋骨で左の癱を治す。肺脾をあたため陽を強め肺と脾の気血を運び変化させ皮肉まで運び滋養する等の治則で右の瘓を治す。

中風の治療は、病症に基づいて十三種の配穴の中から適当なもの

を選んで用いる。併せて関元に合計で５００壮の灸をすれば予後は更によい。というのも関元は人の根本であり、またそれは肝、脾、腎、三臓の気が集まるところであるからである。そして精血が貯蔵されるところであり五気の真元があるところである。男子ではここに精を蔵し女子ではここに血を蓄める。故に別名を下紀とも呼ぶ。五臓の病はここに対応し主治する。

臨床や長期にわたる観察から、以下の素質を備えたものがよく中風を発病する。

１．卒中体質　年齢は５０歳前後で体は太っており、顔面は赤く息が荒い。肩はひろく頸が短い人。

２．硬化体質　体は痩せており顔面は黄色く息は荒くない。これらは脂肪が欠乏している人。

３．平素からたばこや酒を嗜好し食べ物も脂っこくしつこい味のものを好む人。

４．その家族の祖父母、及び父母の人のなかで中風を患ったことのある人。

５．色欲が過度で七情が傷つきやすい人。

６．真陰が損傷し肝陽上亢となり、気滞血瘀となっている人。

７．年老いており気血が虚衰し、元陽を守ることができない人。真陰がいつの間にか消耗していたような人。

８．女性で独身でいる年数が長く独りで住み、男っ気のない人。性格は悶々としてよく憂い、色々心配するのが過度の人。

経別

　本篇の主な内容は十二経別の脉の道筋を紹介するものである。

　経別は十二経脉から分かれ出た支脉により系統的に構成されている。その循行路線は深く長い。四肢から入り深く内臓に到達し、更に後ろへ出て頭頂部へ到達する。それは十二経脉の範囲内を包括し陰経と陽経の相互の表裏関係の組み合わせの間、すなわち手足太陰は手足の太陽と合し、足の厥陰は足の少陽と合する。手足の少陰は足の陽明と合し、手の厥陰は手の少陽と合する。これらの集合体を「六合」と称する。ここで気の出入離合が行われ、途中で連絡する通路となっているのである。これもまた正経から別走する支脉であり、故に簡単に「経別」と呼ばれるのである。

　足の太陽膀胱の別走する正経は、最初の頃は正経から離れて膝窩部に入り委中穴に相当するところから上行し始め、それは一直線に尻の臀部の下5寸のところ、つまり承扶穴の所で分かれた絡脉が上に向かって走り肛門に入り腹中を内行し膀胱に属する。さらに腎臓に散り膂内（脊柱起立筋の中）を上行し、ちょうど心臓にあたる部分に分散する。その直行するものは膂（脊中起立筋）の上から項部に出る。そして再び足の太陽の本経の経別に入るのである。それと膀胱経は一つの経を成し、これこそが足の太陽の本経以外の別行する一経である。

　足の少陰腎経の別走する正経は湧泉から内果の下の照海穴から始まり膝の膕窩の中に至り、そこから別走するものは足の太陽膀胱経と会合する。再び上に向かって内側を走り腎臓に至る。第二腰椎の両側、腎兪にあたるところで帯脉に属する。その直行する経脉は上行して舌根部に繋がり、再び外へ出て項部を回り足の太陽の経脉と相合する。これがすなわち足太陽と足少陰の表裏であり、この二経

が六合中の第一合である。

　この一表一里の両経のお互いの関係は、その他各陽経の正経とその他陰経の経別との関係でもあり、それらが上行し組み合わさったものすべてが別に出た正経と呼ばれる。

　足の少陽胆経の別走する正経は、脇を巡り気衝に出る。髀部（大転子）付近に絡み、陰毛の中に入る。そして足の厥陰肝経とお互いに合する。又その別走するものは悸肋部に入り胸中に沿って中に入り、そして本経に属して胆に散る。上は肝臓に至る。さらに心臓を突き抜けて上に至りて咽喉を挟み、頬と顎の部分（オトガイ結節と喉の中間）へ出て顔面部へと散布する。そして眼球内から脳の脈絡と繋がる。それと足の少陽胆経の本経と眼の外眼角の瞳子髎あたりで会合する。

　足の厥陰肝経の別走する正経は足背部から上へ別走し、さらに上行し陰毛中へ至る。そこからは本経と表裏である足の少陽胆経の別走する正経と共に上行する。これは足の少陽と足の厥陰の表裏二経であり、六合中の第二合である。

　足の陽明胃経の別走する正経は、上に昇りて髀部（大転子）付近へ達し髀関穴のところから腹内へと入る。そして本経の胃腑に属し、脾臓に至り散る。そして上行し心臓を通り、缺盆へ入り咽喉に沿って口に出る。さらに上行し鼻梁と眼窩部に出る。そして眼球内を巡り脳の脈絡に連なり、頭維穴のところで足の陽明胃経と合する。

　足の太陰脾経の別走する正経は、お互いに表裏関係である胃経と共に上行して髀枢部（大転子付近）に至り、足の陽明胃経と合する。足の陽明胃経の別走する正経は共に上に向かって行く。咽喉部で結び、舌中を貫く。これがつまり足陽明胃経と足太陰脾経を表裏二経とし、六合中の第三合とする。

　手太陽小腸経の別走する正経は、上から下へと走る。肩の後ろで

骨が合わさるところから分かれ出て肩貞のところで腋に入り、心臓に入り小腸に連なる。

　手の少陰心経の別走する正経は、腋下三寸の淵腋から体内に入り両筋の間に入り心臓へと属する。上行し、咽喉を過ぎ顔面部へ出る。それと太陽小腸経の一本の支脈は内眼角の睛明のところで合する。これは手の太陽と手の少陰の表裏の二経であり、六合中の第四合である。

　手の少陽三焦経の別走する正経は、高きこと天と同じ人体の一番高いところ百会穴から始まり缺盆へと入る。そこから下へと向かい三焦へと入り天池、淵腋穴へと入り胸中へと散る。

　手の厥陰心包経の別走する正経は、分かれ出てから下行し腋下3寸の天池で胸中へ入る。別走するものは三焦に属し、喉嚨（喉）に沿って上行し耳の後ろへ出る。それと手の少陽三焦経は完骨の下の天牖穴で会合する。これが手の少陽と手の厥陰の表裏二経であり、六合中の第五合である。

　手の陽明大腸経の別走する正経は、前腕、肘、上腕外側を上行し側胸部と乳の間を巡り、肩髃穴のところの前に出て柱骨に昇りさらに下に降って大腸に至る。上に至っては肺臓に達し、さらに上に昇り喉嚨（喉）を巡り缺盆へと出る。その後それと手の陽明の経脉は会合する。

　手の太陰肺経の別走する正経は、心包経の天池穴から分かれ手の少陰経の前を行き肺臓に入り大腸へ散る。そこから上行し缺盆へと出て喉嚨（喉）を巡り、さらに手の陽明大腸経と合する。これこそが手の陽明経と手の太陰経の表裏二経であり六合中の第六合である。

　上の各節は十二経別の循行状況を具体的に説明したものである。それは内臓と体表を連絡するだけでなく、十二経脉の表裏を通じせ

しめるものである。これ等は十二経の循行の通路を密接にするもう一つの系統であるばかりでなく、臓腑を潤し正経が体内外を循環する機能を補助する。生理上、病理上、正経十二経と同様に重要な価値があるものである。以上のように各文で指摘された十二経別の離合出入の関係には、次のようないくつかの特徴を備えているものである。

一、十二経別の循行と正経が同じでないところ

主なものは離合出入の関係である。それぞれの経別がすべてその所属する正経から分かれ出る。これを「離」と「出」と呼ぶ。陽経の経別は本経から分かれ出て体内を順行した後、本経に入る。陰経の経別はまず本経から分かれ出て体内を巡った後、再び本経には戻らずそれはお互いに表裏関係のある陽経と合する。これを「合」と「入」と呼ぶ。

例えば、足の太陽と少陰経は膝の膕窩部（膝窩）で合する。上に昇って項の天柱穴で合する。足の少陽と厥陰経は陰毛の際の曲骨穴で合し、足陽明と太陰経は髀関穴で合する。手の太陽と少陰経は眼の内眼角の睛明穴で合する。手の少陽と厥陰経は完骨の下の天牖穴で合する。手の陽明と太陰の経別は喉嚨で合する。この六合はまた十二経脉が体内で連絡する作用を強める働きがある。一方もう一つの側面から見ると各陰経の順行する通路は陽経とお互いに表裏関係で繋がるため、「陽経の通路が頭部、顔面部につながり作用する」ということを治療の上で用いることができる。

つまり臨床上において頭部、顔面部の疾患を治療するときに患部に分布する陽経部分を治療する以外に、それと表裏経の陰経上の穴位を取穴し治療することができるということである。手の太陰肺経の少商穴は咽喉の痛みを治療することができるし列缺穴は頭項の疾

患を治療することができる。これもまた経別があるためにそれが原因として起こっている治療効果であるといえる。また手の厥陰経の労宮穴は口や舌に生じた瘡（アフタの類）を治療することができる。手の少陰の神門穴は喘逆、咽喉が乾いて痛み食物が食べられないものを主治する。

二、十二経別の循行

　これはすべて四肢から始まる。内臓の辺りまで深く入りその後再び上行し頭部、頚部の浅層でその表裏経が合う。その出入離合の部位と十二経の循行通路とは密接な関係があるのだが、循行の順逆方向の上で考えるとそれは十二経の循行とは必ずしも一致しない。さらにまた明らかな違いもある。

　例えば、手の三陰経の循行はすべて胸から手に至る。しかしその経別はすべて腋窩から胸腔内に入った後、更に上に昇り頭へと向かう。そして手の三陽経と合するのである。手の三陽経の循行はもともとすべて手から頭へと走るものである。しかし手の太陽経の経別は、かえって腋窩部より直接下降し内臓へと入る。手の少陽、陽明の経別は頭頚部から出た後下降し内臓へと至る。足三陰経の経脉の循行は本来は足から胸へと至る。しかし経別はそれに比べ足から頭へと走るのである。

　経別の循行においては、その離合する部位は主にやはり正経が決定するのである。

　例えば、足の厥陰肝経の循行は股関節部、陰部の毛の中を巡る。さらに足の厥陰経の経別も上行し毛の際に至る。足の少陽胆経の循行は気衝から出て毛の際を巡る。足少陽経の経別もやはり髀関穴を巡り、そこから毛の際に入る。つまり肝経が鼻咽部に入り、目系に入るのと胆経が目の外眼角から起こるのでいわゆる肝胆二経の経別

もすべて目の外眼角で合する。これを例として経脉と経別の相互関係を説明することができる。

三、十二経別中の六つの陽経は
　　すべてその表裏の臓腑を通過する

「為足少陽之別、散之於肝。足陽明之別、散之於脾。足太陽之別、散之於腎。六陰経経別也都行過本臟。」（足少陽経の経別は、肝臓に散る。足陽明経の経別は、脾臓に散る。足太陽経の経別は、腎臓に散る。六陰経の経別は、すべてその所属する経の臓を通過する。）これは十二経別がすべて臓腑に連絡し通過していることを説明しているばかりでなく、体内の中から臓腑を養う作用を引き起こし、更に陰陽の両経がお互いに持つ表裏の配偶関係を強くする意味合いもある。この分布と陰陽お互いの関係は、四肢上存在する絡穴から表裏経を通じる方法で引き起こされる作用と比べるとそれより更に強いものであるといえる。そこから表の病に陰経を取穴し、裏の病に陽経を取穴すれば一定の効果を得られるということを理解するのもそう難しくないといえる。

　さらに別の理由を考えると、ちょうど十二経別がすべて十二経脉を別行する正経であることから病理上の基本的な考え方は正経と同じであるばかりでなく、さらに経別が循行する通路上に発生した症候、その大多数と経脉篇に記載されたものは同じである。この様に本編では経別の症候をわざわざ指摘していない。臨床では経別が一部の腧穴の主治効能に大きな影響を与えていることが証明されている。部位以外の各経の腧穴が主治できる症候や発病部位のいくつかはその経脉が達している場合がある。つまり、その経別が到達しているところに返りその経の腧穴に治療が行われたとき、往々にして明らかな作用があるということである。

例えば、足太陽膀胱経の承扶、承山穴等の穴位は痔を治療することができる。しかし膀胱経の循行通路は肛門へは至っていない。ただ経別の循行のみが臀部の５寸下から肛門へと至っているのである。この様にそれぞれの経脉がすべて経別を持つので、それぞれの経絡の腧穴の主治範囲はその経脉の本流の循行する部位に限定されることはない。これもまた具体的な経別の作用の説明である。

痺　論

　『内経』曰く、「風寒湿三気雑志、合而為痺也」（風寒湿の三つの邪気が混ざり合って、痺となるのである。）痺とは閉である。三つの邪気がその経絡の陰分を侵して病となるのである。故に『内経』曰く、「病在陽曰風、病在陰為痺」（病が陽の経絡にあるのものを風といい、病が陰の経絡にあるものを痺という。）

　この三つの邪気が混ざり合い積み重なり合って経絡を覆い塞ぐと、血と気が運行しなくなる。そして随時これら邪気を除去し散らすことができない。故に痺となるのである。あるいは半身や四肢が痙攣して引きつり痛むもの、あるいは痛みが出ないものがあるがそれは病が深く久しく入り込んだものである。邪気が骨に入ると重たくなり、さらに四肢を挙上できなくなればこれを骨痺という。邪気が血に入ったものは、すなわち血が凝まり流れにくくなる。これを脈痺という。靱帯、腱に入ったものは関節を曲げると伸ばすことができない。これを筋痺という。表面の皮膚に入ったもので肌毛を塞ぐものを皮痺という。骨、靱帯、腱、脈、肉、皮の間に邪気があれば気が緩むので、故に痺証であっても痛まない。しかるに痺の病は季節の変わり目に発生するのである。例えば、冬は五行では骨にあたるのでこの風寒湿が相まみえて骨痺となる。春の気は靱帯、腱にあり、風寒湿に出会うことにより筋痺となる。夏の気は脈にある。これが風寒湿に出会うことによって脈痺となる。秋の気は皮膚にある。これが風寒湿に出会うことによって皮痺となる。皆各それぞれに対応する季節に邪気を受ける。

一、風寒湿の三つの邪気の相勝とその病

(一) 風邪の邪気が勝っていれば行痺となる

　上下に遊走し、人体の精気が虚したところに従って走る。風邪と精気が相まみえる部分に集まり、関節部分の靱帯、腱を緩め、脉は緩、痛む場所は色々変わり特定できない。これは古代名「走注」、現在は「流火」と呼ぶ。俗称は「鬼箭風」という。さらにそれらを統括したもので病気となるものは、湿邪があれば腎が傷つき肝を養わない。すると肝火は湿を挟み、四肢へ走る。関節が腫れ痛むものがあれば一日中痛みが消えることはない。

(二) 寒邪が勝って痛痺となったもの

　四肢が痙攣し引きつけ、関節が浮腫になり、痛みは一定の場所に起こる。これをまたの名を「痛風」と呼ぶ。これは統一された病で、風湿邪が兼ねてあれば天候が曇りになるとすぐに痛み発作が起こる。体が沈んで重たくなるものは痰が存在するものである。また火邪を兼ねているものは湿熱がある。瘀血を兼ねているものは、昼は静かであり夜に発症する。その痛みは虎にかまれるようなものである。これの正式な名称は「白虎癧節風」(リュウマチの類・神針注) という。

(三) 湿が多いもの着痺という

　痛みは移動せず、四肢が緩く弱い。気分が塞がり昏睡し、皮膚は感覚がない。その上、全体的な症状は痺れ以外にはない。

二、風寒湿の三邪の脉象

　風邪の強い時の脉象は必ず浮である。寒邪の強い脉象は必ず渋である。湿邪が多い脉象は必ず緩である。三種類の邪気の痺証はそれぞれ強い邪気の性質を主とする。しかし、一つだけを取り上げて二つを否定することをしてはならない。この三つの痺証以外に、熱痺、

周痺と呼ばれるものもある。

　熱痺とは臓腑の熱が移動し、さらにそこに外邪が入ったものである。だから身体に熱があり、唇が反り返り割れ、皮膚の色が変わる。

　周痺とは、この風寒湿のこの三邪気が体全体を侵し尽くしたものである。故に体全体が痛むのである。

三、痺症、痿症、中風の異論

　『霊枢』曰く、「病在陽曰風、病在陰曰痺、陰陽倶病曰風痺。陽者表在上。陰者裏与下也。総之、痺本気閉不通、或痛、或痒、或頑麻、或手足緩弱、与痿病相似。但痿病因血虚火盛肺焦、而痺因風寒湿気侵入而成也。痺又為中風之一、然受病各異、痺兼三気陰受之。中風則為陽受之、医者当辨明類別而推之。」（病が陽にあるものを風といい、病が陰にあるものを痺という。陰陽共にあるものを風痺という。陽とは表であり体の上にある。陰とは裏であり体の下にある。まとめると痺というものは気が閉ざして通じないものである。そうなると症状としては痛む、あるいは痒み、あるいは頑固な痺れ、あるいは手足が力が入らなくて弱いという様な症状が現れる。これと痿病はよく似ているが、痿病は血虚により火邪が旺盛になり、肺を焼き焦がしているのである。さらに痺証は風寒湿の邪気がそこへ入って病気となったものである。痺とは又中風の一つでもある。故に病気となってもそれぞれの病機が違う。痺症は風寒湿の三つの邪気を陰の部分に受けて起こったものである。中風とは陽の部分が邪気を受けて起こったものである。医者はこれらを辨証し、分類し、推察しなければならない。）

四、痺証の痛みのあるものと無いものを分類する

<u>痛みのあるもの</u>　風寒湿の三気が混ざり合って痺証となったもの。まず風邪の特徴はよく移動し変化する。その特徴は痛みが固定してない。寒風の邪気が勝ったものを痛痺という。寒は陰の邪気であり痛みは陰の部分に発生する。これは寒気が勝ったもので痛痺という。湿邪が勝ったものは著痺という。いわゆる湿邪が関節に至ると留まり動くことがないことから著痺となる。痺証の脉は微大、あるいは小である。緊で、あるいは沈細である。

<u>痛まないもの</u>　病が骨にあるものは重たい感じがある。脉にあるものは血が凝まって流れない。靱帯、腱にあるものは関節を曲げると伸ばせない。筋肉にあるものは感覚が麻痺する。皮膚にあるのものは寒い。この五種類のものは皆、痛みがないのである。それは痺症の邪気が人体に侵入し五臓の気を傷つけたから痛くないのである。痺とは閉である。五臓六腑が邪気に反応し真元を乱され閉じたものである。そして感覚を失ったのである。

　痺病は痛んだり、痒みがあったり、痺れたり、引きつったりする。あるいは力が抜けて姿勢保持ができなかったり、あるいは痙攣して気持ちよく関節を伸ばせなかったり、立って歩行が困難になったりする。言葉が詰まったり、滑らかに喋れなかったり、半身不随であったり、四肢が縮こまってしまう。顔面神経麻痺になる。あるいは手足が曲がったり、あるいは歩行ができても言語が喋れなくなる。あるいは言語は喋れるのだが歩けなくなる、あるいは左が半身不随になり右が気が塞がった感じがある。これ等諸症はすべて痺証から出るものである。その上に風寒暑湿の邪気が人を侵した場合、この様な症状を呈する。

　風痺の症状は日中ひどく夜は静まる。寒痺は日中静かで夜ひどく

なる。湿痺は靭帯、腱、脉、皮、肉がこれを受ける。筋肉がこそげるように痩せてくるものは偏枯（半身不随）となる。病因は痰が引き起こすものである。多くは四季の移り変わる時、曇りや雨の時、及び三月や九月、太陽が照って冷たい水を日々用いる月、あるいは洪水がよく発生する地域、五臓をよく傷つける人、苦労の多い人、暴風雨にさらされた人、痺証はこういう人や時候に外から人体に邪が入って起こるのである。

風痺は痛みがよく移動するので俗名を「流火」という。寒痺は痛みが筋肉にあり、湿痺の多くは関節の腫れ痛みが多い。痺証が寒にあたった場合、脉は遅である。熱にあたった場合、脉は数である。風にあたった場合、脉は浮である。湿にあたった場合、脉は濡である。虚にあたった場合、脉は滑脉である。

朱丹溪曰く、「陽易動、陰易虧、陽常有余、陰常不足」（陽は簡単に動き、陰は簡単に損傷する。陽は常に有り余り、陰は常に不足する。）の学説を唱えた。これは病気を治療するにあたり養陰を重視し、燥熱を戒め、滋陰降下させる。それによって人々の飲に節度を求め、あるいは嗜好欲を戒めそれによって朱丹溪は病を防ぎ治し人々を養生させその寿命を延ばした。

『霊枢・周痺』篇曰く、「周痺者、在於血脉之中」（周痺とは、血脉の中に原因があるのである。）その痛みは十二経の循行を上下に走り、陰から陽へと走り、陽から陰へ走る。また身体の左から右へ貫き、右から左へ貫く。

五、痺証の伝変

骨痺が治らなければ腎臓へ伝わる。筋痺が治らなければ肝臓へ伝わる。脉痺が治らなければ心臓へ伝わる。肌痺が治らなければ脾臓へ伝わる。皮痺が治らなければ肺へ伝わる。これらは痺証が長い間

治らなければそれぞれの臓と対応する季節によって風寒湿の三邪を強く受けた場合、臓へと邪気が伝わることを説明している。

六、痺証の予後

皮膚の間に邪気が留まっているものは簡単に治る。靱帯、腱、骨の間に邪気が留まっているものは難治である。臓に入ったものは不治である。

七、痺証の治療大法

まずは経絡を通じ気血を調和させる。その後に風邪が強いものには搜逐法を用い、あるいは寒邪が強いものには温散法を用いる。もしくは湿邪が盛んなものには清利法を用いる。

八、配穴の大法

<u>主穴</u>　風門、胆兪、胃兪、大腸兪、肩髃、曲池、合谷、環跳、風市、陽陵泉、委中、絶骨、三陰交、太衝。

<u>配穴</u>
　　肩背部　肩井、肩貞、巨骨、肩中兪、肩外兪。
　　腰脊部　人中、大椎、命門、腰兪、大杼、上次中下髎。
　　悸肋部　支溝、陽輔。
　　膝関節付近　足陽関、曲泉、陰谷、膝関、膝眼、陰市、陰陵泉、陽陵泉、足三里。
　　前腕部　天井、小海、少海、陽池、陽谿、陽谷、八邪。
　　足関節部　太谿、解谿、丘墟、崑崙、八風。

以上の主穴と配穴を交互に用いる。また症に従って、その軽重に従って、補瀉手技を変える。

九、痺証を分類し辨証施治する

（一）風邪が勝っている型

<u>症状</u>　上下左右に移動する様に痛みが走る。一定のところに留まらず、紅く腫れあがることもない。脈象は浮緩、あるいは弦緊である。

<u>針灸用穴</u>　大椎、肩髃、曲池、合谷、風門、環跳、風市、崑崙。

（二）寒邪が勝っている型

<u>症状</u>　痛みが強く手足が引きつれて痙攣する。寒気に出会うとより酷くなる。温めると軽減する。脈象は浮弦、あるいは沈遅である。

<u>針灸用穴</u>　大杼、肩髃、手三里、合谷、環跳、陽陵泉、足三里、絶骨。手技は補法。針を少なくして灸を多く用いる。

（三）湿邪が勝っている型

<u>症状</u>　体が動きづらく重い。手足が挙がりにくくなり痛む。痛む部位は固定され動かないでかつ毎回曇りや雨に会うと悪化する。脈象は浮緩、あるいは濡遅である。

<u>針灸用穴</u>　肩髃、曲池、合谷、梁丘、陰陵泉、陽陵泉、足三里、陽輔、崑崙。手技は瀉法。針の後、灸を加えてもよい。

（四）熱化型

<u>症状</u>　局所は紅く腫れあがり痛む。唇や口は乾燥し、特に口は渇き飲み物を飲みたがる。脈は浮洪、あるいは浮数である。

<u>針灸用穴</u>　肩髃、曲池、合谷、環跳、委中、陽陵泉、足三里、三陰交。手技は瀉法。針を使い灸は用いない。

（五）虚弱型

<u>症状</u>　痛みがあり麻痺する。感覚が鈍い。脈象は沈遅、あるいは細渋で無力である。

<u>針灸用穴</u>　肺兪、心兪、膈兪、肝兪、胆兪、脾兪、腎兪。或いは、曲池、合谷、内関、陽陵泉、足三里、三陰交。手技は補法。灸を気海、関元、

命門に用いる。(上記の穴を交互に用いる。)
　以上の穴位については前文の中で説明しており、ここでは重複して説明しない。

不眠と健忘症、驚悸と怔忡症を論ずる

一、不　眠

　簡単に睡眠に入れない、あるいは睡眠に入ると短時間で容易に覚醒してしまう。あるいは一晩中寝返りをうって睡眠に入りにくい。古代ではこれを「不寐」と呼び、今ではこれはすなわち不眠のことであるが、西洋医学の診断では神経衰弱の中の主症状である。故に『内経』曰く、「衛気不得入於陰、則陰虚故目不瞑。」（衛気が身体の陰の部分に入ることが出来ないので、陰の部分が虚している。目が眠たくならない。）

（一）不眠の病因

　その多くは思慮が多すぎて憂い鬱となったり、労働での疲れが甚だしく心脾の血虚を引き起こたものである。あるいは病の後や、婦人の産後に気血が虚弱となり体がだるく、神経が疲労し、頭が重く目眩がし、舌質は淡、顔色に華が無く、これらは血虚による症状である。またその多くは煩燥し汗が多く、口や舌が乾燥する。腎陰の損傷により心火だけが上亢し、それらによって寝付きが悪い。明代の張景岳曰く、「寝関乎陰、神其主也、安則寝、神不安則不寝。其所以不安者、一由邪気之擾、一由営気之不足。」（寝る行為は陰に関係がある。神はそれを司り、神が安定すれば眠たくなり、神が安定していないと不眠となる。神が不安定な場合の原因の一つには邪気が邪魔をしているのであり、もう一つの理由には営気が不足しているのである。）

　飲食の積滞と痰火が中焦を塞いだ場合も不眠を引き起こすことがある。それはつまり『内経』曰く、「所謂胃不和、則臥不安」（いわゆる胃に不調があると、横になると不安になる。）具体的に症でみら

れるのは痰が多く胸がムカムカする。二便が不調で、舌質は膩、脉象は滑である。

(二) 不眠の症候

思慮が過度であったり、心脾が消耗したり、血虚があったり、それらが原因で心臓を養わない。するとこれらが一晩中不眠を引き起こすのである。あるいは寝てもすぐ簡単に覚醒してしまう。治療法は補益心陰である。

過度な心配、相火が容易に動き、魂が揺れ神が振れる。心臓の中が熱い。あるいは手足の中心と胸の中心に潮熱がある。舌は絳【こう：熱証を表す】（かなり深い紅色）で咽が渇く、空咳で痰は無く、脉象は細数。治療法は滋陰清熱である。

心火が亢盛し、睡眠が少なくすぐに覚醒する。心臓がどきどきし口が渇く。舌質は淡紅、脉象は数細である。治療法は清火安神である。

(三) 不眠の治療法則

不眠の多くはその他の疾病が原因として引き起こした症状のうちの一つである。治療は必ずこれら全身症状と併せて考えなければならない。詳しくその原因を調べその後に辨証施治をする。臨床の辨証は大きく分けて虚実の二種類の考え方でよい。虚のものは多くは営血不足であり、実のものの多くは邪気が邪魔するからである。虚のものは補心安神、あるいは滋陰清火する。実のものは痰を治して胃を和す。あるいは肝火を鎮める。不眠の多くは情志の病から引き起こされることが多いので、心臓を補してその中の神を安定される治療方法が一般的によく用いられる。

二、健忘

（一）健忘の病因

　健忘は、中国では善忘や喜忘と呼ばれることがある。多くは過度の思慮によって脳の力が衰えたものが引き金となって起こる。古代の人はこれを『人之神宅於心、心之精依於腎、而脳為元神之府、精髄之海、実記性所凭也』（人において神の家は心臓である。心臓の精は腎臓に依頼している。更に脳は元神の府といわれ、精髄の海、実際の記憶力はすべてここに頼っているのである。）汪訒庵曰く、『治健忘者、必交其心腎、使心之神明下通於腎、腎之精華上昇於脳、精能生気、気能生神、神定気清、自解遺忘之失。』（健忘を治すのは、必ず心腎相交という理論を考えなければならない。心臓の神明を下の腎臓に通じせしめる。腎の精華を上に昇らせて脳に至らせる。その腎の精は気を生じ、気は神を生じさせることができる。神は気を安定させて清くする。そうすれば健忘症によって起こる間違いは自然と解決していくであろう。）

（二）健忘症候

　およそ過度な思慮（考え事が過ぎる）によって心脾の両方が傷ついて健忘症となったものは、補養心脾の治療法が宜しい。心火が下に降りず、腎水が昇らず、神志が安寧せず、それによって恍惚として健忘となる場合は「交通心腎」の治療法が宜しい。

　普段痰飲が多く痰濁が上焦で氾濫し、神明を侵し健忘となっているものは、化痰、寧神の治療法が宜しい。

　心気不足、怔忡があり健忘で盗汗がある場合は、安神固気の治療法が宜しい。もともと体が先天的に弱く、あるいは心労が多くよく勉強をし過ぎる者は精神が恍惚となり簡単に健忘となる。それらには補養心腎の治療法が宜しい。

その他外傷や倒れることによって脳震盪となったものは、これらも又健忘症となる。臨床で治療を行うときには、これらを全体的に掌握してそれぞれに対応して治療を行う。

(三) 健忘の治則

この病気の多くは心腎不交が原因である。臨床治療の多くは養心安神、補腎益精等の治療法を主として行う。五行の土は後天の本である。気血が生まれ変化する力の源である。心を補えばまた心臓が養われる。故に、補脾はよく用いられる健忘症の治則である。

三、驚　悸

(一) 驚悸の病因

驚と悸は二種類の異なった症状である。驚は家の外で非常に変わったことに遭遇したり、大きな変わった物音を聞いたり、それが原因で驚き恐れる。悸とは心臓がどきどき拍動し落ち着かないことである。自覚症状としては心臓が跳ね動いたりするので「心悸」と呼ばれたりする。これが重篤になると「怔忡」と呼ばれる。すべてこれは心臓の神が不安になった証に属する。また外因に属するものは、その多くは耳に大きな音が聞こえたもの、あるいは変わったものを見た、あるいは危険な状況に遭遇した。それらが驚き慌て安定しない心理状態を引き起したものである。これらを「驚悸」と呼ぶ。一方内因に属するものは心血不足を主とし、心臓が養われている状態がなくなると神が宿りを守らないという状態になる。すると、いつも心臓がどきどきし心理的に怯えるような現象が現れる。それ故に外因により発病したものは一時的であり、また浅いものである。また内因により生じたものは、症状は一過性であるが病気の症状は比較的深いものである。

しかしこの驚からは悸が生じ、またその悸は容易に驚と変わる。

この二つの現象はお互いに常に連絡し合っている。一般的に驚きを受けると心悸となるが、神が安定していればその状況はすぐに止まり治療の必要はない。しかし、もし驚きを受けて心悸が長い間治らない場合、心理状態は混乱し座っていても横になっていても不安感がある。睡眠時は夢が多く憂鬱である。飲食は減少する。その多くは心肝火旺、肝胆気怯と深い関係がある。

又水気が上逆しても、また心悸となる。これを「水気凌心」と呼ぶ。症状としては頭に目眩があり胸が悶々とする。咽が渇くが飲みたくない。小便は短く少ない。脉象は沈弦である。この症状は主に心陽不振から起こったものである。治療は通陽利水法がよく、必ずしも安神法を行う必要はない。

又夢見が多く睡眠が不十分であるのは、夢によって往々にして睡眠が妨げられている場合があるからである。それはとても驚き、とても恐れ、とても変わったことを見たからである。これらはよく血虚証においてみられ、心神不安が原因である。『金匱要略』曰く、「血気少者、属於心、心虚其人多畏、合目欲眠、夢遠行而精神離散、魂魄妄行、故夢多。」(血気が少ないものは、心に属する。心臓が虚したものの多くは、畏れやすい。目を閉じて睡眠をとりたがる。夢で遠くへ行き、精と神は離散する。魂魄(陽神と陰神)は遊走する。故に夢見が多い。)

(二) **驚悸の症候**

気血の虚があって心悸が起こる場合、その証は顔面が白く呼吸が少ない。脉は大で無力である。自覚症状は心中が空虚な感じである。うきうきと動く感じ。この様なものは心気が内側で虚して起こるものである。治療は必ず益気安神法を用いるべきである。

血が心臓を養わないので心悸が起こる場合、その証は唇の色に明るさが欠け、夜の眠りが不安定となる。舌質は淡紅、脉は細で弱い。

これは血が心臓を養わないので、治療は養心安神法を用いるべきである。

　陰虚火旺で心悸が起こる場合、例えば大脳を過度に用い、何か著作物を書いており、イライラが積もっており、心臓の神が気がつかない内に傷つき、何か物忘れがひどい。一つのことを思い悩みそれらが原因で心悸が止まらなかったり、寝苦しかったりする。これは心陰不足であり心陽独亢によるものである。治療は滋陰降火、安神寧心法を用いるべきである。

　痰火で心悸となったものはその証はイライラして不眠となり、夢の中にいる様で恍惚となる。舌苔は黄色、脉象は大である。心中は時々動悸がする。これは痰熱が内側から生じ上に昇り心包に至ったことによるものである。治療は清心豁痰の法が宜しい。

（三）驚悸の治則

本病の治療は一般的には安神鎮静、補血寧心法を主とする。併せて怒ることを止める。お酒を止めるべきで過労を避け物事を考え過ぎることも程々にする。本病は虚証が多いとされているが、しかし痰が発生し体内に水分が溜まる者には化痰蠲飲の法が宜しい。

四、怔忡

（一）怔忡の病因

　それは心臓や胸の辺りがどきどきして治まることがない病である。往々にして上は心胸部、下は臍や腹に症状が及ぶ一つの症候群である。その原因は主に一つのことを過度に考えすぎること、心血虚損、及び驚悸が長期に渡って存在し病となったものである。怔忡は胸や腹がふわふわとして一時も安らぐことがない一方心悸は時々起こり又時々止まる。この時々発作が止まるというのは、病状の上では心悸が怔忡より軽いといえる。また怔忡は心悸より重い病といえる。

心悸には虚と実の二つに分けられる。怔忡の多くは虚証に偏っている。これは臨床上の辨証のキーポイントである。

（二）怔忡の症候

本病の主な症状は心臓が拍動する力が強く、さらにとても心拍に規律性が欠けるものを指す。例えば先天の気の不足の場合は、証には心臓が跳動し体が衰弱しているとある。例えば後天の栄養の不足であれば、脾胃が虚弱で心血を生じさせることができない。そこで貧血という現象が起こる。睡眠不足、あるいは不眠もある。顔面が黄色く痩せて弱い、あるいは暗く淡く光りがない。脉象は沈で細である。

（三）怔忡の治則

怔忡と驚悸の治療方法はだいたいにおいて同じであるが、病の軽い重いの違いがある。心血を補い、正気を助けるという方法を主とする。むやみやたらに瀉法を行い、元々虚しているものを更に虚させてはならない。

五、不眠、健忘、驚悸、怔忡に関する体系

不眠、健忘、驚悸、怔忡は独立した病証ではない。それはその他の疾病が引き起こした症状である。つまり多くは内因から起こっているものである。更に西洋医学の診断学ではこれらの病気は神経衰弱、あるいは神経症と診断され、それらは臨床上よく見られる慢性病の一種であるとされている。中国医学の中ではこれらの名称は見られないが、この病と比較的似た記載はある。例えば清代の『筆花医鏡』曰く、「心之虚血不足也、脉左寸必弱、其症為驚悸、健忘、虚痛、怔忡、遺精。肝之虚為脇痛、目乾心悸、口渇煩躁、発熱。腎之虚為頭痛耳鳴、夜熱盗汗、腰腿酸痛、足軟、目視無光。」（まず心の虚血の不足である。左の寸脉が弱で、その症状は驚悸、健忘、虚痛、

怔忡、遺精である。次にあるのは肝虚の場合、脇の痛み、目が乾き、心悸がある。また口が渇き、イライラする、発熱する等がある。最後には腎虚であるが、症状は頭痛があり耳鳴りがする。夜に身体がほてり、寝汗をかく、腰、大腿がだる痛い。足に力なく、目に輝きがない。）上述した症状にもとづき、中西医学の認識は比較的一致している。上述した様に、本病は心、肝、腎の三臓の機能の範疇を出ることはない。故に、『素問・霊蘭秘典論』曰く「心者、君主之官也、神明出焉、……肝者、将軍之官、謀慮出焉。……腎者、作強之官、伎巧出焉。」説明すると、心臓は国家元首と同じように扱い、人体ではそれは重要な地位を占めている。神明がここから発せられる。肝臓は一軍の将軍に比較され述べられている。故に思慮や判断ができなければならない。腎臓はいわゆる作強の官である。色々な技巧がここから生まれ、これこそ智恵の固まりであると言える。神が衰えたものの多くは喜びや怒りがコントロールされていないことから起こる。つまり過度な思慮、あるいは色欲をあちらこちらにばらまいたり、あるいは気鬱になって長い年月治らずにこの病気となってしまったのである。原因を究明するならこの病気が心、肝、腎の三臓の病というのが合理的である。よって治療においてこれらを無視することができないのである。

六、不眠、健忘、驚悸、怔忡の治療

不眠、健忘、驚悸、怔忡は症候群であり、相互に関連している。故に治療上は分けて考えることはできない。必ず症状において病を判断し、その虚実軽重を見極めて治療しなければならない。

（一）思慮は脾を傷る

思慮が脾を傷つけたもので、驚悸、盗汗、倦怠、食欲不振、健忘のあるもの。舌質は淡、脉は弱である。

穴位　心兪、腎兪、神門、魂門、合谷、足三里、三陰交、脾兪。

（二）心血不足

心血不足、神志が安寧されないもので、怔忡、健忘のあるもの。脈は細数である。

穴位　心兪、腎兪、神門、内関、三陰交。

（三）腎水不足

腎水不足、心火上炎、気分がいらいらし眠れないもの。脈は数である。

穴位　心兪、腎兪、神門、太谿、大陵、三陰交。

（四）虚労

虚煩し寝られない。陰虚内熱により胸がムカムカする。

穴位　肺兪、太谿、太淵、神門、内関、三陰交。

（五）湿痰壅盛

胸郭の辺りが何か詰まった感じ、気分が悶々として夜横になっても眠れない。脈象は滑、舌質は膩、口は苦い。

穴位　中脘、気海、天枢、内関、足三里、豊隆、脾兪、膈兪。

（六）胃の不和

食滞があり横になると何か不安感が現れる。胃部が何か脹って一杯になり痛む。脈は実、舌苔は厚い。

穴位　中脘、気海、天枢、足三里、神門、厲兌、隠白、脾兪、胃兪、三焦兪。

（七）陰虚血少

心臓がドキドキと何か揺れるよう動く。脈は虚で数である。

穴位　心兪、神門、足三里、通里、内関、三陰交。灸は、関元。

（八）腎　虚

考えがまとまらず、心が虚して神が充実しない。心腎両虚である。あれやこれやを中途半端に考えすぎ、物事にあたって何をするべき

であったか簡単に忘れてしまう。脉は寸尺が共に虚である。
<u>穴位</u>　心兪、肝兪、脾兪、腎兪、神門、内関、三陰交、太谿。灸は、気海、関元穴。

（九）治療穴の解釈

1．**心兪**　足の太陽膀胱経の背部兪穴である。それは養心安神の作用があり、心熱を取りはっきりさせ神と志を安寧する効果がある。

2．**腎兪**　足の太陽膀胱経の背部兪穴である。腎臓は先天の本であり、この穴位には滋陰益腎、益水壮火の作用がある。心火上炎し、神がその宿りを守らない種類の不眠症に対し心臓と腎臓を心腎相交をはかり神を安寧させる。これは純粋に真陰を補う作用がある。

3．**神門**　手の少陰経の穴位である。それは心経の原穴であり、心臓の神を安定させ心臓を安寧する。そして心経の熱を取り去り、気逆を調整する。

4．**魂門**　足太陽膀胱経の兪穴である。肝兪穴の傍ら1寸半のところにある。肝は魂を蔵し、肝経の熱が盛んなものを主治し、肝心の交わりの不具合で起こる不眠症を治す。

5．**合谷**　手陽明経の原穴である。穴性は表に通じ表の熱をとる。上は頭部顔面の五官に通じる。熱を泄らし、汗を止める作用がある。また四総穴の一つで、「面口は合谷に収める」とある。

6．**足三里**　足陽明胃経の合穴である。胃府の枢軸（蝶番）である。胃は後天の本であり、五臓六腑はみな、胃気によって養われている。それは食物の精微の清を昇らせ濁を降ろす作用があり、また痰をきり気滞を治す作用がある。人の体においては寿命を延ばして長寿に至らしめる妙穴である。

7．**三陰交**　足太陰脾経の穴位である。または、肝、脾、腎、三経の交会穴である。ここは補脾という概念の中に、また肝陰と腎陽を補う作用を兼ね備えているといえる。それは三陰交が独自にある気

血の両方を補すという効果である。

8．太谿　足少陰腎経の原穴である。手足の厥冷（冷え）、陰虚咳嗽、心腎の虚に由来する不眠に有効である。

9．大陵　手厥陰心包の原穴である。心の熱を取り、心臓を安寧し胃の調子を調える、胸を広やかにする作用がある。

10．太淵　手太陰肺経の原穴である。上焦にある肺の気を粛降させる作用がある。止咳化痰の作用がある。

11．膈兪　足太陽膀胱経の背部兪穴である。「血会」。大体においては、血虚、大量の出血等で血が失われたもの、貧血、心悸よる不安にこれを用いる。

12．胃兪　足太陽膀胱経の背部兪穴である。中焦を調えて胃の調子をよくする。食物を消化し食滞を消す。中気を助けて虚弱を治す作用がある。

13．脾兪　足太陽膀胱経の背部兪穴である。脾臓を整えて、その運化作用を助ける機能
がある。脾胃は後天の本であり、五臓を調節することによって血を生産する。または脾の運化作用を調える。

14．三焦兪　足太陽膀胱経の背部兪穴である。胸郭の脹って痛むものを止め、気を整え中焦を和す作用がある。

15．内関　手の厥陰心包経の絡穴である。心胸の悶々とした鬱感を解く作用がある。そして心の神志を安寧する。

16．通里　手の少陰心経の絡穴である。心臓を安寧し神を安定することができ、心悸や怔忡に有効である。

17．豊隆　足陽明胃経の絡穴である。胃気を調え、痰湿を化し、神志を正常にする作用がある。

18．中脘　任脉経の穴位である。ここは「胃の募穴」、または「腑会」でもある。補中益気作用、臓腑を調和し清を昇らせ濁を降らせ

る作用がある。

１９．気海　任脉経の穴位である。元気の根っこである。真気が不足しているものや体が虚しているものに対し、ここに灸を行うと下元を温め腎陽を呼び覚ます作用がある。

２０．関元　任脉経の穴位である。別名を「三結交」といい、足三陰の経絡と任脉の交会穴である。また「小腸の募穴」でもある。男子が精液を蔵する場所であり、女子が血を蓄える場所でもある。腎の気を養い先天の本を泄らさないようにする作用と元気を調整し邪気を散らす作用がある。また元気を出し未病を治す効果がある。

２１．天枢　足陽明胃経の経穴で、「大腸の募穴」、「腹の気の街」である。胃腸の気を通じ調整する作用がある。気を整えて気滞を消す作用がある。

２２．隠白　足太陰脾経の経穴であり、脾経の井穴である。腹が脹ったものを治し、月経過多、夢見が多い、小児の驚き引きつけ等の症状を治すことができる。

２３．厲兌　足陽明胃経の井穴である。熱病を治し、夢見の多いものや胸腹が脹っていっぱいになったものを治す。または足や脛の寒くて冷えるものを治す。

癃閉を論ずる

『内経・陰陽応象大論』曰く、「清陽出上竅、濁陰出下竅、……陰味出下竅、陽気出上竅。」(清陽は体の上にある五感に出る。濁陰は体の下にある前陰と後陰に出る。……陰の形のある部分は陰に出て、陽の気の部分は体の上にある五感の部分に出る。)『黄帝内経』の編集者、王冰の注釈によると、「味有質、故下流於便瀉之竅、気無形、故上出於呼吸之門」(味があるものは形があり、故に下に送られて大便や小便で二陰に出る。形がない気は上に昇り、呼吸の門へと出るのである。)

『標本病伝論』曰く、「脾病身痛体重、一日而脹、二日少腹腰脊痛脛酸、三日背(胠)筋痛小便閉」(脾の病は体が痛み重たくなる。一日目は何か脹ったような感じで、二日目は少腹部や腰、背骨が痛く、脛がだるい。三日目は背中の筋肉が痛み、小便が出なくなる。)この上文は脾病の伝変の変化とその閉という症状を論じている。

『奇病論』曰く「有癃者、一日数十溲、此不足也。身熱如炭、頚膺如格、人迎躁盛、喘息気逆、此有余也。」(この癃の病のあるものは、一日で数十回小便に行く。これは一種の精気の不足した症状である。体が発熱し火のついた炭の様な感じのもの、頚や前胸部が格断と同じ様なものは人迎の脉が旺盛で勢いが荒く、喘息発作がある。この様なものは邪気が非常に有り余っている状態である。)この一節は脾虚から胃熱となり、その熱の燥気が上逆し肺に入り喘息となったものを論じている。金の肺が乾かされて水を生じさせなくなる。そうすると気化しなくなるので癃となったのである。

また『霊蘭秘典論』曰く、「三焦者、決瀆之官、水道出焉。」(三焦とは決瀆ケットクの官である。主に人の体の水液の運行を管理する。)三焦の下兪(下合穴)は委陽に出て太陽膀胱経の正経に絡む。そし

て下焦を束ねる。この脉が実すれば癃閉となり、虚すれば遺尿となる。三焦は気を司り、気化すれば水は動く。故に決瀆の官と名乗っているのである。「膀胱者、州都之官、津液藏焉、気化則出矣。」(膀胱は州都の官である。津液を貯蔵し、気化を通じて排出することを主として管理する。)膀胱は水の府である。水液が集まるところである。故に州都の名称を名乗っている。水谷が胃に入ると、それが水液と糞便に分別される。それが下焦に送られて、水液は膀胱に入る。津液がここで蔵される。そして気化作用によって水液は下へと送られ体外へと排出される。

一、癃閉病因

飲食物が胃に入るとその精気は胃を満たし、上に昇って脾に運ばれる。脾の気は運ばれてきた精気をあちらこちらにばらまく。そして肺の機能により下の膀胱に運ばれ、小便となり体外へと排出される。この作用と機転は三焦と膀胱に属する。もし病邪が肺、脾、肝、腎に及べば、また癃病の病変を引き起こすこととなる。故に腎の水が熱で渇かされ、脾が湿気や水分を運ばない。気滞で通調水道しないと三焦が熱結となり、肝熱で鬱結する等の病状が浮上してくる。これらはすべて癃閉の症状を作り出す。更に婦人で産後の経過が悪いことにより膀胱が傷つけられたり、あるいは難産等の帝王切開手術によっても小便が不通となることもある。

二、癃閉の症状

癃閉とは、癃と閉の二つの病気を一つにまとめて述べたものである。突然病気が発生するものの多くは閉であり、尿がポタポタともまったく出ない。一方また急病の多くは癃である。尿がぽたぽたと漏れる。まとめると、それは下焦の水道が通っていない症状である。

するとそこから上にある脾胃を侵し、さらに皮膚は緊張する。体の外側では肌肉を侵し浮腫となる。この水道から溢れ出たものが中焦に及んだものは空嘔づきとなり、再び上焦に及んだものは喘となる。肺は上焦、脾は中焦、腎は下焦、腎は肺に連なり、両臓には五行の母子関係がある。三焦の機能は、水道を通じ整えて膀胱にそれを運ぶ。『内経』曰く、「気化則能出矣」(気化とはつまり外へ排出される事である。)その意味は気は水の母であり水は気の子であるという事である。水の中に気があり、気の中に水がある。気と水が合わさって変化することにより水道が通じ下へと出るのである。

三、癃閉を論治する

人の体において水道を調子よく通じせしめる器官は、主に三焦と膀胱である。三焦は決瀆ケットクの官であり、膀胱は津液の腑である。再びこの機能を検討すると、膀胱は水を蔵し三焦は水を出すことを司る。もし人体においてその水分を調節しようとするならば、必ず宣肺滋腎の法によって初めて三焦の気化作用を調節し、膀胱の水道を通じることが必要である。そうすれば小便の「癃閉」の症状は自然と治癒するのである。

四、症状によって処方する

(一) 気逆があり煩躁し胸がムカムカし喘がある、小便が出ない
1．配穴　中府、巨骨、肩髃、曲池、合谷。膻中に灸、7壮。
2．配穴の意味
<u>中府</u>　肺経の募穴で、手足の太陰経二脈の会である。それは両臓の経気が結ばれ集まるところである。故にそこは喘息をおさめ上逆した気を降ろし、気を下焦にある腎、膀胱、三焦に至らしめる。
<u>巨骨</u>　手の陽明大腸経に属する穴位で、その穴性は気を沈み降ろす

である。その機能は胸をひろやかに開き、気逆（咳や喘）を鎮める。肺の宣発作用を強め、気を整える。

<u>肩髃、曲池、合谷</u>の三穴は皆、手の陽明経に属し、肩髃は経絡の気を通じ、曲池は経絡の気を走らせて一カ所に留めない。合谷は肺気を宣発し、気逆（咳喘）を降ろす。この三穴を合わせると上焦を整える妙法となる。

<u>膻中</u>　任脈の経穴。気会である。またここは肺と心臓の宮殿である。上焦を司る。本来は気を整えて下へと送り、中焦や下焦の水道を調節する作用がある。

（二）小腹（下腹部）が脹ってシャックリが出る、**食欲が無く、大便の調子が悪く、小便が通じない**

1．配穴　天突、中脘、気海、天枢、内関、足三里、陰陵泉は針。水分に灸、7壮。

2．配穴の意味

<u>天突</u>　陰維脉、任脈の会である。この穴位は五官器の機能を向上させ、また肛門、尿道にも気を通じる。つまり気を下へと流して膀胱へと送る働きがある。

<u>中脘</u>　手太陽、少陽、足陽明、任脈の会である。別名は「上紀」とも呼ばれる。ここ中脘は胃の募穴でもあり、腑会である。後天の本であり、水穀の海である。上紀とか、募、会、本、海等の字の意味は、つまり五臓六腑や陰陽十四経脉はすべて皆胃の気に頼って営養されているということである。つまり臓腑の経脉が結合し集まったものの根源である。百病にこれを用いることによって効かないものはない。李東垣（りとうえん）曰く、邪気が胃腸にあるものはそこを取穴して気を下へ引き下げる。

<u>気海</u>　元気の根である。気を生む海である。その気は、補気、調気、通気や引気を小腸、あるいは膀胱で行う。ここは小便を促すことが

できる。

<u>天枢</u>　大腸の募穴である。腹の気の街である。水の気を通調することができる。そして大小二便を調子よく通じる。

<u>内関</u>　手の厥陰心包経の絡である。別走するものは、少陽、三焦へと通じる。心臓や胸の悶々とした鬱熱を取り除き水を下行させる。

<u>足三里</u>　胃経の土穴である。風寒の気によって生まれた積聚（せきじゅ）に対して、それは湿濁を温め変化させることができる。

<u>陰陵泉</u>　足太陰脾経の水穴である。作用は滋陰利水である。

<u>水分</u>　手の太陽、任脉の会である。小腸の下の口にあたり、ここに入った水谷の精微は清と濁に分かれ、水液は膀胱に入り残りかすは大腸へと入る。故に、またの名を分水という。水に関する病気はここへ灸を行うと非常に有効である。

（三）腹が脹り、呼吸が荒くなり空嘔づきがあり、しゃっくりがあり小便が塞がり通じない

1．配穴　陰交、石門、関元、中極、曲泉、三陰交、隠白、行間は針。灸は水道へ7壮行う。

2．配穴の意味

<u>陰交</u>　膀胱の上際にあたり、下焦にある。任脉、足少陰、衝脉の会である。通利水道の作用がある。膀胱を圧迫し排尿させる強力な作用がある。

<u>石門</u>　三焦の募穴である。少腹の脹満、水腫など水気が皮膚に及んだもの、あるいは小便が出ないものを主治する。女子は禁針の場所である。

<u>関元</u>　小腸の募穴である。足三陰任脉の会である。下紀とは関元のことである。その紀、募、会等の穴の意味は、中脘穴の解説のところで主な作用を解説してあるので参考の事。更に関元は小腸、三焦、膀胱の水を調整し、「脬」の閉塞したものを解き（脬【一声：p ao】

とは膀胱の意味)、小便が通じないものを改善する効果がある。

<u>中極</u>　膀胱の募穴である。足三陰任脉の会である。臓が虚して腑の陽気を呼び起こすことができないもの、膀胱を圧縮する力量に欠けるようになったもので尿がでないものを主治する。故に、それを用いて排尿させることが最も効果がある。

<u>三陰交</u>　肝、脾、腎、三経の交会穴である。脾を補するものの中でも肝陰と腎陽を間接的に補することができるもので、それは三陰交独特の気血両方を補することができるという作用でもある。脾は中央に属し、精と液が充満している。それによって四方（東西南北にあたる臓器）を潤し、水道が自然に流れ通じる。

<u>曲泉</u>　足厥陰肝経の合である。肝の虚にはこれを補す。肝脉は性器に繋がるので、肝虚による浅い呼吸、排尿の無力感、尿道が閉塞して通じないものを主治する。

<u>隠白</u>　足太陰脾経の根である。脾は運化を司る。その力はすべて陽気に頼っている。気は水に変化することができ、水はまた気に変化することができる。ここは水道を調整し詰まらすことがないという作用がある。

<u>水道</u>　この穴位は小腹にあり、胃と小腸、膀胱、三焦の経脉の交会するところである。故に三焦の熱が結したものを冷やし、膀胱の寒気を温めて小便が自然と出るようにする。

　（四）難産の手術後の尿閉

１．配穴　先ず針を、気海、関元、中極、曲泉、三陰交、行間、復溜。水分に灸を７壮行う。

その後に針を、肺兪、肝兪、脾兪、三焦兪、腎兪、膀胱兪、委陽、湧泉に行う。合わせて会陰に灸を３壮行う。

２．配穴の意味

<u>行間</u>　足厥陰肝経の榮穴である。穴位は火穴に属し、肝の実証を瀉

すことができる。又性器、泌尿器の各種の病症を主治することができる。例えば、嘔吐や下腹の痛み、小腹が脹って痛む、性器の中が腫れて痛い、陰茎の中が痛む、小便が出にくい等の症である。

肺兪　上焦の気病を主治し、肺の宣発機能により気道を通じ、上、中、下、の三焦の気を貫通させる。そして膀胱へと達し水へと変化させ排出させる。

肝兪　肝は疏泄を司り、その経別は性器を巡り、その別は小腸に入る。そして膀胱を調節し尿を出すという特徴がある。

脾兪　中州の運化を司り、津液が上下する中心があり、陰陽を和合させる作用がある。ここを取穴すると臓腑の機能が正常に回復する。

三焦兪　水道を調節する。およそ積聚（癥瘕）によってお腹がぱんぱんに脹ったようなものや消化不良など、水や六腑の疾患に関係のあるものに対して専門的に効果を発揮する。

腎兪　腎は水の府（集まる所）である。特に腰や腎臓のあたりが虚して冷える。消化不良、大小便が失調している等にはさらによく効く。

膀胱兪　膀胱は津液を蔵する府（集まる所）である。膀胱が機能するには必ず命門と三焦の相火の蒸化を得なければならない。これを得れば、ここの尿を蔵する仕事は自ずと全うされる。

委陽　三焦の下合穴である。それは委陽を出て足太陽の正経と併走し膀胱に入り絡む。三焦の中でも下焦を瀉すことができ、これを取穴すれば癃閉の疾患を治療することができる。

湧泉　腎経の根である。または腎経の井穴でもある。すなわちここから水が湧き出る源泉である。胸脇苦満で食欲がなく、腹が脹り尿が出ない。男子では太鼓腹のようになり、女子では妊娠したようになる。この様なものには足の中心を刺すとすぐに治癒する。

会陰　任、督、衝の三脉の始まるところである。任脉は会陰からお腹に走り、督脉は会陰から背部に走る。衝脉は会陰から足の少陰を

行く。これを一源三岐という。ここは専門に二陰（肛門、性器、尿道）の各種の疾病を専門に治療する。特に、利尿には灸によって顕著な効果が上がる。

（五）手　技

捻転補瀉を用いる。虚寒のものには補法を用い、実熱のものには瀉法を用いる。置針は３０分行う。

七情を論ずる

一、喜

　『内経』曰く、心の五志は「喜」である。また曰く、心が実すれば笑い、笑いはすなわち喜びである。また曰く、突然な大きな喜びは陽気を傷つける。喜びや怒りは気を傷つける。喜びや怒りに節度がなかったり、冬の寒さや夏の暑さが過度であると、生命を維持していくのは困難となる。喜ぶと気が緩み、喜べば気が和し志が至る。営衛が通じる故に気が緩むのである。

　『霊枢』曰く、「喜楽者、神蕩散而不藏。」（喜び楽しそうにしている者は、神が浮き上がって散じて藏さない。）また曰く、「喜楽無極、則傷魄、魄為肺神也。」（喜び楽しむことが無限であれば、魄（ハク）を傷つける。魄は肺の神である。）

　「喜び」とは、心肺二経の病である。およそ人の心が楽しくあれば気が良く動く。動くとその気は外に漏れだして喜びとなる。その気は、すなわち肺の気である。肺の気はうつを心地よくさせ喜びとなる。あるいは何か喜ぶことに出会う、またはそういう環境にある時に感情を正しく保つことである。中庸（チュウヨウ）とはいわゆる喜ぶ、怒る、哀れむ、楽しむ、これらの感情が起こっても中くらいの程度にして各種の感情を調和させることである。

　もしこれを節度無く感情のままに流されておさめることができなければ、心肺二臟は傷つき病気となるであろう。

　脉象としては喜ぶと散脉となる。喜べば心臟を傷つけるので脉が虚となる。

二、怒

『内経』曰く、「肝在志為怒。」（肝の五志は、怒である。）また曰く、「暴怒傷陰。」（突然の怒りは、陰を傷つける。）また曰く、「大怒則気絶、而血菀於上、使人薄厥。」（大きな怒りは気絶し、更に上に向かい、人を意識不明にさせる。）また曰く、「血併於上、気併於下、心煩惋喜怒。」（血が上焦に昇ると、気は下焦に降る。そうすれば心臓はざわざわし、喜びや怒りの感情が現れる。）また曰く、「怒則気逆、甚則嘔血、及飧泄。」（怒ると気が逆上し、甚だしきは血を吐き、未消化便がでる。）また曰く、「胆為怒。」（胆は、怒である。）

『本草綱目』曰く、「怒在陰陽、為陰閉遏而不得伸。」（怒りは陰陽において、陰が閉じこめられて伸び伸びとしていない状態である。）「怒者肝胆病也。」（怒とは肝胆の病気である。）「怒本情之正、惟発不中節、則肝胆之気横逆、而二経遂傷。」（その場合、怒りとは臓腑の所属する感情である。ただそれがある一定の怒りに治まらなければ、すなわち肝胆の気が横逆して二経を傷つける。）「且木盛克土、久必傷脾、怒所生病也。」（更に言えば、木が旺盛なれば土を克する。これは病が久しくなれば脾を傷つける。怒によって病気となるのである。）「盖肝胆属木、木性本直、木勢必伸、稍有所郁、不能遂其直達之性、不能順其上伸之勢、因激而成怒。」（肝胆は五行では木に属する。木の性格は直である。木の勢いは伸である。すこしでも鬱があれば、その直達の性を完遂することができない。そして上に伸びる勢いを順ずることができない。そして激しくなれば怒となる。）「郁則激、激則横、横則変生諸病。」（鬱となれば激しくなり、激しくあれば横逆する。肝が横逆すれば諸病が生まれる。）古人曰く、「治怒為難、惟克己、可以治之病。」（怒を治療することは難しい。ただそれを克することによってのみ治療することができる。）

脉象は怒りがあれば脉は激しいものである。怒は肝を傷つける。すなわち脉は必ず濡脉となる。

三、憂

　『内経』曰く、肺在志為憂（肺の五志は憂である。）また曰く、「憂則気沈。」（うれいれば気は沈む。）

　『霊枢』曰く、「愁憂不解則傷意。」（憂いが解けなければ、意を傷つける。）「意為脾神也。」（「意」とは、脾の神である。）また曰く、「憂則隔塞否閉、気脉断絶、而上下不通也。」（憂があれば、すなわち気が塞がり閉じる。それにより気脉は断絶し、気が上下に通じなくなる。）

　憂いとは肺と脾の病である。肺は華蓋の頂にあり、下では心肝の気に通じている。心に憂いや苦痛があって楽しまなければ、その上にある肺が弱くなり憂いとなる。故に憂いがあると肺の病となる。肺と脾は経絡的には太陰に属する。同じように気を動かして諸臓に気を供給している。肺が既に憂いによって病になれば、その気は塞がれて解けず、気はただ内側にあって通ぜず、気が通じなければ大小便も閉塞する。そして、さらに脾を傷つける。故に憂うるということは脾病をも引き起こす。

　脉象は憂であれば脉は渋となる。憂うれば肺を傷つけるので、脉は必ず渋脉となるのである。

四、思

　『内経』曰く、「脾在志為思。」（脾の五志は思である。）また曰く、「思則気結。」（思いが過ぎると、すなわち気は結する。）注釈によると、「系心不散、故気停留而結也。」（心に連なる気が散らずに、故に気が停留し結ばれる。）

『霊枢』曰く、「因志而存変、謂之思。」(何度も繰り返し考えることを思うという。)「因思而遠慕、謂之慮。」(考えた基礎の上に更に未来の変化を計算することを慮という。)また曰く、「怵惕思慮則傷神、神蕩則恐懼、流淫而不止。」(驚き恐れ思慮が過ぎ、神が傷つけば五臓が蓄えた精液を流失し、その調整を失う。そして精液が漏れて留まることをしらない。)

　思うとは脾と心の病である。脾の神は意であるが、意とは心臓から起こるものである。そこから始まって思と変化する。つまり脾臓から発生するものである。及び心臓にも属する。古人曰く、思は脾から発生し心となるのである。心の官は気である。実際の生活では思を用いないわけにはいかない。しかし思が過ぎるとその精気が流れ出て留まるところをしらない。それらは必ず神を傷つける。神が傷つけば百病が起こる。故に、こころを砕き思慮をめぐらせてばかりいると精神を傷つける。そうすれば頭はふらふらし、目の前が真っ暗となる。心臓が虚して呼吸が短くなる。小さいことに驚き、煩熱がある。思慮ばかり巡らせているものは心臓を傷つける。心神の不足を引き起こし、さらに眠れなくなる。

　この様に憂いや思いがとても過ぎると、突然心臓の動悸を引き起こしたり、少し動いただけで何か不安になるストレス症状が出現する。また思慮が大変すぎるとひどい場合には心気不足となり、頻繁に物忘れをし何に対しても恐れ怯え不安となる。また夢見が多くなされたりする。思慮が大変ひどい場合心血が消耗し散失する。それらは怔忡や恍惚を引き起こす。思慮によって心脾を頻繁に傷つけていると健忘により大失敗を起こし、言葉はひっくり返り、痴呆の様になる。思慮が大変ひどい場合は心神は守りを失い、痰涎が心包に集まり、ついには狂人の如くとなる。以上皆「思」によって病となったものである。だから人は思い過ぎ考え過ぎてはいけないのである。

脉象は思の脉は沈である。思は脾を傷つける。すると脉は必ず結となる。およそ七情の脉は気口が緊で盛んなものである。

五、悲

『内経』曰く、「肺在志為悲。」(肺は、五志にあっては悲しむである。)また曰く、「心虚則悲、悲則憂。」(心が虚すれば、悲しみという感情がでてくる。悲しみとは憂うるということである。)また曰く、「精神伴於肺則悲。」(肺に伴う精神状態は悲しみである。)また曰く、「悲則気消。」(悲しめば気が消耗する。)また曰く、「肺主殺、故志為悲。」(肺は粛殺を司る。故にその五志は悲しみである。)

『霊枢』曰く、「悲哀動中則傷魂。」(悲しみが過ぎれば、魂を傷つける。)また曰く、「悲哀動中者、竭絶而失生。」(悲しみが過ぎれば、生命が根絶する。)

悲とは心肝両虚の病である。およそ人間が心気虚の病となったときに神はその守りを失う。木の肝が虚すれば火の心臓を生かすことができない。そうすれば五志は伸び伸びとせず、それを活用させることもできない。そうなると金が木に乗じるという現象が起こり、肺気は再びそれと同レベルとなる。肺はもともと五志では悲を司る。故に悲しむと病気が発生する。いわゆる、よく悲しむ者は必ずしも悲しいことがあるとは限らない。心の中がうつうつとして晴れ晴れしない。つまり喜ぶべきことに遭遇しても何か作り笑いをしているだけなのである。

脉象　悲しみの脉は結であり、あるいは緊である。悲しみが心包を傷つけたときは、脉は必ず緊である。

六、恐

　『内経』曰く、「腎在志為恐。」（腎の五志は恐である。）また曰く、「胃為恐。」（胃が悪くなると恐れという感情が発生する。）注釈曰く、「胃熱則腎気微弱、故為恐。」（胃熱があれば、腎気は微弱となる。故に恐れが出るのである。）また曰く、「精気併於腎則恐、由心虚而腎気併之、故為恐。」（精気は腎にあり、五志は恐である。心気が虚しそれが腎気に及んだならば、それは恐れという感情が発生する。）

　『霊枢』曰、「足少陰之脉病、善恐。」（足の少陰の脉の病は、よく恐れるである。）また曰く、「恐惧而不解、則傷精。」（恐れおののき、それが解消されなければ精を傷つける。）また曰く、「恐者、神散蕩而不収。」（恐れとは、神が散り散りバラバラになり、一カ所に集まっていないことである。）また曰く、「恐則気下。」（恐れれば気は下がる。）注釈、「上焦固禁、下焦気還、故気不行。」（上焦は気をもらさず閉じこめる。下焦は気はもとへと戻る。故に気が巡らないのである。）

　張子和（金元四大医家）曰く、「肝藏血、血不足則恐。」（肝は血を藏す。血が不足すると恐れという感情が生まれる。）

　『本草綱目』曰く、「恐与驚相似、忽驚者、為自不知也。」（恐怖と驚きというふたつの感情は似ている。突然の驚きというものは、自分では予期しないものである。）「恐者、為自知也。」（ところが恐れというものは、自分で知っているものである。）「盖驚者、聞響乃驚。」（驚きというものは、聞いて響くので驚くわけである。）「恐者自知、如人将捕之状、及不能独自坐、不能独自臥、或夜必用灯者。」（ところが恐れとは自分で知っているもので、例えば他人が自分を捕まえに来るような感じがするものである。ただ一人で部屋で座っていたり横になっていることができない。あるいは、夜には必ず行灯の灯りをつけておく様な者をいう。）

恐れとは、心、腎、肝、胃の病である。心は神を蔵す。神が傷つくと心が怯えて恐がる。つまり火が水を傷つけるということである。胃は土に属し、腎は水に属する。土の邪気が水を傷つけると恐れとなる。五行で、肝とは腎の子である。水が強くなれば胆のうも強壮となる。水が弱まれば血虚となり、故に簡単に恐れという感情が発生する。恐れとはまた腎の五志である。故に、心、肝、胃の三つの経絡が皆、恐れという病気を発生する可能性がある。従ってその原因は腎臓からだけではない。これが内経で述べられていることである。恐れという病が心臓からの場合、神を鎮めなければならない。肝胆からの場合、その気を強壮にしなければならない。腎経の本経からの場合、その水を強壮としなければならない。

脉象　恐れがあると脉は沈となる。恐れが腎を傷つけると、必ず脉は沈となる。

『脉経』曰く、「人恐怖其脉何状？　師曰、脉形如循絲累累然、其面白、脱色也。又曰、人愧者、其脉何類？師曰、脉浮而面色乍白乍赤也。」（脉経曰く、人が恐怖を受けたときにその脉証はどんなものですか？師曰く、其の脉の形は生糸の上を按じるような細く小さく無力である。彼の顔面の色は蒼白で血色がない。又曰く、人が辱めを受けたときその脉証はどのような種類ですか？師曰く、脉は浮で、弱である。顔面の色は白くもなったり、また赤くなったり。その様な感じで変化して定まらない。）

七、驚

『内経』曰く、「血併於陰、気併於陽、故為驚。」（血は陰の部分を併走する。気は陽を併走する。故に驚となる。）

『本草綱目』曰く、「驚者心卒、動而不寧也。」（驚とは心臓が突然動悸を打ち始め、そして落ち着かないことである。）

『三因極病証方論』曰く、「因事有所大驚、而成者、名曰心驚胆撮、病在心胆経、其脈必大動。」（何か物事に対して大きく驚き、それが原因で病気となったものの病名を心驚胆撮という。病は、心、胆経にあり、其の脈は必ず大で、動である。）

朱丹谿（シュタンケイ）曰く、「驚悸者、有時有作、大概属血虚与疾。痩人多是血虚、肥人多是痰飲、時覚心跳者、亦是血虚。」（驚悸とは、時々発作が起こり、大概は血虚から病気になったものである。痩せた人の多くは血虚である。肥えた人は痰飲が原因である。時々、心臓がどきどきするのは、これもまた血虚である。）

『医学入門』曰く、「驚悸因思慮過度、及大驚恐而作、甚則心跳欲厥。」（驚悸とは考え事が過ぎたり、あるいは大きな驚きや恐れによって、ひどい場合には心悸が起こる。そして目の前が真っ暗になりそうな感じがする。）又曰く、「驚悸当補血安神。」また曰く驚悸には補血安神の治療が適当である。）

『医学正伝』曰く、「心虚而痰鬱、遇険臨危、触事喪志、使人有惕惕之状、是為驚悸。」（心臓が虚して痰が鬱っする時に身の危険と遭遇したり、何か事件が起こって志を喪失すれば、その感情は人を臆病にさせる。それを驚悸という。）

驚とは、心と肝、それに胃の病気である。『内経』では、驚という感情は肝と胃に属する。但し、心気の強いものは危険に遭遇しても動じないものである。しかし心臓の気が虚していれば、身の危険に遭遇すると簡単に驚く。つまり危険に遭遇し、それから発生するものを驚というのである。肝臓と胃がその驚という感情を受けるのであるが、これ等を制御するのは心臓である。故に驚を病とするものは心臓を切り離しては考えられないのである。それではいわゆる肝とは何であるか？肝は五行では木に属し木は風に属する。風木は多くは震え動く性質をもっている。故に驚き恐れる病となる。では又、

いわゆる胃とは何であるか？胃は経絡的には多気多血である。血気が積み重なり閉塞すると熱と変わる。熱があれば火を嫌うので簡単に驚くこととなる。かつ胃気が絶えかけるとすなわち憂い恐れという感情が出るので、故に人に会うのを嫌ったりする傾向におちいり憂いたり驚いたりするのである。陽明は土に属し、土は木を恐れる。故に木をたたく音を聞くと驚くのである。驚く原因の多くは外界からやってくる。または耳で大きな音を聞いたり、変わった事物を見たり、何か危ない目にあったり、外界のものに触れて突然心が虚となると、神が臓器を守るという作用を失い神が去った後は空虚なものとなる。その宿るべきところが空虚になれば、液と痰涎が包絡の間に溜まり多くは目の玉が動かず言葉がでず、息が荒く、体を少し動かすだけで汗がたらたらと流れる。又は体はだるく、身体を横にすると不安感があり、夢見が悪く突然驚いて目覚める。これらと恐れによる心悸とは同じではない。もし大いに驚き病となったものは脉は必ず動脉であり、豆のような粒で頭と尻尾がない。これらの場合は急いでそれらを鎮めなければならない。腎虚で驚いたもの、あるいは胆虚で驚いたもの、あるいは肝胆共に虚したもの、また百薬の効果が上がらないものは当然補腎を行う。何かの物事によって驚き心臓がどきどきして落ち着かないもの、あるいは心気が不足し神が安定せずに驚いたもの、あるいは肝虚で風邪を受け横になって寝ていて驚いたもの、血虚で驚いたもの、痰が旺盛になって驚いたもの、思慮が過度のもの、気血両虚のもの、これらのものは皆その末端からこれ等の証を治療する。そして更に驚くのが止まらないものは安心効果出す。

　脉象　心の中が何か驚いてどきどきしたものは必ず結代脉がでる。寸口の脉は動でかつ弱である。動の脉とは驚をあらわし、弱脉とは悸をあらわす。肝脉が動脉であれば、突然何かに驚いたもので驚け

ばすなわち脈は震え、震えるものは動脈である。驚きが胆を傷つけたものは脈は動となる。

まとめ

上述した、喜、怒、憂、思、悲、恐、驚、等の七種類の情志は、中医の病因中の内因である。この種の情志の変化もやはり人体が精神的刺激を受けた後であらわれる各種の精神状態の変化であるといえる。人は大自然の中で生活する中で必ず周囲の環境と接触しなければならない。また時間の経過も七情を変化させる要素である。ただし変化があってもそれが制御されておれば、それらは無害なものである。しかしもし七情の変化が過度で妄動し、あるいは変化が大き過ぎたものであれば精神がその刺激を受け正常な状態を失う。そしてそれが人体の生理活動にまで影響を及ぼして様々な病を発病するのである。例えば『素問・挙痛論』曰く「怒則気上、喜則気緩、悲則気消、恐則気下、……驚則気乱、……思則気結。」（怒ると気は上に昇る。喜ぶと気は緩む。悲しむと気は消える。恐れると気は下がる。……驚くと気は乱れる。……思えば気は結する。）これはつまり驚きや喜びなどは皆心臓を傷つけるということを述べている。心臓が傷つけば、心臓の拍動は促進し不眠となる。悲しみや憂いは皆肺を傷つける。肺が傷つけば咳嗽し多汗となる。思慮が過ぎると皆脾臓を傷つける。脾臓が傷つくと食欲がなくなり、便は未消化便（溏便）となり、倦怠感があり無力となる。大いに怒れば肝を傷つける。肝が傷つけば腹や脇が痛む。頭はぼーとし、目眩があり、肝火が上昇する。恐れは腎を傷つける。腎が傷つけられれば心臓の拍動が加速し、遺精となり腰骨が痛む。これらはすべて内因としての七情、つまり精神的刺激が内臓に対して影響を引き起こしたものである。これ等のことは精神的変化がすべての身体の部分器官にい

かに重大な影響を及ぼすかを物語っているといえる。

癲、狂、痫を論ずる

　『内経』曰く、「癲疾始生、先不楽、数日頭重痛、目赤、心煩悸、啼呼喘、先反僵、因而脊痛。」（癲疾は、まず心理的に楽しくない状態で始まる。数日間、頭が重く痛み、目が赤く充血し、心悸があり、喘息の様に呼吸するとぜえぜえと音がする。角弓反張するのは、背骨が痛むからである。）

病が発生するときは、狂ったような、愚か者のように歌を歌い、笑い、悲しみ、泣き、それを例えるなら酒に酔って馬鹿な行動をとる者に似ている。喋る話にも話の後先が符合しない。衣服や部屋を清潔にすることを知らず、何年も何ヶ月も治らないものを、俗称「失心風」と呼ぶ。これは理想が高く、それ成し遂げられなかった人に多く発生する。あるいは社会的な人間関係の不具合から病になる人もいる。

　『聖済総録』曰く、「狂発則少臥不飢、自高自貴、自辨自賢、故其病妄笑好楽、妄行不休、弃衣而走、登高而歌、或至数日不食。」（狂という病が発病すると、睡眠が少なくなりお腹が減らなくなる。自分のことを偉いと思い込んで、また貴人であるかのように思う。自分で賢いと思い込み、故にその病気は妄想が多くその妄想についてよく笑いよく楽しむ。また街中を徘徊して休むことを知らない。服を脱ぎ捨ててあちらこちらへと出歩く。高き所に登りて歌を歌う。あるいは数日間、食事を摂らない。）

　『赤水玄珠』曰く、「痫則時発時止、有連日発者、有一日三五次発者、或因驚、或因怒、而動其痰火。発則昏昧、不知人事、耳無所聞、目無所見、眩仆倒地、不省高下、甚則瘈瘲抽掣、目作上視、或口眼歪斜、或作六畜之声、将醒必吐涎沫。彼癲狂者、無以上症状。」（痫とはつまり時々発症し、時々治る。何日間も連続で発症し続けるもの、あるいは一日に三回から五回発症する者もある。あるいは、驚きや、

怒り、それらは痰火に変わる。発症したときには目の前が真っ暗になり、人事不省となる。耳は聞こえず、目は見えない。目眩が起こり地面に倒れ込む。目上の人と目下の人という考えができないで同じように扱う。甚だしきは瘈瘲になって引きつけを起こすと、目は上視し、片側の目と唇は垂れ下がり、あるいは六種類の色んな家畜の呻き声をあげる。気がつくと必ず涎を吐き出す。癲や狂には、以上のような症状は存在しない。）

『難経』曰、「重陰者癲、重陽者狂。所謂重陰者、三部陰陽脉、皆沈伏而細。故病罷倦而無力、故名曰癲。所謂重陽者、三部陰陽脉皆洪盛而牢。故病強而有力、故曰狂。又曰、癲多喜而狂多怒。」（重陰の者は癲となり、重陽の者は狂となる。いわゆる重陰の者の三部陰陽の脉は、すべて沈で伏で細である。故に病は倦怠感があり無力である。そのようなことから癲と呼ばれる。いわゆる重陽の者の三部陰陽の脉は、すべて洪で盛んである。そして牢脉である。故に病は非常に強力である。故にこれを狂と呼ぶ。また曰く、癲は多く喜び狂は多く怒る。）

『素問』の注釈曰く、「多喜為癲、多怒為狂。然則喜属心、而怒属肝、乃二臓皆是火有余之症。」（よく喜ぶ者を癲と呼び、よく怒る者を狂と呼ぶ。喜びは心に属し、怒りは肝に属する。この二臓はすべて火邪が有り余った症状である。）

『内科全書』云く、「癲者性情顚倒、失其是非之明、狂者妄言妄為、無所畏懼、癇者猝然倒僕、手足搖搦、口吐涎沫、咬牙作声、食頃乃蘇。大抵癲狂之病、総為心火所乗、神不守舎。癲為心火不足、狂為痰火実盛。癇為五臓兼病、而属陰虚者。」（癲とは性格がアマノジャクで是非を判断する力を失っている者である。狂とは妄想を喋り妄想を見る。何も恐れるものがない様子である。癇とは突然転倒して手足を痙攣させ、口から涎を流しアワをふく、歯を食いしばり声をあげる。

三十分程度で蘇生する。だいたい癲狂の病は、大まかなところで言うと心火が盛んになり、神がその宿りを守らなくなる。癲とは心火の不足である。狂とは痰火の旺盛である。癇とは五臓すべてが病となり、陰虚に属するものである。)

『素問』只言癲而不及癇者。(癲で、癇に至らないものをいう。)

『霊枢』乃有癇瘛、癇厥之名。諸出有言癲狂者、有言癲癇者、有言風癇者、有言驚癇者、有分癲癇為二門者、迄無定論。究其独言癲者祖『素問』也。言癲癇、言癲狂者祖『霊枢』也。(『霊枢』には癇瘛と癇厥の二つの名がある。癲狂、癲癇、そして風癇、驚癇、また癲と癇という二つの病気に分けて呼ぶものも多くあり、これらは未だ定論はない。癲について解説している最初のものは『素問』である。癲癇と癲狂について解説している最初のものは『霊枢』である。)

一、診断と脉象

癲狂のもので、脉が弦で数で滑で大のものは簡単に治る。脉が小で堅くで急のものは不治である。また脉が虚のものは治癒するが、実のものは死亡する。癇の病で脉が細で緩のものは、病気が長くて症状がひどいものであっても治癒する。脉が虚で散、及び沈で実で弦で急のものは不治である。又目を大きく見開いて愚か者のように見えるものは不治である。

二、病　因

先天性のものもあるが、恐怖で驚いて起こるものもある。又、何かを成し遂げられなくなって感情が抑鬱されて発症するものもある。あるいは七情が過ぎて人間関係のストレスが心臓の神に触れて引き起こるものもある。心臓は神を蔵する臓器である。脳は元神の府である。神はその宿りを心臓に置き、脳はその門戸である。一度ある

出来事が七情を動かすと、すなわち痰涎がその神気が出入りする七竅を塞ぎ、心臓と脳の機能が一時的に失われる。それに伴って、癲、狂、癇の種々の症状が発生する。

三、治療方法

癲狂は、安神降火、利気墜痰を主とする。癇は、破痰、開関補腎、鎮驚を主治する。

四、五癇の症状

<u>馬癇</u>　口を大きく開け、頭を揺さぶり、馬のように雄叫びをあげる。心臓に対応し、心臓は手足を震わせる。
<u>牛癇</u>　目を大きく見開いて直視する。お腹が脹って、牛のように鳴く。脾に対応し、脾は口眼歪斜を主治する。
<u>羊癇</u>　眉毛をつり上げ、舌を出し、羊のような鳴き声を出す。肺に対応し、肺は痰の音がして呼吸がしにくい。
<u>鶏癇</u>　項が引きつり、後ろに角弓反張する。よく驚き、よく鶏のような鳴き声を出す。肝に対応し、肝は目を制する。頭を斜めにする。
<u>猪癇</u>　口から泡をふき、頭を地面に突っ伏して、猪の鳴き声を出す。腎に対応し、腎は歯を食いしばり、遺尿と関係がある。

五、取　穴

癲狂に用いる穴位は、百会、人中、神庭、風府である。これは脳の熱を取り神を調え、もともと存在していた機能を回復させる作用がある。心兪、神門、間使、後谿、中脘、気海、豊隆、陽陵泉、足三里、三陰交、心兪。これらの穴位は心臓の陽気を活発にさせて、かつ心臓の心志を安定させる効果がある。

六、穴位の意味

<u>神門</u>　心熱を下げる。そして、神を安定させ妄動を止める。
<u>間使、後谿</u>　心臓の邪気を鎮め、胸部の鬱した状態を解く。
<u>中脘、気海</u>　気を順調に巡らして化痰する。
<u>豊隆、陽陵泉</u>　気を整えて血を和す。そして、陰陽の平衡を取り戻させる。

七、それぞれの症状を治療する配穴

１．癲は心を主する

　痰があって熱が旺盛で、さらに恐れ驚き、考えることが過ぎ、心志が正常な働きを失ったもの。あるいは人間関係のストレス、陰虚、神が虚したもの。
<u>癲の治療の主となる穴位</u>　百会、人中、神庭、大椎、心兪に補法を加えて、大陵、間使に瀉法を行う。
<u>癲を治療する補助穴</u>　肩髃、曲池、合谷、神門、少商、隠白に瀉法を行い、三陰交に補法を行う。

２．狂は心臓の熱があって痰が心包に集まったもの

　そのうえに上焦の実熱があり、陽明の熱が血室に入り、考えを巡らせて悲しみ哀れむ。これらは皆心臓の熱を引き起こすものである。
<u>狂の治療の主となる配穴</u>　百会、人中、風府、巨闕、上脘、中脘、太乙、滑肉門、労宮、湧泉。これらに均等に瀉法を行う。
<u>狂を治療する補助穴</u>　曲池、合谷、足三里、豊隆、陽陵泉、太衝。これらに均等に瀉法を行う。

３．癇　症

<u>取穴</u>　水溝、印堂、神庭、百会、大椎、身柱、筋縮、以上督脉の穴位である。督脉は癲癇を治療する経穴が多い。また風邪をよく逃がし、

驚いた脳を落ち着かせて、神をはっきりさせる。あるいは、鳩尾、後谿、神門、四関穴（左右合谷、太衝）を用いる。

4．穴位の解釈

<u>鳩尾、後谿、神門、四関</u>　心包の熱を取り、五官七竅を開き、さらに痙攣引きつけを止める。

<u>巨闕、上脘、豊隆、陽陵泉</u>　心臓を鎮め、化痰し濁気を降ろす。

<u>肝兪、腎兪、間使、三陰交</u>　滋陰平肝し、心腎を相交させ、五行の水火相済のお互いの協力関係を回復させ治癒へと導く。

5．また違う方法

<u>主穴</u>　水溝、印堂、神庭、百会、風府、大椎、身柱、筋縮、これらに均等に補法を行う。鳩尾、巨闕、後谿、神門、労宮、湧泉、これらに均等に瀉法を行う。これらを臨機応変に入れ換え応用する。

<u>補助穴</u>　心兪、肝兪、腎兪、間使、三陰交、これらに均等に補法を行う。豊隆、陽陵泉に均等に瀉法を行う。

八、癇の病の発病する時間は何経に属するのか？

早晨（早朝）に発病するものは、足厥陰肝経に属する。
平旦（日の出の時）に発病するものは、足少陽胆経に属する。
日中に発病するものは、足太陽膀胱経に属する。
黄昏時（夕方の事）に発病するものは、足太陰脾経に属する。
亥の時に発病するものは、足陽明胃経に属する。
中夜に発病するものは、足少陰腎経に属する。
時刻によらず発病するものは、手少陰心経に属する。

九、癇　風

1．癇風の病因

先天的なもの、あるいは驚きや怒りによって痰火が動き出し上に

2．癎風の辨証

癎風は時々発症し、時々止まる。またあるものは毎日連続で発症し、またあるものは一日三回から五回発症する。発症すれば気を失い倒れ人事不省となる。あるいは口眼歪斜となり、四肢が痙攣し引きつる。目は上視し、十五分程で蘇生する。その後、昏睡状態に陥り目が覚めると正常人と同じ様になる。舌苔は薄白、脉は細で緩である。

3．癎風の論治

痰を消し醒脳開竅を行い、督脉を主に治療して心臓と腎臓を調整する。手技は平補平瀉を行う。

4．癎風の処方

人中、印堂、神庭、百会、風府、大椎、身柱、筋縮。

5．随症配穴

<u>健忘と痴呆、痙攣引きつけ。</u>　鳩尾、神門、後谿、四関（合谷、太衝）
<u>心悸があり、痰が多い。</u>　巨闕、上脘、豊隆、陽陵泉。
<u>不眠で、夢見がひどく多い。</u>　心兪、腎兪、間使、三陰交。

十、（増補）癲狂癇の針灸治療要穴

およそ男女で、泣いたり、笑ったり、歌ったり、詩を吟じる。あるいはべらべらよく喋り、あるいは長い時間黙り込む。あるいはぷんぷんと怒り昼夜関係なく徘徊し、また親族の者と他人を区別できない。また物品を壊したり、人を殴ったり、髪の毛を引っ張ったりする。そして髪を振り乱し、裸足で歩き回る。あるいは裸を見せたり、あるいは幻聴を聞いたり幻覚を見たり、あるいは神様や幽霊を見たと言いふらす等の症状がある。これらのものに針で上記した穴を使っても完全に治らないものは、孫思邈の「鬼邪十三穴」を使って治すとよい。

①人中、②少商、③隠白、④大陵、⑤申脉、⑥風府、⑦頬車、⑧承漿、⑨労宮、⑩上星、⑪間使、⑫曲池、⑬後谿。男子ならば先ず左側に針をする。女子ならば先ず右側に針をする。その日が奇数日の場合を陽とし、偶数日の場合は陰とする。陽の日に針をするときには針体を右に回し、陰の日に針をするときには針体を左に回す。

十一、癲狂癇を治療するときの重点的な穴位の解説

1．上星　督脉経の穴位である。驚きを鎮め心を安らかにし、鼻のつまりを通し臭いを感じさせる作用がある。

2．印堂　経外奇穴である。驚きを鎮め、脳神経を覚醒させる作用がある。頭痛、眩暈、不眠、小児の驚風や鼻炎を治す。

3．承漿　任脉経の穴位である。『甲乙経』によると、任脉と手足陽明の交会穴である。陰陽の気機が乱れて逆となったものを調整する。口や歯や顔面や目の風邪を散らす。

4．攅竹　足太陽膀胱経の穴位である。風邪を除き目をはっきりさせる作用がある。頭痛や偏頭痛を治療することができる。

5．身柱　督脉経の穴位である。邪を除き熱を退かせる。心臓にある熱を冷やし神志を安定させる。

6．筋縮　督脉経の穴位である。癲狂、驚癇、背骨がひきつり背中が痛むものを治療し、四肢を太くする。

7．巨闕　任脉経の穴位である。心の募穴。内には肝臓があり、特に左側には深く刺してはいけない。心臓の熱をとって神志を安定する作用がある。これは癲狂癇を治療することができる主たる穴位である。

8．鳩尾　任脉経の穴位である。また任脉の絡穴であり、督脉に繋がる。ある人において胸骨の剣状突起が長い場合、ここは巨闕の代わりになるものである。心包の痰熱を冷やすことができる。胸をひ

ろやかにし気を巡らす。驚を鎮め、神を安定する。これは癲狂癇を治療する主要な穴位である。

９．頬車　足陽明胃経の穴位である。口噤を開き、経絡を通じ、風邪を除き気を調える作用がある。

１０．少商　手太陰肺経の井穴である。熱を下げ脳をはっきりさせ、目耳鼻口を敏感にする。

１１．四関　すなわち手陽明大腸経の合谷穴、及び足厥陰肝経の太衝穴のことである。合谷は大腸経の原穴である。太衝は肝経の原穴である。合谷は手の二股に分かれた骨の間に位置し、太衝もまた足の二股に分かれた骨の間に位置する。合谷は陽に属して気を司る。太衝は陰に属して血を司る。二つに虎口と衝陽の別名が付いており四関穴と呼ばれる。この両者の配合で風邪を去らせ痺れを調える。気血を動かしそのことにより経絡の気を通じ瘀血を取り除く。これに豊隆、陽陵泉を配穴することによって痰を下し、火邪を瀉し癲狂を治療することができる。さらに百会、神門を配穴することにより神志を鎮め神を安定させ五癇を治療することができる。

１２．間使　手厥陰心包経の穴位である。心の気を整え、神志を清めて胸郭の痰や瘀血を取り除く作用がある。

１３．労宮　手厥陰心包経の穴位である。心火を冷やし、内風を鎮め神を安定させる作用がある。

１４．後豀　手の太陽小腸経の兪穴である。八脉交会穴の一つ。督脉に通じる。神志を調え内熱を取り除く作用がある。

１５．申脉　足太陽膀胱経の穴位である。八脉交会穴の一つである。風痰（風邪に痰が混在して発生する病、血管性頭痛等）を治療し、神志を安定する作用がある。

１６．隠白　足太陰脾経の井穴である。調血、統血作用があり心臓の熱をとり神を安定させる。

１７．湧泉　足之少陰腎経の井穴である。神志を安定し、人事不省となったものを蘇生させ厥逆を治療する作用がある。

１８．太乙　足陽明胃経の穴位である。深部には横行結腸があり、胃痛、心悸、癲狂を治療することができる。

１９．滑肉門　足陽明胃経の穴位である。嘔吐、胃痛、癲狂、下腹部の痛みを治療することができる。

痿躄(下肢の萎縮、麻痺)の十一種の治療法則

一、内傷による痿躄

<u>病因</u>は『内経・痿論』篇曰く、「五臓因肺熱叶焦、発為痿躄。」(五臓が肺熱によって焼かれ、痿躄となる。)肺は百脉が集まる場所であり、六経を主し五臓の長であり、心の華蓋である。心臓の気が通じないため気鬱となり、それが積み重なり火邪となる。火邪は上へと昇り炎となって肺を焼く。肺は金に属してその火邪の相克を受ける。するとその粛降作用は失われる。また金は水を生めなくなる。津液が各臓腑へ散布されないので各臓腑は皆虚となる。虚となれば熱が生まれ痿躄となるのである。またあるものは気鬱になると肺はその宣発作用が失われるので、これが皮痿となる。そして悲しみが過度であれば脉痿となる。または住んでいるところが湿気の多いところであれば肉痿となる。性交が過ぎると筋痿となる。長い距離を歩き、大いに熱が出て咽が渇いたものは骨痿となる。

<u>症状</u>　肺熱は五色は白で、毛がパサパサになる。心熱は五色は赤で、絡脉が浮き上がる。肝熱は五色は蒼白で、爪がもろく割れる。脾熱は五色は黄色で、肉が痙攣する。腎熱は五色は黒で、歯が抜ける。肺熱は肺が焼かれて皮膚が虚して弱くなり、引きつり薄くなる。ひどいものは痿躄という病気になる。心気が熱せられると下焦では脉が虚し脉痿となる。手足の関節が折れる様に痛み、脛が曲がったまま伸びない。肝気が熱せられると筋膜が乾き、筋が引きつり痙攣し筋痿となる。脾気が熱せられると胃が乾き、咽が渇く。すると筋肉が養われずに肉痿となる。腎気が熱せられると腰や背骨が真っ直ぐに伸びなくなる。骨は枯れ、髄は減り骨痿となる。

<u>これらの症状の解釈</u>　各種の古代の医学書には、この痿証の治療法は独取陽明（陽明経を主とし取穴する。）と記録されている。というのも陽明は五臓六腑の海であり宗筋を養い潤すからである。宗筋は様々な骨を束ねて関節をスムーズに動くようにするものである。然るに宗筋は諸筋の会である。そして宗筋は前陰部に集まる。前陰部には三陰と陽明、少陽、衝脉、任脉、督脉、帯脉等の九脉が集まるところである。人の動作は筋骨の強さや関節がスムーズに動くかどうかによるものである。しかしその重要なところは皆この宗筋が関係している。前陰は九脉が集まるところである。その中でも陽明経が一番関係が強い。陽明経は後天の本であり「五臓六腑の海」である。衝脉は「十二経脉の海」である。衝脉は少腹の子宮の辺りから起こり臍を左右に挟み、上に昇り胸の中に至りて散じる。子宮の辺りのことを血海と呼び、十二経脉の血を受ける。故に「経脉の海」と呼ばれるのである。この一陰一陽は陰陽の宗筋の会であり、さらに気街と合する。気街とは陽明の正経である。陽明は水谷を消化し、精微と変化させ運化し臓腑を養う。水谷が口から入れば陽明はそれを気血へ変化させ、下へと送り宗筋を潤し養うことができる。そのとき陽明が虚していたならば宗筋は養い潤す作用を失い緩みきって骨を束ねて関節を動かすことができなくなる。そして帯脉もまたその筋を束ね、関節を動かすという機能を失い両脚が痿躄となり軟弱となって行動できなくなる。また二便は失禁等の症状がでる。舌苔は淡黄、脉象は沈、緩である。

<u>治療方法</u>　上述した『内経』が述べている「痿証」、及び『医宗金鑑』で述べられている「五痿」などの項は皆、肺熱が生じると陽明経が必ず病となると記載されている。つまりすべて内因から病が生まれており、外傷については未だ述べられていない。故に、すべて陽明の経絡を用いて治療するのである。しかし私は実際の臨床において

その病気が内傷によるか外傷によるのかを問わず、広く上述した八つの経脉を用いてこの痿証を治療した。それは陽明経のみを用いた治療方法よりも明らかに効果の高いものであった。

二、外傷の場合の針治療

<u>病因</u>　転倒による打撲。衝突による打撲。石などがあたって負傷する。押し潰されて負傷したもの、絞められて傷ついたもの、銃瘡等。もしその外傷が頚椎を骨折させたなら四肢は不随となる。そして大小便は失禁する。もしその外傷が胸椎、あるいは腰椎を損傷させると下肢は不随となり痿証となり大小便は失禁する。

<u>症状の解釈</u>　外傷は主に督脉に損傷が及ぶものである。督脉の走行部位は西洋医学では四肢の運動機能を司る。傷を受けると経絡を切断し、気血は四肢を運行し宗筋を養うことができなくなる。頚椎を損傷すると手足は拘縮し痙攣し、運動障害が発生する。これらはすなわち大きな筋に力が入らなくなると痙攣し拘縮するのである。損傷が胸椎、あるいは腰椎、尾骨に及ぶと下肢は不随となり痿証となり動かなくなる。これは小筋が緩んで伸びたもので不随となり痿証となったのである。宗筋は二陰に集まっているので、二便は失禁するのである。舌質は痰、脉は沈細である。

<u>処方</u>

1．第一方、督脉を取る

<u>方穴の意味</u>　督脉は手足三陽七脉の会である。故にすべての陽経を総督するものという意味で督という字が使われているのである。そして「陽脉の海」と呼ばれるのである。この脉は尾骨から上行し背骨の中を貫通し、脊髄から脳髄へ至る。全身の運動機能を司る。併せてさらに外傷性の四肢の運動障害（脊髄損傷）の主な原因となる場所である。

<u>用穴</u>　百会、風府、大椎、陶道、身柱、神道、至陽、筋縮、脊柱、懸枢、命門、陽関、腰兪、長強。

<u>取穴の意味</u>　百会は頭の気の街である。それに風府を組み合わせると脳海と呼ぶ。頭や脳の部分の疾患を主治し、それらは脳神経科の疾病を治療することができる。大椎はまたの名を百労といい手足三陽督脉の会である。またここを椎骨空と呼ぶ。脊椎が損傷し経絡が寸断され、四肢がその運動機能を失って二便が不調である等の症状に対してすべて満足のいく効果を上げることができる。陶道、身柱を合わせて気兪と呼ぶ。『乾坤生意』曰く、ここは虚損の労傷（肺結核、癌等）の要穴であり、又気血を調整し脊髄の損傷を補い正常化させる。そして正常な本来の機能を回復させるのに用いることができる。神道は臓兪とし、五臓の気を通調させることができる。胸椎の経絡の麻痺を除くことができる。陽を主し肺海とする。脊中の中の気が上下することを促進させ督脉の損傷を補う。筋縮、脊中は背骨がこわばり、筋が引きつり前屈、後屈ができないものを緩めて椎骨間の伸縮力を回復させる。懸枢は腰椎の回旋作用を改善し、水穀の不化を治療することができる。命門は腎臓疾患や腰痛、頻尿や尿失禁を治療することができる。さらに腰椎の軟弱、無力感を取り除くことができる。腰陽関は腰や仙骨の機能を強くするように補い、股関節や膝関節の機能も改善することができる。腰兪は仙骨や座骨を調整し、立ち座りの機能を調節するのに明かな効果がある。長強は一名を営兪という。故に『内経』曰く、営は骶にある。それはここが脊髄の虚損を補す要穴であることを示しており、併せて尾骨付近の経絡を興奮させることができ、肛門括約筋の収縮力を調節することができる。『千金要方』では、五種類の痔や血便、尿失禁を治療することができるとしている。

2．第二方穴、華佗夾脊穴（かだきょうせき）を選んで取穴する

用穴　第二胸椎の下の両側それぞれ三分外方に一寸五分の針を用い、一つの椎骨ごとに両側を刺し、第四腰椎まで刺す。片側で八本、両側で十六本の針を刺針する。

方穴の意味　華佗夾脊穴は脊髄損傷を補い修復することができ、四肢の運動機能を増強させ、さらに臓腑が本来持っていた機能を回復させることができる。それはまた下肢の癱証や痿証による手足の不随に対する重要な治療方法の一つである。

3．第三方穴、足太陽膀胱経の背部の臓腑の兪穴を取る

方穴の意味　膀胱経の背部の臓腑兪穴と督脉は密接な関係にあり、外にある臓腑経絡の精気を内側に取り込み調節する。臓腑の本来持つ機能を促進させ臓腑以外の部分に運び、皮、脉、肉、筋、骨を満たす。また脊髄を強壮にして宗筋（下腹部腰にある筋群）を潤し二便を整え、下肢の運動能力を強く健康にする作用がある。

用穴　肺兪、心兪、膈兪、肝兪、脾兪、腎兪、大腸兪。

方穴の意味　肺兪は肺気を満たし補い下降させ腎を助けて、督脉と宗筋を養い潤す。心兪は一名を背兪といい、心は神を蔵するので心臓の病気は神の病であるといえる。それを補えば、すなわち脊背の運動神経を興奮させることができる。膈兪は血会である。血の病を総合的に治療する。また血が傷ついたものを補うことができる。血熱を瀉し、正常な血液の機能を調整することができる。肝兪は血を蔵し筋（スジ）を主する。およそ大きな腱を軟らかくすることができ、短い腱は緩み長くさせることが出来るこれが主な作用である。脾兪は統血し筋肉を司り、血液を統括し筋肉を充実させる。歩行を回復させ健康にする。腎兪、腎は精を蔵し骨を司る。補腎は精を増やし、髄を強くして骨を強壮にする。その上、大小便をコントロールする。大腸兪は津液を司る。それは大便が秘結したり、逆に漏れたりする

要であるだけでなく腰椎の動作の重要な一部分でもある。

4．第四の方案　足太陽膀胱経を取る
（仙骨以下と繋がっている経脈であるからである。）

<u>方穴の意味</u>　足少陽胆経の環跳穴を配穴するのは、腰や股関節と関係しているからである。また坐骨の傍らに絡むからである。足少陰腎経の湧泉穴を配穴するのは、腎と膀胱は表裏関係なので針灸治療では陰陽表裏を別に考えることはできないのでここを取穴する。陰は陽より生まれ、陽の根は陰にある。陰陽と表裏はお互いに助け合っているもので、その協力関係が協調し合っていれば強大な作用を引き起こすことは間違いないのである。もし下肢が麻木不仁（まぼくふにん：痺れて感覚が無い）で半身不随となったり、痩せてきて動かなくなったもの、又大小便等の不調の疾病は必ずこの穴位により解消される。

<u>用穴</u>　上髎、次髎、中髎、下髎、環跳、承扶、殷門、委中、承山、崑崙、湧泉。

<u>穴位の意味</u>　八髎穴は生殖器と泌尿器系の病変、男子の遺精、淋病、女子の月経不順。あるいは帯下、大小便の不調、失禁するもの。及び腰仙骨辺りの無力感があるものを主治する。日常の立ち座りができないものにはここに補法を加え、坐骨に疼痛があるものにはここに瀉法を加える。殷門は腰及び股関節が痩せて無力化したものや、太股があげられず寝返りがうてないものをよく治す。委中は腰や太股が風邪によって痛み動かない、また股関節や膝関節が痩せて伸ばせないものをよく治す。承山は下腿のこむら返りするものや、あるいは弱く力無く震えがあり立っていられないものをよく治す。崑崙は足のかかと部分の軟部組織が引きつり足裏を地面につけることができないもの、あるいは足のかかと部分の軟部組織が緩んで靴が履けないものを治す。湧泉はまたの名を「地衝」と呼ばれていた。と

いうのも、地面の下の三陰から生まれる病はちょうどここに着きあたるからである。これは足少陰腎経の井穴である。

　井穴は水が湧き出る源泉であり、腎陰の水を補うことができる。水が十分に補うことができれば血を補うことができる。それによって精を貯めて髄を強くし、骨を強壮にすることができるのである。陰井木について、木は火を生むことができる。また腎陽の火を補することもでき、故に回陽九針の一つである。火が旺盛であれば、脾胃を温めることができ宗筋を潤すことができるのである。およそ足の三陰経によって起こる病は、骨が軟らかくなり筋が痙攣し、筋肉が萎縮する。食事や水が消化されずにお腹が脹って大小便の不調等の症状がでる。ここではこの配穴のすべての効果を述べてはいないが以上の事は覚えておいてほしい。

5．第五方案　任脉と足陽明経を取る

<u>穴位の意味</u>　任脉は手足三陰七脉の会である。任脉は陰経を統括するので「陰脉の海」とも呼ばれる。この脉は会陰の上の玉泉から起こり腹中を貫通し、臍の真ん中から胸中へと至る途中で腸と胃を通過するので、さらに足陽明の経穴を配穴する。それは生化の本であり、気血の源であり、臓腑が宗筋を潤し養う機能を増強させ、諸骨を束ねて関節をよく動かす様にするからである。半身不随を治療し二便を調整するのは、最もこれが効果的な治療であるといえる。

<u>用穴</u>　巨闕、中脘、下脘、気海、関元、中極、梁門、天枢、水道、章門。

<u>穴位の意味</u>　巨闕は心の募穴であり、心火を下降させて腎を助ける作用がある。これにより水火相済を行う。また火は土を生むので、脾胃を健やかにする作用がある。中脘はちょうど胃の真ん中にあたり、胃の募穴、六腑の会である。水穀を消化して吸収しそれによって生まれた精微の運化を司り、下焦では宗筋を潤す。下脘は腸が冷えたものを温め脾胃を助ける。四肢の筋肉の運動力を補充すること

ができる。気海は男子の生気の海である。元真の不足、臓器の気の虚したものを補うことができる。およそ気の病に属する病気はここで治療することができる。関元は小腸の募穴である。ちょうど子宮の真ん中にあたり血海とも呼ばれる。遺精や尿の混濁、崩漏（突然の大量の不正出血、）及び帯下（おりもの）、あるいは小便の頻数、遺尿及び失禁、月経困難や不調、あるいは月経痛、赤痢等を止めることができる。中極は膀胱の募穴である。膀胱に寒邪が入ったもの、三焦に熱が結して排尿障害を起こしたもの、あるいは遺尿や失禁及び尿の混濁、突然の大量の不正出血、赤白の帯下（おりもの）等の症状を主治する。梁門は胃経の穴位である。胃の府が水谷を消化することを助け食事の量を増加させる。（消化不良を治療できる）天枢は大腸の募穴である。それは足少陰と衝脉の会である。およそ大腸が患った腸鳴や腹痛、下痢、便秘、あるいは不覚にも大便を漏らしてしまうような病症を取り除く機能がある。水道、三焦、膀胱、腎熱で大小便が通じないのものはここを瀉し、もし虚寒症で小便が頻数、遺尿、或いは失禁のあるものにはここに補法を行う。章門は脾経の募穴であり、五臓の会である。帯脉はここから起こる。胃腸が水谷を消化吸収し、その水谷の精微を運化することを統括する。五臓が衰弱したものを補い帯脉の機能を強化する。また気血を下降させ、宗筋を栄養し癲癈を治す力を助け力強くする。

6．第六方案　足陽明胃経を取る

<u>方穴の意味</u>　足陽明胃経は「五臓六腑の海」である。また水谷の海でもある。というのもこの経絡は水谷を消化吸収することができ、それによって生まれた水谷の精微を運化し宗筋を養い潤すことができるからである。宗筋は骨を束ねて関節を調子よくすることができる。もしこの陽明経が虚したならば宗筋はその養いを失い、かつ弛緩してしまう。両足は痩せ細り動かなくなる。故に古代の賢明な医

家は、「痿独取陽明」の説を尊重し治療を行ったのである。
<u>用穴</u>　気衝、髀関、伏兎、犢鼻、足三里、上巨虚、下巨虚、解谿、陥谷、内庭、三陰交。
<u>穴位の意味</u>　気衝は足陽明の正経上にある。衝脈はここから起こり、陰陽のすべての宗筋の会である。ここに取穴すると宗筋を養い補い、二便を調整し筋肉を充実させ腱や骨を強く健康にして下肢を機能させる。髀関は大転子や股関節部が痩せて力無くなったものや股関節を屈伸できないものを補う。伏兎は腎の気の街である。それはまた股骨空とも呼ぶ。ここに針をすることにより腎陽を補い精髄を温めることができる。また腱を強めて骨を強くする。犢鼻は膝骨空と呼ぶ。ここに針をすることにより膝の力を補い充実させることができる。経脈を通じ、関節の機能を促進する。足三里は足陽明経の要となる穴位である。気血を調節し運行させ上下の経絡を通じることができる。上は頭頂部（巓頂）に至り、下では足の指先に至る。　中焦においては胃腸の調子を良くし、併せて宗筋を潤し筋肉を充実させる。又腱や骨を潤し養う。それらの作用により半身不随や痿証の患者を立ち上がらせる奇跡的な効果を上げることの出来る穴位となっている。そればかりでなく更には肚腹の疾患を主治する穴位でもある。故に、四総穴歌の第一文にその記載がある。上巨虚は手陽明経の下合穴（大腸）である。大腸の津液を調整し運行させる。同時に下肢の運動機能を補助することができる。下巨虚は手太陽経の下合穴（小腸）である。小腸は津液を気血に変えることができる。足が萎えて痩せてきたものに健康に歩かせる力を充実させることができる。解谿は足陽明経の経穴で五行は火に属する。胃の虚証を補い、足や腕の無力で屈伸できないものを治す。陥谷は足陽明経の兪穴である。内庭は足陽明経の榮穴である。『黄帝内経』曰く、「痿証を治す大法は独取陽明である。その榮穴を補するとその兪穴に通じる。そして

それは特殊な効果がある。」三陰交は脾経の穴位である。そこは肝脾腎の三経の交会する場所である。ここに取穴することにより、この三つの経絡の機能を掌握することができる。つまり肝は血を蔵し、脾は統血し、腎は水に属し、水は血の源である。故にそこは血液が全身や四肢百骸を栄養することをコントロールすることができるのだ。脾臓は筋肉を主し、肝は腱（スジ）を主し、腎は骨を主す。そして更に筋肉を充実させ、腱や骨を強壮にすることができる。それから肝脾腎の三経は皆、足から始まるのである。この穴位においては脾を補するという作用の中に、肝陰や腎陽を補する作用をも秘めている。それらにより気血両方を補する機能があるのである。およそ針治療は下肢の気血の虚損から起こった様々な疾患に対して、その傷んだところを補い治しその疾患から患者を解放するという責務を負っているといえる。また脾胃がお互いに表裏関係にあるということからお互いに援助し合うという作用があるので、その癱瘓（タンファン・半身不随）や痿証の治療を補佐するためにも用いられ、さらにここでもその強力な作用を発揮させることができる。腎は肛門、尿道を司る。肝の経脉は性器を巡り、脾は消化の本であるのでここでまた飲食と大小便を整えることができる。ここに針治療を行えば、必ず大きな効果を上げることができる穴位である。

7．第七方案　足少陽胆経を取る

<u>方穴の意味</u>　足少陽胆経と足厥陰肝経は表裏である。肝は腱を司り、胆は関節を司る。人の動作は腱や骨の作用に頼って行われ、関節はこれにより滑らかに動くのである。足の少陽は帯脉に交会し、帯脉は督脉の命門に絡まり、任脉の神闕をベルトが束ねるように貫く。故に諸経は皆、帯脉に連なりそしてさらにその制約を受ける。そして帯脉により下肢への気血の流入は制御されている。故にここを治療すると癱証や痿証が治るのである。

<u>用穴</u>　帯脉、居髎、風市、陽陵泉、陽交、光明、懸鐘、丘墟、足臨泣、侠谿、太衝

<u>穴位の意味</u>　帯脉は足少陽胆経の穴位である。諸経から分かれ出た支脉を束ね、気血が下半身に流れることを制御し、腱や骨、宗筋を栄養し、骨を束ね関節を機能させる。居髎は足少陽と陽蹻脉の会である。腰と股関節部が麻痺し硬くなり無力なもの、椅子に座ってから立ち上がれないものや寝返りのうてないものはこの穴位に補法を加える。太股や股関節が風邪によって痛むものはここを瀉す。風市はここに補法を用いれば、癱瘓（タンファン）や痿証、半身不随を治療することができる。一方、ここに瀉法を用いれば、風湿の邪気を除き蕁麻疹を治療することができる。陽陵泉は筋会（スジエ）である。腱は人の動作の主たるものである。腱の病症はすなわち歩くことができないという重い症状で、ここに補法を行うと腱や関節を強くすることにより健康な歩行ができるようになるという効果がある。陽交はまたの名を別陽という。陽維脉の会である。陽気が下腿に行くのを保護し、寒邪により冷えあがるものを防止し脚の力を温め養うことができる。光明は胆経の絡脉である。そこから肝経に繋がる。肝胆二経は全身の腱や関節を屈伸させる力を司る。ここを用いることにより腱や関節の運動能力を増強させて必ずその任務を全うさせることができる。懸鐘はまたの名を絶骨といい、髄会である。ここはまた足三陽の大絡であり、ここに補法を行えば髄を強めて骨を強壮にし、陽気を強め脚力を増進させる。故に華佗がここに針を行い、足萎え（躄足）を立たせ歩かせることができたのである。丘墟は癱証や痿証、あるいは足関節や手関節の運動障害、内反足は補法を行う。足関節や手関節が腫脹し痛むものはここに瀉法を行う。足臨泣は胆経の穴で、帯脉に通じる。気血が下半身に行くことを調節し、およそ虚損により行動が無力であったり、手足が麻痺してい

るものや振戦、あるいは引きつけて痙攣するもの、それらの症状に対して特効的な作用がある。俠谿は胆経の滎穴である。ここに補法を加えると痿躄、あるいは足の指が拘縮して無力なものを治療することができる。歩行困難があるものや足の甲が腫脹し痛むものにはここに瀉法を行う。針を行えばすぐに症状は軽減される。太衝は肝経の兪穴である。また原穴も兼ねている。故にこの五兪穴の二つの作用が重なり合っている。ここに補法を行えば肝陰を養い肝血を生み、瀉法を行うと肝陽を下し肝気を平らかにする。肝と胆には陰陽の表裏関係がある。すなわちお互いに協力し合ってその義務を果たす。故にここは下肢の疾患を治療する重要な治療ポイントである。太股や足が軟弱で無力で動けないもの、脚や膝がリウマチ等によって腫れ痛み歩行することができない症状のものに対しては補瀉が適当である。これは非常に高い効果を得ることができる。

　上述した癰瘓（半身不随の事タンファン）や痿証を治療する七つの方法は、関係のある八つの経絡から六十四の穴位を採用し適切に治療したものである。１９６６年４月１６日から始まった第二針灸科の臨床治験の時期に効果を観察しその経験を総括した結果である。その二年に渡る臨床治験時期に治療した癰瘓や痿証の患者は百数人に渡り、臨床における観察及び針灸治療後の一切の病情を聞き取り調査した結果、何らかの効果が出た患者の総数は９５％に達した。症状がいったいどの程度の好転があったのかについては未だに詳細な分析はしていない。これからさらにこの治療に対して努力して研究する必要があり、その観察の成果を待つ必要がある。

　また以下の四つの治療方法を補充する。

8．第八方案　足三陰経

<u>方穴の意味</u>　陰分を滋養し血を養う。腱を盛んにさせて骨を強くする。腎を補い肝を柔らかくする。脾を健やかにし胃を助ける。二便

を調節する。
<u>用穴</u>　気衝、陽陵泉、陰廉、箕門、三陰交、照海、太衝。
<u>穴位の意味</u>　気衝は足陽明胃経の大穴である。（前述してある。）陰廉は肝経の穴で、肝は腱と小便不利を主する。陰廉は肝陰を益し、腱を軟らかくし絡脈を元気にする。太衝は滋陰作用があり、平肝潜陽（上に昇ろうとする肝陽を平らかにし陽気を潜める）する。陰陵泉は脾の合穴である。水道を導き、それによって二便を通じ調節する。箕門は脾経の穴で気を益し脈を通じる。三陰交は腱脾、養肝、補腎の効果がある。照海は腎経の穴で腎を補し腎水を旺盛にし血を生む。故にこの配穴方法は肝、脾、腎三経を調節し、筋肉を強め腱を健やかにし骨を強くして二便を調節する効果がある。

9．第九方案　手三陽経を取る

<u>方穴の意味</u>　経絡を通じ営衛を調和する。血を動かして瘀血を除き肘や上肢を強く健やかにする。
<u>用穴</u>　肩髃、曲池、三陽絡、合谷、陽池、中渚、郄門。
<u>穴位の意味</u>　陽明は多気多血の経絡であり、これに三焦経の経穴を配することにより気を整え血を流入させることができる。これらに心包経の郄門を補佐させることにより血脈を調和させる事ができる。又上肢の活動の障害あるものに対して用いると必ず奇跡的な効果を上げることができる。

　肩髃は大腸経の穴位である。経脈を通じて絡脈を活性化することができ、気血を調和し、風邪を除き寒邪を散らすことができる。これにより肩関節が動くようになる。曲池、合谷は気を走らせ血を動かすことができる。それにより気血を調和し四肢と体を健康にし、動作を機敏にすることができる。三陽絡、陽池、中渚などは、すべて手少陽三焦経の経穴である。ここを取穴することにより気を整え活血化瘀をし、絡脈を通じることができる。郄門は心包経の経穴で

ある。血脉を調和させることができる。これらの配穴を用いることにより血の動きを活発にして気をととのえ、経脉を通じ気血を満たすことができる。この配穴により筋肉は豊満となりその動作は力強くなるのである。

10. 第十方案　手三陰経を取る

穴位の意味　気を整え血を活発にする。血を養い神を安寧する。腱を強くし、骨を強くする。

用穴　腋縫、侠白、尺沢、神門、大陵、間使、通里。

方穴の意味　肺は気を主し、治節の官である。心は血脉を主し、肺気を充満させ血脉を通じ疾病を治癒させる。腋縫は肩甲骨の周囲の痙攣や肩や上肢の運動障害を主治する。尺沢、侠白は上肢の痙攣や引きつったものを主治する。これは肺経の穴位である。肺気を整え、気を高揚させ血行を促す。これ等の作用により筋の痙攣を治癒させるのである。神門は心経の穴位である。大陵は心包経である。一つは心経の兪穴であり、一つは心包経の兪穴である。体が重く関節が痛むものを主治し、神志を強め心臓にいる神を安寧することができる。間使穴は心包経の経穴で、神志を安定させて胸郭をひろやかにし気を安らかにする作用がある。通里は心経の絡穴であり、手の太陽経に属する。四肢が重たく沈み挙上できないものを主治する。この配穴方法は肺気を調節し流れを良くし、神志を安定させ心臓を安寧させる。神を安寧し五感を鋭くさせ、そして運動機能を強め健やかにする作用がある。

11. 第十一方案　手足十二針

方穴の意味　経絡を通じ絡脉を活性化させる。営衛を調和し、気を益し血を養う。これは整体観念に基づいた法則である。

用穴　曲池、内関、合谷、陽陵泉、足三里、三陰交。

穴位の意味　手では肘より前を越えない部分、足では膝より下を越

えない五兪穴を採用したもので、これは体全体を調節することから
全身及び臓腑内の陰陽の平衡、臓と腑の調和や気血の流れを促進さ
せる。それにより病気の全快とリハビリテーションの目的を達成す
ることができる。曲池は手陽明大腸経の合穴で、ここは上肢の多気
多血の経絡で大腸経は肺の臓に対して腑にあたる。つまりここで肺
気を調整することができ、その臓としての肺の性格は動き回って一
定の部位に踏みとどまることはないというものである。気を宣発し
血を動かすことに長け、営血を充実させることにより腱を強化する
ことができる。合谷は手陽明大腸経の原穴である。五感の気を通じ
て敏感にする。経絡の気を散布し、衛気を強めて骨を養う。内関は
心包経の絡穴で、三焦に走る。時間治療の霊亀八法でも有名な陰維
脉の交会穴である。気道が塞がったものや血が滞ったものを通すこ
とができる。陽陵泉は胆経の合穴であり筋会である。（東洋医学で筋
とはスジと腱のこと）腱を緩めて関節を調子よくする効果が高い。
足三里は胃経の合穴であり胃の要である。胃は後天の本であり五臓
六腑の海である。一身の元陽を強める作用がある。臓腑の虚を補い
気血の運行を調節し経脉を通じさせる。また中焦の胃腸を盛んにし
て下焦の宗筋を潤し、筋肉を充実させ腱や骨を潤すことができる。
三陰交は肝、脾、腎、三臓の交会穴である。その作用は脾を補いな
がらも、かつ肝陰や腎陽を補うことができる。これはこの穴位が持
つ独特の作用である「気血の両方を補うことができる」ということ
である。

三、典型病例

例一
張××、男、３歳、北京在住。
初診　１９５６年９月。簡単なカルテ記載。

右下肢に立つ力がなくなり、すでに４日経つ。

４日前に突然発熱し、体温は３９．４℃。嘔吐し、大便は下痢。某病院に救急で受診した。ペニシリン注射をし、西洋医学の薬を服用した。次の日、体温は３８℃になり、継続して抗生物質を服用させ治療し、３日後に熱は下がった。その時に右下肢が動かなくなっており立てなくなっていた。そしてこの病院で腰椎穿刺を行い、小児麻痺と診断された。

診察に来たときの症状は右下肢が屈曲できず、立つことができない。腱反射は消失しており、食欲不振があるが大便は正常である。小便は黄色、神志は全然元気がない。

既往症は、二歳の時に麻疹を罹っている。

顔面の色は黄色く、呼吸は正常である。声は低く、舌苔は薄黄、舌質は淡紅、脉象は沈細である。

症状は肺熱外感に属し、経絡が焼かれ傷つき気血が阻まれ滞り痿躄となったものである。

処置　気血を調和させ経絡を通じ、腱と脈を潤し養うという方法で治療する。

第１クール、足陽明胃経と足少陽胆経を用いる。（１２回の治療を１クールとする。）

第１クールの針灸治療が終わった後、右下肢はすでに屈伸ができるようになった。ただし力無く動作は緩慢であった。

第２クール、督脉と足陽明胃経の穴位を用いた。それに風市、陽陵泉、絶骨を加えた。

第２クールが終わった後、右下肢の屈伸は比較的機敏になった。何かに捕まって歩けるようになった。しかし足関節、腕関節は力が無く軟らかく、筋肉は弛緩している。食欲はあり二便は順調である。

第３クール、胆経と膀胱経の下肢の穴、及び足陽明胃経の穴を用

いた。

　第3クールが終わった後、右下肢は自ら立ち上がり歩けるようになった。歩行姿勢はやや両足の長さが違うように正しく歩けない。右下肢の筋肉は段々と豊かになってきた。

　第4クール、膀胱経と足陽明経を用い、陽陵泉、風市、絶骨を加える。

　第4クールが終わった後、左右両下肢の歩行は基本的にバランスの良いものとなった。時々、よちよち歩きや力が無くなったりするが基本的には正常に回復している。この治療効果を確固たるものにするため、手足十二針を左右同時に用いてそれを一クール行った後に治療を停止した。この例は一ヶ月を一クールとして、全部で半年間の治療を行い全快となった。

　例二

　王××、男、27歳。石炭鉱山消防隊の労働者。中国東北地方鶴嵐の人。初診は1956年8月。

　一酸化炭素中毒の後、四肢が動かなくなってからすでに半年が経過。

　6ヶ月前、鉱山の坑道の下から火災が起こり、当該患者は消火作業中に一酸化炭素中毒となる。昏迷し、口からは白い泡を吹き、小便は失禁し、人事不省であった。鉱山病院に急送されて救急治療が行われた。意識が覚醒した後、四肢が動かなくなり、喋れなくなり、意識がはっきりしない。大小便は失禁していた。治療の後、四肢はやや動くようになったが、ただし筋肉は弛緩したままである。

　診察に来たときにはベットに横になり、四肢はわずかに動かすが屈伸はできない状態。手指は拘縮し痙攣。臥位から自分で寝返りをうち起き上がれない。それに言葉が喋れず、四肢が不随となり、手

足が冷えあがり、定期的に浣腸を行い大便が固まったものを排泄させる。小便は失禁しており、食欲は正常である。

顔面の色は白く、呼吸は正常で、舌質は淡紅、舌苔は薄白、両目は斜視であり、表情は痴呆の様である。脉象は弦短で、血圧は１２０／８０mmHgであった。

第1クールは、督脉、胃経、手足十二針、それに百会、人中、中脘、気海、関元を加える。

第1クールの治療を終えた後に検査すると、四肢は屈伸でき、寝返りをうち何かにもたれかかって座ることができる。大小便はコントロールできる様になった。簡単な字を言うことができ、神志はややはっきりしてきた。

第2クールは、督脉、膀胱経の下肢の穴位、胃経を主に用いる。それに肩髃、曲池、合谷、中脘、関元、陽陵泉を加える。

第2クールが終わった後、四肢の動作が少し機敏になった。手の指はすでに屈伸でき、壁により掛かって少しの間なら立っていられるようになった。

第3クールは、督脉、膀胱経の下肢の穴、胃経、手足十二針を用いる。それに人中、中脘、関元、中極、陽陵泉を加える。

第3クールが終わった後、理学療法士の介助のもとに松葉杖を使っていくらか歩けるようになった。大小便は随意にコントロールできるようになる。自分の手でスプーンを持ち食事ができるようになる。簡単な会話なら交わせるようになる。しかし字を思い出すことは比較的緩慢であった。意識ははっきりしているが両目は斜視である。

第4クールは、膀胱経、背兪（五臟兪、膈兪）、胃経、手足十二針、中脘、関元、陽陵泉、帯脉を用いる。

第4クール終了後、片方の手で一つだけ杖を持ち歩くことができるようになる。大小便は自分でコントロールできる様になる。喋る

言葉は比較的はっきりしており、神志は基本的には正常に回復している。

第５クールは、同上の取穴を用いる。針の後、杖を捨てて独立して歩行ができるようになったが動きは緩慢である。上肢の指は伸ばし曲げて物を持つことができる。ただし手指は震えていて硬い。

第６クールは、任脉と胃経、手足十二針を用いる。針治療の後ゆっくりではあるが独立して歩行できるようになり、会話は比較的滑らかにできるようになった。又決まった時間に排便できるようになった。

二年後に、本人が来院し述べるには現在では手の指が時々おかしくなる程度で、本人がする会話や質問に答える様子は正確であり、その症状等を検査した結果、基本的には全快であると判断した。この例では針刺を３ヶ月を一クールとし、全部で治療期間は二年間で全快した。

例三

譚××、女、３５歳、家事手伝い。北京在住。初診時期、１９５９年１０月。

両下肢の痿躄、一ヵ月余り。

出産後２日目に３７.５℃の発熱。その次の日に両下肢の無力感が発生し、麻痺して何も感じなくなった。薬の効果が無く、ますますひどくなった。食欲が無く便秘で大便は３日に１回程度となり小便は時々失禁する。現在のところ寝床から寝返りをうったり起きあがることができない。両下肢は屈曲できない。足関節、腕関節は無力。皮膚感覚は鈍麻し膝より下は冷えあがり出産後の血性産出物が止まらない。食事をしても味が無く、夜眠っていても不安が多く夢見がちで胸がどきどきする。

顔面の色はくすんだように黄色く声が低く息は弱い。体は痩せ衰え、舌質は淡、舌苔は薄白、脉は沈細で無力である。

　症状としては産後に気血が消耗し脾陽が運ばれなくなったため、筋脉が滋養されなくなり、この病気に至ったといえる。治療は気血を調え補う健脾強胃法を用いる。

　第１クールは、独取陽明（陽明経のみから取穴する）、それに中脘、気海を加え、関元に灸を行う。隔日に一回の治療とする。一クールが終わった後に、足関節や腕関節が屈伸できるようになった。大小便は暫時回復してきている。

　第２クールは、督脉、足太陽膀胱経の腎兪、大腸兪を加える。第２クールの針治療の後、自分でテーブルや椅子に捕まり立つことができ、そこから何歩か歩けるようになった。加えて大便をコントロールできるようになった。

　第３クールは、以上の穴位とそれに陽明経を加え、関元穴と気海穴に継続して灸をおこなう。針の後、自分で二つ松葉杖をついて歩くことができるようになった。大小便は自分でコントロールできるようになり、胸苦しさはすでになくなっていた。

　第４クールは、膀胱経、胃経を取穴し、関元穴には継続してお灸を加え、腎兪、陽陵泉を加える。針治療の後に一つの杖だけを使って歩くことができるようになった。

　第５クールは、以上の穴位を継続して用いる。針治療の後、自分でゆっくり行動できるようになった。だんだんと力が入るようになり、二便は自分でコントロールできるようになり全快しているので針治療を停止した。しかし関元の灸は５００壮に至るまで止めないでおく。毎日、お灸を１５壮行うようにした。

　この患者は１２回を一クールとし、半年かかって全快した。

例四

程××、男、２０歳、建築労働者、天津在住。初診は、１９７２年１１月。

四肢が不随となり、すでに１年が経つ。

１９７１年１２月に、高所作業時に不覚にも１２メートルの高さから落ちた。その時３０分間意識不明となり、覚醒の後、某病院の救急外来に搬送された。Ｘ線とＣＴ検査の後、診断は頚椎の圧迫骨折であった。明らかな骨の脱位はない。頚部が痛んで、頚部の運動が不可能である。四肢が動かせない。この病院で検査したところ胸椎５番以下の感覚は消失しており、腹壁、肛門、膝蓋腱反射とアキレス腱反射は消失している。色々な治療を１年経た後に本院の針灸科へ転院してきた。

現在の症状、ベットに寝ている状態では寝返りをうち、何かに寄りかかって座位をとることができる。両上肢の活動の状態はやや劣る。つまり真上に上肢を挙上できず、手指は引きつけ硬くなり筋肉は萎縮している。両下肢は筋肉も脈も緊張し、膝蓋腱反射、アキレス腱反射は亢進している。二つの杖に寄りかかって立つことはできるが激しい震えが伴い、二便は失禁している。

顔色は黄色で白く、呼吸はすべて普通、言語は正常である。舌質は淡、舌苔は薄白、脉は沈細、血圧は１２０／８０ｍｍＨｇである。

第１クール、胆経の穴位を選び、それに肩髃、曲池、内関、合谷を加える。

第１クールが終わった後に、運動機能にかなりの回復がみられた。下肢の痙攣に変化はみられなかったが、小便のコントロールが時々できるようになった。

第２クール、四、六、七方案の配穴の中から選んで用い、それに中脘、気海、関元、腎兪を加えて穴位を組み合わせ、続けて治療を行う。

第2クールの後、両上肢は挙上し動けるようになり、両下肢は杖につかまり数歩は歩けるようになった。ただし理学療法士の介助が必要であった。痛覚を感じる面積は下半身の方に広がってきた。

第3クール、四、六、七方案の配穴の中から選んで用い、肩髃、曲池、内関、合谷、中脘、関元を加える。

針治療の後、自分で杖につかまり歩けるようになった。手でスプーンを持ちご飯が食べれるようになった。小便はゆっくりとぽたぽたと出るが大便は決まった時間にできるようになった。下肢の痙攣は軽減した。

第4クール、一、四、六方案の穴の中から選んで用い、腋縫、尺沢、内関、合谷から労宮への透刺、帯脉を加える。

針治療の後、一本の杖をついて歩けるようになった。痙攣は大幅に改善され、大便は随意的にできるようになった。小便はまだ非常に壮快にできるというわけには行かない。

第5クール、四、六、七方案の穴の中から選んで用い、曲池、内関、合谷、中脘、気海、関元、腎兪を加える。

針治療の後、杖につかまり自ら歩け、上肢は高いところまで挙げられるようになった。手指はスプーンを持ちご飯が食べられ、痙攣は緩解し、大便は随意にでき、小便は通りが良くなり症状は時間を追って好転している。現在も治療を継続している。

例五

葛××、男、31歳、干部、河南省開封市人。初診、1968年11月。

両下肢の不随。すでに6ヶ月経過している。

車の車体に腰部が挟まれ、意識不明となり病院の救急へ搬送された。X線検査では、右肩甲骨の粉砕骨折、右肋骨骨折、腰部の圧迫

性の骨折がみられた。意識が覚醒した後、両下肢の機能は喪失しており大小便の機能は失調しており尿は貯留しいまだ手術は行われていない。硬いベットに寝かされており中西薬の治療が半年間行われ各所の骨折は癒合している。

現在の症状はベットに寝ているときは寝返りをうつ事ができ何かに寄りかかって座ることができる。両下肢は麻痺しており不随で筋肉は萎縮し、腹壁、肛門、足の各種反射は消失している。尿は貯留し、大便は３日に１回、浣腸を行い排泄している。検査、下肢の筋肉は無力である。腰部の筋肉は痛み、触覚はみぞおち以下の感覚は消失している。飲食はふるわず、睡眠も安定していない。

顔色は黄色で、舌質は淡紅、舌苔は薄白である。精神ははっきりしており、呼吸は普通、脉は沈細、血圧１２０／８０ mmHgである。

尾骨部に褥瘡、３cm×２０cmの大きさがある。

第１クール、第七方案の穴からいくつか選んで用いる。

第１クールの後、二つの杖につかまり壁にもたれかかって立つことができるようになった。もちろん理学療法士の介助が必要であり、自分一人の力では少し座れるのみである。

第２クール、一、二、四、六方案の穴の中から選んで用い、腎兪、大腸兪、中脘、気海、関元穴を加える。

針治療の後に検査を行うと、理学療法士の介助のもとで自分で二つの杖につかまり何歩か歩けるようになった。大便は定期的に排泄され、瘡面はすでに癒合され治っている。

第３クール、第四、六、七方案の穴位の中から選んで用い、関元、中極、腎兪を加える。

針治療の後、一つだけの杖を用いて自ら歩けるようになった。大便は２、３日に一回、随意的に排泄できる。腰部以上の知覚は回復しているが、筋肉は未だ萎縮したままである。

第4クール、同上の選穴を用いる。針治療の後、自ら杖を一つ用いて歩けるようになった。活動は比較的機敏である。小便はコントロールできているが切迫する。大便はすでに随意的に排泄できるが、但し時々失禁してしまう。

第5クール、第一、四、六方案の穴位の中から選んで用い、気海、関元、命門、腎兪を加える。

針治療の後、観察すると一つの杖を用い自由に歩きまわれるようになった。大小便は随意的に排泄できる。腰部以下の知覚はゆっくりと回復している。

第6クール、第四、六方案の穴位の中から選んで用い、中脘、気海を加える。

針治療の後、観察するとすでに自由に歩けるようになり、二便は随意的に排泄できる。治療効果を確実なものとするために継続して二ヶ月の針治療を行い、基本的に全快し仕事に復帰した。

例六

董××、男、39歳、干部、陝西在住。初診、1969年6月24日。

両下肢の麻痺、すでに2ヶ月経過している。

1969年4月29日。鉱山の坑道で作業中、突然土砂崩れに遭い腰部を打撲し当日は意識不明となり両下肢は動かず急診で入院した。X線検査では圧迫骨折、第2、3腰椎の横突起骨折、第12肋骨骨折がみられた。神経科検査では馬尾神経の大部分が損傷し、大便は失禁し、尿は貯留している。

現在の症状　両下肢麻痺、寝返りをうち起きあがれない。筋肉が萎縮し、左下肢は右下肢に比較して2cm細い。大便は失禁し小便は貯留し尿道カテーテルを用いている。睡眠は良い。顔面の色は黄色で、体はやや太っている。元気なく、息は荒い。声は低く沈んでおり、

脈は弦細である。

　検査　足の各種反射消失。体温３７．６℃。血圧１３６／８０mmHg。ヘモグロビン１０．６ｇ。白血球６４００。

　第１クール、第一から第七方案の配穴を用い、それにより針治療を行う。

　針治療の後に見られたのは、２つの杖につかまり何歩か歩くことができるという事。大便は随意的に排泄することができた。尿道カテーテルはすでに抜き去った。

　第２クール、第一から六方案を選んで配穴し、それにより針治療を行う。

　針治療の後の観察では、１つの杖につかまり何歩か歩けるようになった。大便は随意的に排泄することができ小便は頻数である。

　第３クール、第四方案の配穴を用いて、それに腎兪、大腸兪、気海、関元、曲骨を加える。

　針治療の後の観察では、二便の機能はすでに正常に回復した。自分で２５００ｍ歩けるようになった。生活は基本的には自分で行えるようになり、臨床症状も基本的に全快している。

　１９７１年の春、来院し再検査したが症状は良好、会社の仕事に復帰している。

治癱七法の後の補充

　臨床の実践から『癱瘓七法』は治療において明かに針の強力な作用を引き起こし、良い効果を収めることができた。しかしそれはまだ様々な部分が不足しており完全なものとはいえない。例えば上位脊椎における損傷には上肢の配穴がない。また下肢の麻痺には三陰の経穴が比較的少なすぎる等である。怠ることのない臨床の実践やそれに対する知識、結果の整理研究は効果を高めたが、現在また新

たに四つの治療方法を補充し、癱痿を治療する十一種の配穴としている。そしてそれを交代に使用して臨床では満足の得る効果を収めている。

四総穴の治療原則を簡単に述べる

「肚腹三里留、腰背委中求、頭項尋列缺、面口合谷収。」（肚腹は三里に留め、腰背は委中に求む、頭項は列缺に尋ね、面口は合谷に収める。）

この歌賦（かふ）は、一つの比較的啓発度の高い普遍性のある針灸歌賦である。言葉自体の意味も深く、また読みやすく覚えやすい針灸の歌訣である。臨床においては重要であり、またかつ有効な治療効果を引き起こすことができるものである。それは『針灸大成』、『針灸聚英』などの多くの古典書の中に記載されており、もともとは『乾坤生意』が出所である。作者が何者であるが未だ明確な記載はない。推し量るに最も古い記載でも明朝以前の著作である。今に至るまですでに五百年余りの時を経ている。

一、肚腹は三里に留める

足三里は足陽明胃経の合穴である。合穴の治療作用は二種類ある。まず「合」は逆気して瀉す。「合」は内腑を治療できる。これらは合穴は六腑に通じ全身の機能を調節できることを説明している。足三里穴はまたの名を「下陵」、「鬼邪」とも呼ばれる。それは胃経の合土穴であり、土中の土である。胃の中枢とされ後天の本の現われであり、根でもある。足三里は膝眼の下三寸、両筋の間、脛骨前縁外側1横指のところに取る。足三里穴は気を昇らせることができ（それは脾気を補して昇らせる）、そして気を降ろすことができる（胃の気を降ろす）。『霊枢・五邪』篇曰く、「補三里以温胃中」（三里を補すことによって胃や中焦を温めることができる。）『甲乙経』、「気街、足三里、巨虚上下廉、此八穴者、以泄胃中熱。」（気街、足三里、上巨虚、下巨虚、この左右八穴は胃の中の熱を瀉すことができる。）『霊

枢・五邪』篇曰く、「陰陽倶有余、若倶不足、則有寒有熱、皆調於三里。」（陰陽が共に有り余る。また共に不足する。その様なときは寒もあり熱もある。これらはすべて足三里で調節することができる。）つまり寒証も治療することができ、熱証も治療することができるのである。また寒熱が同時に存在するときも足三里がまた調整作用を有する。その他足三里が主治する病症は胃痛、肝病が胃に及んだもの、脾胃の不和、食物がとどこおり嘔吐や下痢をおこす、六腑が共に脹る、食事は行えるが筋肉が充実してこないもの等がある。また、胃腸の気が乱れたもの、眼病、膝病、狂った様に歌い暴言を吐くもの、中風（脳梗塞）、腰膝の重たいもの、四肢の疾病、頚項の腫れ痛み、あるいは生体に元気を引き起こす等の作用がある。

<u>臨床応用配穴</u>

　胃痛には中脘を加える。中脘は胃の募穴である。中焦が邪を受け気の昇降が失調し気滞から胃脘痛になったものに和胃止痛の効果がある。

　腹脹には天枢を加える。天枢は手陽明大腸経の募穴である。しゃっくり、あるいは放屁、大便の乾燥をしたもの、または腑気が通じないために腹が脹るものを主治し、胃腸を調節し蠕動を増強し大腸の伝導機能を改善する。

　腹痛には気海を加える。気海穴は気血の余ったものを蓄えるところである。呼吸の根であり精を蔵するところで、気の生まれる海でもある。それは下焦の重要な穴位であり、ここに補法を用いれば臓腑を潤し下元を温める作用がある。およそ気滞が原因の腹痛、臍の下が痛むもの、あるいは月経不調、月経痛、虚寒の者には気海に灸を加える。

　便秘には、天枢、支溝、陽陵泉を加える。便秘で更に口内が苦く、咽が渇き心臓がどきどきし怒りやすく悸肋部が痛むものは少陽の気

が不調なのである。手三里の針を加えてもよい。天枢は大腸を調節することができ、それに支溝、陽陵泉を配することにより少陽の気をよく通じることができる。それによって少陽の熱は下げられ気が通り胃腸を侵さなくなる。大腸の熱が冷えると伝導機能が高められ便秘は必ず治る。しかしながらこの配穴法は、体が虚して陰虚体質の患者には津液が欠乏し大便が乾燥し便秘になっているので適切ではない。

下痢には、天枢、三陰交を加える。天枢は大腸経の募穴である。三陰交は、肝、脾、腎の三つの陰経の交会するところである。

嘔吐は、内関、中脘、下脘を配する。内関は胸を寛やかにし、嘔吐感を鎮める。

月経痛には、中極、気海、三陰交を配する。中極は月経を順調にし痛みを止める。月経前と月経時に腹が痛むものに対してzは止痛効果が比較的よい。膝痛には陰陵泉、陽陵泉を配する。陰陵泉は脾経の合穴である。陽陵泉は筋会である。（この筋とはスジの事）だから腱とか骨の痛みや肝、腎を調節するときに配合すると効果は比較的よい。

滋養強壮の灸は足三里である。（もしも健康でいたいなら、足三里はお灸による滲出液で常に濡れているようにせよ。）足三里は人を元気にする元陽である。臓腑の気が傷ついたものを補し、風寒の気や積聚、それらは皆ここを温めると治療することができる。精を上へ上昇させ濁を化す作用がある。痰を切り、気の滞りを通じる力がある。古代医の秦承祖先生曰く、「諸病は皆これで治る。」とある。

二、腰背は委中に求む

委中は足太陽膀胱経の合穴で、膝の膝窩部の中央に位置する。つまり本経は多血であるので、故に瀉血を行うことによって諸疾を治

療することができる。

委中穴は腰背部から来た二つの膀胱経の枝が膝窩部で合するところである。故に腰背の疾患を治療する要穴なのである。『霊枢・終始』曰く、「病在足者取之膕」（病が足にある者は膕を取穴せよ）。膕（コク）とは膝窩部のこと。委中穴の別名は、「血郄」、「中郄」、「委中央」ともいう。禁灸穴である。清血泄熱、舒筋通絡の作用があり、風湿を除き膝や腰の調子をよくする。

<u>臨床応用配穴</u>

背部の痛みには、大椎、肝兪を配する。

腰痛には、命門、背の陽関、腎兪、大腸兪、崑崙を配する。

（閃腰センヨウ）つまりぎっくり腰には、人中を配する。

大腿の痛みには、秩辺、承山を配する。

膝窩部痛には、陰陵泉、陽陵泉を配する。

下肢がだる重いものには、足三里、三陰交を配する。

暑気あたりの腹痛には、委中を刺し瀉血する。痔の痛みには、長強、承山を配する。

丹毒には、膈兪、曲池、血海を配する。

腓腹筋の痙攣などには、承山を配する。それには散寒通絡の作用がある。

三、頭項は列欠に求む

列欠は太陰肺経の穴位で、別名を「童玄」、「腕労」ともいう。また、これは肺経の絡穴であり、別走し陽明経に入る。八脉交会穴の一つで、任脉に通じる。それは宣肺祛風、疏通経絡の作用がある。

<u>臨床応用配穴</u>

列欠で偏頭痛を治療するときは、太陽、率谷を配する。

列欠で前額部痛を治療するときは、上星、攢竹、頭維を配する。

列欠で咽の痛みを治療するときは、少商、商陽を配する。

列欠で鼻づまりを治療するときは、上星、迎香、合谷、風池を配する。

列欠で喘息を治療するときは、肺兪、風門を加える。あるいは寒さにより、また熱によって肺気が上逆し粛降が失調し喘息になったものにも用いる。

列欠で声が出なくなったものを治療するときには、廉泉、照海を加える。列缺に照海を配すると八脉交会穴である。列缺は肺経の穴位で任脉に通じる。

列欠で咳嗽を治療するときには、尺沢、肺兪、天突を加える。尺沢は肺経の合穴である。（逆気而瀉）であるから肺気を降ろし、それによって粛降作用を回復し気が逆行しないので咳が止まるのである。

列欠で項部の引きつりを治療するときには、大椎、風池、大杼を加える。大椎は督脉の穴位である。督脉は一身の陽を主管し、大椎は手三陽、足三陽と督脉の会である。純陽は表を主管し、およそ外感六淫の邪気が表にあるものはすぐにこれを解くことができる。風池穴は足少陽胆経の経穴で太陽穴の後下方、頸の後ろの髪際陥中である。内部の真ん中には延髄があり、針刺を深くすることは厳禁である。それは手足少陽、陽維の会穴である。

ここはまた臨床上よく用いられる穴位で、汗を出させて風を除き邪を外に出して熱を下げる。目をはっきりとさせ、顎関節を動かす効果がある。大杼穴は足太陽膀胱経の穴位である。第一胸椎の下、陶道の傍ら一寸半に取る。そこは手足太陽、少陽の会である。督脉の別絡で、骨会の大杼である。風邪を除き表を緩め熱を下げる、スジや脉を緩め、関節を調節する作用がある。

列欠で後頭部痛を治療するときには、風池、印堂、太谿を加える。後頭部痛の多くにはもともと腎気の不足があり、すなわち骨髄が空虚になるから生じるのである。あるいはまた痛みが長く続き気血が

消耗したもので、これらは足少陰腎経の原穴である太谿を取り補腎する必要がある。印堂穴は両側の眉の真ん中の陥凹中にあり、経外奇穴である。頭痛や不眠を治療することができる。

列欠で手や腕関節を治療するときには、合谷、陽谿を加える。三穴はすべて局所取穴である。散寒、行気、通絡、止痛の作用がある。

肺は鼻に開竅する。肺気が不利ならば鼻は塞がり通じない。列缺は肺気を清める作用が僅かながらある。

四、面口は合谷に収める

合谷は大腸の合穴である。別名を虎口といい、手の母指と次指の間に取る。妊産婦の合谷に針を行うことはあまりよくない。ここは臨床上よく用いられる重要な穴位で、熱を下げる、汗を出して邪を除く、風邪を外に出す、肺の熱を下げ泄らす、胃腸を通じる等の作用がある。

臨床応用配穴

合谷で顔面の浮腫を治療する時には水溝を配する。水溝は督脉の穴位であり、鼻中隔の下に取る。別名を人中、鬼宮という。それは手足陽明、督脉の会である。突然意識不明になった者を蘇生させ、神志を清め、風邪を除き、内熱を消す作用があり陰陽の気が逆気したものを整える作用がある。

合谷で目が赤いもの治療するときは、攢竹、絲竹空を配し、あるいはここから瀉血する。攢竹は膀胱経の穴位であり、眉毛の内側の陥凹に取る。別名を始光、夜光、光明等という。禁灸であり、袪風明目の作用がある。絲竹空穴は手少陽三焦経の穴位である。別名を目髎といい禁灸である。散風、止痛、火邪を冷やし熱を泄らすの作用があり、また三焦の気を通じる効果もある。

合谷で歯痛を治療するときは、承漿、地倉、頬車を配する。承漿

は任脈の経穴で、陰陽の気機を調節し、口や歯や顔面部や目の風邪を消す作用がある。地倉は足陽明胃経の穴位であり、位置的には口を両側から挟み、その傍ら四分に取る。またの名を「胃維」という。それは陽明、陽蹻の会である。風邪を除き、気滞を通じ、顎関節を調子よくする作用がある。頬車穴は足陽明胃経の経穴である。位置的には耳垂の前で後ろ下八分に取る。顎関節を開き、絡脉を通じ、風邪を除き気を整える作用がある。

　合谷で腹痛を治療するときには、天枢、気海を配する。天枢は足陽明胃経の経穴である。別名を谷門、僕之などという。それは大腸の募穴で募とは臓腑の経気が集まる胸腹の腧穴である。位置的には臍の両側二寸に取る。大腸を通じ土を助け湿邪を変化させ除く。営気を和ませ月経を調制し、気を整えてその停滞を消す作用がある。気海穴は任脉経の穴位である。取穴は臍の下一寸半に取る。気を整え元気を増し、腎の気を育てその虚を補う。営気と血を和し、月経をととのえ、下焦を温める。湿邪と濁をとり除く作用がある。

　合谷と四関　「四関即手之合谷、足之太衝穴」。合谷は大腸経の原穴である。太衝は肝経の原穴である。合谷は手指の骨間に取り、太衝もまた足指の骨間に取る。合谷は陽に属し気を主管する。それに対し太衝は陰に属し血を主管する。両者は同中の異である。両者は共に手足の骨の間にある。それは同じように重要な関門である。関節を開き風邪を除き痺証を治療できる。気血を動かし経絡を通じ、それによって瘀血証を治療する。また痰を消し去り火邪を瀉す作用もある。そして癲、狂、痛及び小児の急性の泣き入り引きつけ症を治療することができる。

小児科の驚風論治(泣き入りひきつけ)

一、急驚風(急性の小児の泣き入りひきつけ)

<u>症状</u>　口を閉じ歯を食いしばり、熱がひどく潮熱が続き、一点を凝視し、角弓反張し、手が引きつる。手が震える、口の中が熱く、顔が紅く唇が赤い。

<u>辨証</u>　身体の内に湿と熱邪がある。外からは風邪に侵され心火と肝風が交争し、気と血が乱れ顎関節と五官に気が通じず急に驚き突然痙攣する。

<u>治療法</u>　表をゆるめ汗を出し熱を下げ、五官をはっきりとさせ痰を除き肝風を止める。

<u>処方</u>　人中、印堂、百会、大椎、中衝、合谷、太衝。大敦、少商、隠白の三穴を刺し血を出せば特別な効果が上がる。

<u>別の処方</u>　神門、湧泉、心兪、肝兪。

二、慢驚風(慢性の泣き入りひきつけ)

<u>症状</u>　意識がもうろうとしあえぎ呼吸、寒気や熱があり眼は白目をむいて驚き痙攣している。咽の中には痰の音があり角弓反張する。またあるものは下痢をしまたあるものは未消化便となる。目はぼーとして暗く、顔面の色は淡白あるいは青く黄色い。脉は浮で緩、指紋判定は青く紅い(小児指紋法による診断)、尿は白い。

<u>辨証</u>　病後の気虚、あるいは吐瀉によるものである。脾肺は共に虚し肝木がそれに乗じて慢驚風となる。

<u>治療法</u>　中焦を補し下陥した中気を引き上げる。胃を温めて肝と調和させる。風邪を除く。

<u>処方</u>　中脘、気海、関元、天枢、足三里、公孫。

<u>別の処方</u>　神庭、印堂、百会、脾兪、胃兪、印堂に棒灸を行う。

三、類驚風（泣き入りひきつけによく似たもの）

<u>症状</u>　小児の突然の精神不安によって発熱や痙攣するもの。時々生あくびをし何か煩わしそうに憂鬱となる。脉は乱れ指紋は紫である。
<u>辨証</u>　体は弱く腠理が密でない。経絡が空で疎らである。カゼを引き発熱し、外邪が神経を侵しこの類驚風となる。
<u>治療法</u>　正気を助け邪を除き、経気を通じて表をゆるめ神を安定する。
<u>処方</u>　百会、人中、大椎、少商、合谷、神門、湧泉、両攅竹を透刺する。

小児麻痺の鍼灸治療

　小児麻痺は西洋医学の名称である。詳細な記載が医学書に現れて以来百余年の歴史を有する。一方、中医の文献には完全によく似た病名を探すことはできない。西洋医学ではこの種の病はウイルスの感染により起こるものとされている。

　西洋医学に基づくと本疾患はウイルスの感染、つまり口腔粘膜を介しウイルスが血液に入り、その血液がまた中枢神経に入り感染したものである。また気道から、あるいは口腔からウイルスが胃腸に入り人体に入り込む。それらは脊髄だけではなく脳幹や大脳内にも見られる。しかし、最も明かな変化がみられるのは脊髄の灰白質中である。特に腰部、頚部、下肢にみられる。その多くは夏の終わり頃から秋にかけた季節にみられる。

一、急性灰白髄炎（ポリオ）の病期

　症状は三つの時期に分けることができる。
1．前駆期　高熱がみられ、体中が気持ち悪く、頭が痛く、咽も痛い。きついかぜの様な上気道の症状が多く見られる。食欲が無く、便秘で、下痢がある。腹痛、嘔吐があり、意識がはっきりしない。時には譫語（せんご・うわごと）や痙攣がある。嗜眠及び不眠等の症状がある。この段階において往々にして医者は胃腸障害、あるいは感冒、あるいは咽の炎症と誤診することが多い。高熱は一般に３〜５日持続し、少ない場合は数時間か一日続く。多い場合は二、三週間でこの後に段々と熱が引いてくる。ここから「四肢の不随期」へと入っていく。
2．四肢不随前期　この時期は熱がまた高くなり、併せて四肢の疼痛が起こる。感覚の過敏、あるいは異常、頚部背部の強直がみられる。又だるい痛みと痙攣、各種の腱反射の明かな亢進がある。しかし神

志は何ら驚厥（泣きいりひきつけ様の症状や意識が無くなる。）等はみられない。この様な症状が三日から十日続く。そして病は第三段階へと移行する。

3．四肢の不随期　この時期は体温が下降し始め弛緩性の四肢の麻痺が出現する。日を追うごとにそれは甚くなり、熱が下降した後、四肢の麻痺は進行しなくなる。

　四肢が不随となる部位は比較的下肢によくみられるが、ある時は片側上下肢、あるいは両側の下肢、あるいは交差（右上肢と左下肢など）等の様な四肢の不随の発生があったものもある。

二、中医の小児麻痺に対する認識

　「小児麻痺」は西洋医学の病名である。中国医学の文献の上ではこの様な名称はみられない。ただし、病因、病理上及び、症状の上から分析するとそれは中医の痿証の範疇に属するものである。『内経・生気通天論』曰く、「因於湿首如裹、湿熱不攘、大筋軟短、小筋弛長、軟短為拘、弛長為痿」（湿によるものは頭部に何か物が巻き付いた様に重たく、もし湿熱があればそれを除くことはできない。大きな腱は軟らかく小さい腱は緩み気が伸びる。また縮小させ力が抜けたようにする。縮小したものは拘といい、弛緩して長く伸びたものは痿である。）『内経・痿論』篇曰く、「肺主身之皮毛、心主身之血脉、肝主身之筋膜、脾主身之肌肉、腎主身之骨髄、故肺熱叶焦、則皮毛虚弱急薄著、則生痿躄也。」（肺は体の皮毛の部分を主する。心臓は体の血脉を主する。肝臓は体の腱や膜を主する。脾臓は体の筋肉を主する。腎臓は体の骨や髄を主する。故に肺が熱によってその一部を焼かれると肌毛は虚弱になり引きつり薄くなる。そうすると痿躄が生じる。）また曰く、「腎気熱、則腰脊不挙、骨枯而髄減、発為骨痿」（腎気が熱せられるとすなわち腰や背中の運動障害が起こる。骨は枯

れ髄は減少する。そして骨痿となる。）また曰く、肺は臓の長である。それは心臓の天の覆いである。もし仮にそれを失っても求めても得られないものである。それはすなわち肺鳴を発するのである。鳴とは肺が熱で焼かれるものである。故に曰く「五臓因肺熱叶焦、発為痿躄」（五臓は肺熱により焼かれると痿躄となる。）『下経』曰く、「肉痿者、得之湿地也。有所遠行労倦、逢大熱而渇、渇則陽気内伐、内伐則熱舎於腎、腎者水臓也、今水不勝火、則骨枯而髄虚、故足不任身、発為骨痿。」（肉が痩せてくる者は湿地によるものである。又いわゆる長い距離を歩いて疲れた者、あるいは高熱を発して咽が渇く者。咽が渇くということは陽気が体の中を傷つけている。すると熱は腎に籠もる。腎とは水の臓器である。このとき水が火に勝ってなければ骨は枯れ、その髄は虚する。故に足は体を支えず骨痿となるのである。）『下経』曰く、「骨痿者、正於大熱也。」（骨痿とは高熱から生じるものである。）東垣『十書』曰く、「六七月間、湿気大行、子能令母実、而熱旺、湿熱相合而刑庚大腸、故用寒涼以救之。燥金受湿之邪、絶寒水生化之源、源絶骨毀、痿厥之病大作。」（六月、七月の間は湿気が多い、この時期五行では子はその母を実しさせる。つまり熱が旺盛になると湿と熱がお互いに合い大腸に達する。そういう病症には寒涼の薬をもってこれを救う。燥金が湿邪を受けると、寒水の生化の源が断たれ骨が損傷する。痿厥の病になりやすくなる。）腰以下が力無く萎えて不随となると行動ができなくなる。これらはすべて「痿痺」の原因と症状が小児麻痺と似ていることを示している。同時にそれは「熱はそれの主症状である」としている。現代の臨床での観察に基づいて考えると、おおよそ小児麻痺は患者はもちろん新たな細菌の感染であっても、あるいはその後遺症であってもすべて発熱という病歴がある。その点において病気を認識すれば、すべて外感六淫の邪やあるいは四季の不正の気が人体に侵入して営衛を

失調させ、発熱により気血津液が損傷させられたものである。又それらが経絡の気滞と不和を引き起こし、脉はその濡養を失う。故に痿廃の症状が出現するのである。麻痺の部位はまた臓腑と関連がある。治療においては必ず辨証施治を把握して初めて病の本質に迫ることができるといえる。

三、針灸治療の効果

　針灸の本病に対する治療は、臨床的な経験とそれから会得したものに基づいて治療が行われればその効果は非常に高い。しかし、その収められる効果の速い遅いについては多くの要素が関係している。例えば麻痺の程度の軽い重いや病期の長い短い、体質の強い弱い、患者が治療を続けられるかどうか、あるいは治療の過程の中で感冒の発熱を引き起こすかどうか等である。臨床的な観察に基づいて病期の長い短いと治療効果は正比例する。早期の治療であれば効果を得られることも又早い。しかし病期が長ければ効果が上がるのが遅い。それ以外にも病状の軽い重いによって効果も違ってくる。筋肉の萎縮や関節の変形や脱臼などがあれば、効果を得ることは更に難しいといえる。

四、治療法則

　治療法則上では、我々はその臓腑を調節し経絡を通じその体を補う方法を採用し『内経』の「痿証の治療は独取陽明」の方法を用いている。つまり陽明は五臓六腑の海である。又気血の源であり宗筋を潤す事が出来る。宗筋は骨を束ね関節を動かす。故に治療上は先ず脾胃二つの経を重要視する。太陰と陽明はお互いに表裏であるので、肺が熱によって焼かれ痿躄になったものもまた陽明経を取穴する。また膀胱経を用いる意味は腎陽をこれにより下降させ督脉の上

にある炎症を解き、併せて骨髄を補う作用がある。胆経を用いる意味は腱やスジを緩め関節を調子よくする。それ以外にそれぞれの病状の違いに基づいて、経絡によって辨証論治を必ず行う必要がある。高熱の期間においては必ず清熱解毒を主としなければならない。熱が引いた後、麻痺の症状が出現する。その時は脾胃の経絡を通じて調整し肝腎を補し筋骨を強めることを主とする。

五、症状によって穴位を用いる

臨床上は四診に基づき色々な状況を合わせて辨証論治を行った後、さらに重要なことは患者の体の強弱を診てその症状に対して治療を行わなければならないということである。例えば初期の高熱がでている段階で、中医の治療法則はすなわち清熱解表である。必ず患者の家族に対して発展期における症状を説明する必要がある。それは熱が引いた後で下肢の麻痺が出現することを説明する事により針灸治療への信頼がゆるがないようにする。

（一）**清熱解表の穴位**
取穴　大椎、大杼、風門、風池、外関、合谷、十二井穴に瀉血を用いる。

（二）**脾胃を健やかにし、経絡を通じ、骨を強め腱を緩ます穴位**
取穴　中脘、天枢、陽陵泉、足三里、三陰交、大杼、胆兪、脾兪、胃兪、腎兪、大腸兪、命門、腰陽関、八髎、委中。

（三）**上肢の麻痺に用いる穴位**
取穴　肩髃、曲池、手三里、上廉、中府、列欠、外関、巨骨、清冷淵、関衝。

（四）**下肢の麻痺に用いる穴位**
取穴　環跳、風市、陰市、委中、承山、陽陵泉、足三里、三陰交、懸鐘、崑崙、気衝、上下巨虚、関元、内庭、陥骨、丘墟。

（五）変形のO脚、あるいは歩行障害あるいは内反足

取穴　承扶、殷門、陰陵泉、三陰交、曲泉、然谷、太谿、商丘、湧泉、解谿。

（六）変形のX脚、あるいは歩行障害あるいは外反足

取穴　大腸兪、次髎、環跳、足三里、陽輔、崑崙、束骨、跗陽、申脉、至陰。

六、穴位の簡単な解説

大椎　手足三陽と督脉の会である。純陽は表を主する。ここはおよそ外感の邪気が表にあるものはすべてそれを解き、気を滑らかに流れるようにすることができる。また裏熱を冷やす作用がある。

大杼　足太陽膀胱経の背部兪穴、督脉の別絡で、手足太陽、少陽の会である。また「骨会」でもある。気が逆に流れるものを整え、熱を冷やすことができる。

風門　足太陽膀胱経の兪穴である。督脉、足太陽の会。風寒の邪気を散らし、胸背部の熱を冷やすことができる。

風池　手足少陽、陽維の会である。頭痛を治療し、外感風寒の邪を駆逐することができる。

外関　手少陽の絡穴である。解表（汗を出し熱を下げる）、気を調える作用がある。

合谷　大腸経の原穴である。頭部顔面部の五官器の熱を冷やすことができる。

十二井穴　臓腑と十二経脉を調え、経絡を通じ、五官を研ぎ澄まさせ、醒脳し（脳を覚醒させ）、熱を冷ます。

中脘　任脉の穴位に属し、腑会である。胃の募穴であり、後天の本である。水谷の精微から気血を生み出し、精を五臓に送り、六腑を調え、全身の筋骨を栄養する。

天枢　胃経の穴位であり、大腸の募穴である。また腹部の気が集まる場所であり、胃腸を調整し通じて気を変化させ流通させる。

足三里　胃経の合土であり、また土中の真土である。胃の中枢であり、後天の精華の根である。臓腑が傷ついたものを補い益し、また清気を昇らせ濁気を降ろすことができる。また膝や脛の無力感を治療することができる。

陽陵泉　胆経の穴位に属し、筋（スジ、腱、靱帯）会である。位置的には膝の下にあり、腱とスジを緩ませ関節を潤す作用を引き起こし、肝胆の熱をとることができる。

三陰交　足太陰脾経の穴位に属し、肝、脾、腎三経の会である。故に「三陰交」と呼ばれる。これは脾経を補う要穴であり、脾は筋肉を主しまた四肢を司る。間接的には肝陰と腎陽を補すことができる。よって三陰交は気血双方を補う効果があるといえる。

胆兪　全身の関節を調子よくする作用がある。

脾兪　健脾、養血の効能がある。

胃兪　陽明の熱結を解く効果がある。胃腸の消化を調整し助けることができる。

腎兪　腎は先天の本とし、腎は骨を司る。腎には強壮作用があり、腎気が充足すれば骨は強くなる。

大腸兪　腸を潤し、気滞を解消する。実すれば通じ、虚すれば渋る。兼ねて腰や仙骨の局所的な疾患を治療することができる。

命門　督脉の穴位である。督脉は一身の陽を主する。それは先天の門であり、元気を強くすることができる。また骨髄を補することができる。

腰陽関　督脉の穴位であり、督脉は一身の陽を主する。腰や仙骨が痛むものを主治し、また陽気を生じさせ骨髄を補すことができる。

八髎　足太陽膀胱経の穴位である。第一仙骨稜から第四仙骨稜から

の線五分開いたところで仙骨孔の中に取り、上、次、中、下と四つに分かれる。左右対称に取り、故に「八髎穴」と呼ばれる。部位的には骨盤にあり、それは足太陰脾経、足厥陰肝経と足少陽胆経の三脉が交会するところである。故にその効果は肝、胆、脾胃の諸経を貫く。健脾化湿、そして運化を増強させ、かつ肝胆の鬱熱を取り去り、下焦の寒湿の病を治療する重要な穴位でもある。現在において科学的にその部位を解剖すれば仙骨神経叢であり、腰や仙骨の疾患及び男女の生殖器、泌尿器疾患を治療することができ、また下肢の頑固な麻痺や色々な痛みを治療できる主要な穴位である。

<u>委中</u>　風邪を動きやすくして外に出し湿邪をも排出する作用がある。兼ねて腰腿痛を治療することができ、また四総穴の一つである（腰背は委中に求む）。

<u>肩髃</u>　経絡の風邪を除く。四肢の気が通じないものを治すことができる。

<u>曲池</u>　邪気が移動し一カ所に留まらないものを主治する。気を通じ血を動かす作用に通じ、また血熱を下げ、風邪を除き駆逐することがでる。

<u>手三里</u>　手の陽明大腸経の穴位である。古典文献の中では、それは上肢帯全体もしくは肩、上腕部、肘の疾患を治療する要穴である。大腸経の循行に基づいて穴位の状態をみると、陽谿穴から曲池穴の間は、偏歴、温溜、下廉、上廉、手三里と五つの穴位がある。そして脉気は曲池へ交わり、そこから肘まで通り抜け肘の外側を上腕や肩へ上る。手三里はその前後へ作用するので、その治療範囲は遠くは頸部、項部、肩、上腕部、背中に至る。中風（脳梗塞）や手足の運動麻痺、扁桃腺炎、頸部のリンパ結核、手が痛み感覚がない、上腕の頑固な麻痺、これらには皆ここを取穴し用いる。一般的に臨床上では足三里だけが針灸治療の大きな要穴となっているが、手三里

もまた特殊な効果を有しているものである。（訳者注。それは西洋医学的には正に橈骨神経本幹にそった作用といえる。）

<u>中府、上廉</u>　この二つの穴位の内、中府は手太陰肺経の募穴であり上廉はまた手陽明大腸経の穴位である。大腸と肺は表裏関係であるため中府と上廉に風門を配すると胸と上腕の気が集まるところとなり、胸部と上腕部の気血の流通をよくすることができる。

<u>列欠</u>　手太陰肺経の穴位である。陽明に別走する。（ここは絡穴なので）一穴で二つの経絡を治療することができる。手や腕の無力感、半身不随を主治し、これはまた四総穴の一つである。（頭項は列缺に尋ねる）

<u>巨骨</u>　手陽明大腸経の穴位に属し、肩の先端部にあり高いところから下を見下している。その穴性は沈降であり、胸を開き呼吸を楽にする作用が大である。咳や喘息を鎮め、宣肺利気する。これに肩髃、曲池、清冷淵、関衝穴などを配すると、肩や上腕部が挙がらない疾病を治療することができる。

<u>環跳、風市</u>　この二穴は皆少陽胆経の穴位である。その性は疏通（気を通じる）、宣散であり、よく理気、調血する。風市は湿を散らす作用が強く、着痺（痛みで痛む部分が動かないもの）で感覚がないもの、腱が痙攣して手足が萎縮し力が入らないもの、これらに独特の治療効果がある。

<u>陰市</u>　足陽明胃経の穴位であるが、また腰、股関節、膝及び足の寒湿の邪気を専門に除く要穴でもある。膝や脛がだるく痛む、あるいは拘縮し痙攣するものに対して特効的な作用がある。

<u>承山</u>　足太陽膀胱経の穴位に属し、下腿の後面中央にある。腓腹筋の盛り上がったところの下縁に取る。この穴位は痔や便秘を主治する穴位で、痙攣を緩める作用もある。それはまた寒邪を除く効果もあり、両足に力が入らず弱く緩み無力であるもの等の頑固な麻痺に

有効である。

<u>絶骨</u>　またの名を懸鐘という。髄会である。それは脳や脊髄を通じ調節することができ、中風や足関節の疾患を治療することができる。またこれに風池を配穴するとくる病を治療することができる。またこれに環跳を配し足萎えに針をすると歩けるようになる。

<u>崑崙</u>　足太陽膀胱経の穴位である。膀胱は水府（水の集まる所）である。この穴位は外果の後ろにありこれ以外の井榮原穴の穴位よりも高い位置にある。崑崙は高い位置に水の源泉があるのでこのような名がついた。主に腰や殿部の痛みを主治する。そして足の腫脹するものや足が地に着かないもの、また膕（こく：膝窩部）が硬くなったもの、もしくは外果が裂けるように痛む、また頭痛、肩背部が拘縮して痛むものをよく治す。

<u>気街</u>　気街と足三里をお互いに配穴し、それを水谷の海とする。かつ陽明は主に宗筋を潤す。気街と承山をお互いに配穴すると腰と足の気の道筋は上に達し下にも達する。故に気血を流通させることができる。

<u>上、下巨虚</u>　それらと大杼をお互いに配すると、「血の海」とする。衝脉の通路である。上、下巨虚、気街、伏兎、足三里を配すると、痿躄と脳血管障害の後遺症を治療することがでる。

<u>関元</u>　一名を血海、一名を三結交という。小腸の募穴で、足三陰、任脉の会である。五気の根元であり、男子では精を蔵し、女子では血を蓄える。臓腑の精血が傷ついたもの等に関してすべてに皆特効的な作用がある。

<u>承扶、殷門</u>　この二穴は皆足太陽膀胱経の穴位である。太陽は一身の表を主し、両穴は皆筋肉が豊満な部位にある。これは下肢の大関節の要であるといえる。腰や脊柱が互いに引きつり痛み背を反り返らせたり、前屈できないものや、坐骨神経痛を主治する。

陰陵泉　足太陰脾経の合水穴である。脾は陰中の至陰である。陵とは丘陵地を意味し、泉とは高いところにある水源を意味する。故に『霊枢』曰く、「疾高而内者取之、陰之陵泉」（もし臓の病が上部にある場合、下では足の太陰の合穴である陰陵泉を取る。）五兪の合穴は下から上へ、内から外へと気を通す要である。病を治すまさにその源である。水腫や腹部の堅いもの、喘息で発作が起き身体を横にできないもの、腰痛があり前屈及び後屈ができないものを主治する。この穴については灸の記載はない。脾は土の臓である。土の中には万物を育成する栄養が含まれている。例えば灸でその源泉を焼いてしまえば、すなわち土は乾燥し万物を育成することはできないという説があるからである。

然谷　腎経の経気が溜まるところの榮穴である。陰経の榮穴は火穴である。坎の中に一陽がある。根のない少ない火である。そこで気は生じるので、またの名を「龍淵」ともいう。つまり龍が潜む淵の意味である。この穴位は深い谷の中で燃える火の意味で、水の相克を受けない。故に然谷という名がある。足の土踏まずが地に着かないものや、脛がだるくて長時間立ってられないもの、足が急に冷えたり熱くなったりするもの、小児の破傷風、手足が萎えて冷えあがるものを主治する。

陰谷　足少陰腎経で経絡の気が深く沈み入るところである。合穴で水穴である。陰経の五兪穴の内で最も高い位置にあり、経絡の気を深く蔵して表面に現われないという穴位である。故に「陰谷」という名が付いている。腹部痛や痿痺、膝痛で深く屈伸できないものを主治する。

曲泉　足の厥陰肝経の入るところである合穴で水穴である。水が高いところにある水源を泉という。膝痛や痙攣、四肢が挙がらないもの、屈伸できないもの、膝や脛が冷えるものを主治する。

太谿　足少陰腎経の気が注ぐ兪土穴である。九針十二原の要穴である。久病で重篤なもの、臓の力の強い弱いを知りたいと思うなら、必ずこの脉を脉診せよ。手足が冷えあがるもの、熱病で汗がでないもの、喘咳があるもの、手足の関節が冷えるものを主治する。

商丘　足太陰脾経の経穴である。陰経の金穴である。ここは四方より高く、その真ん中が丘になっているような状態を示している。脾虚、四肢に力がないもの、体が冷えるもの、骨疽を主治する。

湧泉　足少陰腎経の井穴である。真気は腎に蔵す。腎は水を司る。故にこの穴位は足の中心にあり、その名を湧泉という。腎経の起点である。腎は気を生む臓である。命を生む根である。頭痛、身熱、癇瘋、足の五つの指が痛む、足が地に着かない、または元気になる重要な穴位である。

解谿　足陽明胃経の穴位である。陽経の火穴である。上には脛骨があり、下には足背部がある。この穴位のある陥凹の部分で脛骨と足背部が分かれるので、故に解谿という名が付いた。頭痛、前額痛、股関節、膝、脛の浮腫を主治する。こむらがえりには商丘を配穴し、丘墟を配すると脚気を治療することができる。

陽輔　足少陽胆経の経穴である。陽経の火穴である。胆は陽木に属し、木は火を生むことができる。火の性格は炎上である。それによって陽気が上昇することを助けることができる。故に陽輔という。腰や脛のだる痛み、立ち上がって歩けないもの、全身の関節がだる痛いもの、馬刃瘰癧（頚部リンパ結核）の初期を主治する。

束骨　足太陽膀胱経の兪穴である。前には足の小指の中足骨があり、後ろには京骨穴があり、その上に立方骨があり、束骨穴はその真ん中にあり、その二カ所から束縛を受けている。故に束骨という名が付いた。腰骨が折れるように痛むもの、大転子部が動かないもの、膕（膝窩）が堅い、ふくらはぎが割れる様に痛むものを主治する。

<u>附陽</u>　陽蹻の郄穴で、骨肉の交わる部分である。気血が深く集まっているところで、また経絡の気がここに至りて深く落ち込み、その後戻って出てくるところである。腰痛で立てないもの、大転子部や股関節がだるく痛むものを主治する。足が萎えて冷えあがるもの、あるいは風痺、四肢が挙がらないもの、屈伸できないものも主治する。

<u>申脈</u>　奇経八脈の陽蹻脈の起始点である。蹻とは素速く足を屈曲するという意味、人体の生理上は足を挙げて歩く要である。腰や足の痛み、膝や脛が寒くだるい、座っている位置から立ち上がり足を伸ばせない。灸治をすると昼間に癲癇となる。

<u>至陰</u>　足太陽膀胱経から出ている井穴である。陽経の井穴は金に属し、足太陽経はこの穴位から足少陰腎経に交わる。脈痺や足の指の麻痺を主治する。

<u>陥谷</u>　足陽明経の兪穴である。陽経の兪穴は木である。熱病で汗の出ないものやしゃっくり、そして腸鳴や腹痛を主治する。

<u>内庭</u>　足陽明胃経の滎穴である。陽経の滎穴は水穴である。四肢が冷えあがるもの、顔面神経麻痺、歯痛、腹脹などを主治する。

<u>丘墟</u>　足少陽胆経の原穴である。足が萎えて冷えあがるもの、腰がだる痛いもの、こむらがえり、足の脛が片方だけ極めて細いものを主治する。

七、針灸手法

　児童に針灸治療をするのは結構難しいものである。故に針を操作する上で必ず素早く迅速に行い、最も良いのは捻転で針を進め置針しない方法である。あるいは置針時間を短くする。その補瀉の手技は児童の体質の強弱を見極め、さらに臨機応変に対応する必要がある。しかるにその痿躄の病が長いものは虚証である。虚証ものは当然補法を用いる。また棒灸を用いても宜しい。

臨床でよく使われる四種類の針の治療

一、鋒　針

　これはつまり三稜針のことである。かつて秦鶴鳴が百会を刺して瀉血し、唐の高宗（皇帝の名）の頭痛をすぐに止めた記載がある。

<u>中風</u>　頭痛や目眩に、百会、太陽から瀉血し、その痛みや目眩を解くことができる。

<u>中風閉証</u>（脳血管障害における、歯を食いしばって手を握りしめているもの）　手足十二井穴から瀉血し、口噤を解き意識を取り戻させる。

<u>暴発火眼</u>（急性の結膜炎等）　攅竹や絲竹空から瀉血し、効果を上げる。

<u>風火牙痛</u>（風邪による歯痛）　合谷、内庭から瀉血し、痛みを止める。

<u>喉痺</u>（咽の痛み、アデノイド等の炎症）　少商、少陽から瀉血する。

<u>口瘡</u>（アフタ）　直接、労宮、大陵から瀉血する。

<u>舌が腫れて喋りにくい</u>　金津玉液から瀉血する。

<u>霍乱吐瀉</u>（ジフテリアの様な高熱が出て吐瀉のあるもの）　先ず曲沢、委中から瀉血する。

<u>墜堕瘀血</u>　（流産し瘀血のあるもの）　然谷よりこの邪気を追い払う。

<u>湿熱下注</u>（頻尿等）　これには必ず三陰交と絶骨によって治療しなければならない。

<u>鶴膝風</u>（膝関節における慢性の関節リウマチ）　これには行間の瀉血が有効である。

<u>串腰龍</u>（脇に出る帯状泡疹）　龍眼穴を刺針すると必ず良く効く（龍眼穴は手の小指の外側にあり、中節関節の横紋の外側に取穴する）。

<u>腰背痛</u>　委中穴から瀉血するとすぐに楽になる。

<u>足の踵の痛いもの</u>　承山穴を瀉血すると少しの間軽くなる。
<u>足の甲が腫れて痛む</u>　四風穴を用い絡を通じ、風邪を散らし痛みを止める。
<u>手背が腫れて痛む</u>　四邪を用いてこれを取り除く。
<u>手指の麻木</u>（痺れて感覚がない状態）　十宣穴を刺針すれば治る。
<u>足の指が引きつり痙攣する</u>　足の指の裏の横紋を刺針すれば治る。
<u>静脈が鬱血しているもの</u>　患部から瀉血する。
<u>皮膚の炎症や白癬</u>　患部を刺針すれば全快する。

二、毫　針

またの名を小針といい、針治療の中で最も広範に用いられる。内では臓腑を治療でき、外では経絡を治療することができる。穴位は三百六十五穴あり、すべて刺針することができる。（実際には臓腑は刺さないように）

（医学史上の記載）　扁鵲へんじゃく（秦越人）が維会を刺針して、虢国（カクコク）の皇太子の仮死状態 昏迷を治療した。

華佗（かだ）は脳空を刺針して、魏の武帝（三国志の曹操）の頭痛を止めた。

傷寒論で有名な張仲景（ちょうちゅうけい）は傷寒の病を治療するのに、小柴胡湯で効果がなかったものは期門を刺さなければ治らないと書いた。

高皇抱（こうこうほう）の心臓の病気が治らないものを、李潭元が巨闕に刺針した後、病は除かれた。

徐文伯（じょぶんぱく）は合谷と三陰交に刺針して、宋の皇太子が双子だと診断したものを産まれさせた。

甄権（しんけん）は肩井と曲池に刺針をして、安平（地名）の公の蘇賢慈の上腕部の痛みを止め、また弓を射れる様にした。

徐秋夫（じょしゅうふ：中国南朝時代の針医者）は腰兪に刺針して腰を治療し、再び立てる様にした。
　王纂（中国宋時代の針医者）は交兪に針をして妖怪に取り憑かれた女（おそらく精神病）を救った。
　また肝兪と命門を使い、目の見えない者の眼を小鳥の産毛が見えるようになるまで回復させた。
　少陽と陰交を刺針し、耳の聞こえない召使いの耳に夏の蚊の羽音を聞こえさせた。
　これらすべては、先人の奇跡に近い治療である。
　これらを後に続く学生の参考とし受け継ぎ発展させる必要がある。
　この様な先人の臨床成果を受け継いだ基礎の上に更に繰り返しこれらを深く研究すること。そしてこれ等経験を臨床の実践に繋げていくことで新しい経験を作り上げなければならない。例えば五臓兪（五臓の兪穴）の膈兪は虚損症、肺結核で閉経しているものを治療することが出来る。あるいは、三脘（上、中、下脘）、気海、章門、天枢、内関、足三里は健脾作用があり、胃腸を調和する作用がある。天突、膻中で痰を下し、定喘は胸を寛やかにし気を通じる。
　大椎、身柱は大人や小児の癲癇や驚風（泣き入り引きつけ）を治療することができる。

<u>中風、中経絡</u>（脳血管障害で経絡に風邪があたったもの）は、百会、風府、曲池、合谷、内関、足三里、陽陵泉、三陰交に針を行うことが有効である。

<u>中風、中臓腑</u>（脳血管障害で臓腑に風邪があたったもの）は、廉泉、天突、巨闕、中脘、下脘、気海、関元、中極、天枢、章門に針を行えば必ず症状は軽くなる。
　中脘、足三里には、健胃、平胃等の作用がある。
　天枢、気海は、中薬の天麻や川芎に代わる効果があり、又腎気を

補う中薬とも作用が似ている。

　大椎、内関の配穴は、張仲景の傷寒論の青龍苓桂の諸方剤と同じ作用がある。

　魚際、太谿は、仿喩氏の清燥救肺湯の作用と同じである。

　足三里、上下巨虚は、張仲景の金匱要略の大小承気湯と作用は同じである。

　隠白、大都、太白は、李東垣の中焦を整える補中益気湯と同じ穴性がある。

　足三里は、補中益気湯と比べても更に効果が非常によい。

　三陰交は、八珍湯と比べても腎気を強める効果は強い。

　章門、足三里、内関、中脘のこの四穴の組み合わせは、人参、白朮、伏苓と甘草など、四君子湯の効果と同じ作用がある。

　三陰交、曲池、太衝、関元、この組み合わせは、当帰、川芎、芍薬、地黄など、四物湯の効果とよく似た作用がある。

　合谷は衛気を通じることができる。例えば、黄芪によって汗を止めたり、発汗を促したりする効果と似ている。

　陽陵泉は営血を動かす。肉桂の関節を動かし腱を緩める作用と同じである。

　以上の十の組み合わせは、だいたい十全大補の方剤と合致している。ただこれらは初めての試みであり、私の体験によって考え出したものであり、皆様の訂正を望むものである。

三、長　針

　長針は主に患者さんを横にして刺針する。

　曲池から臂臑まで透刺すれば、瘰癧（頸部リンパ結核）の悪化し瘻口を作ったものを全快させることができる。

　絲竹空から率谷への透刺は、偏頭痛を止めることができる。

地倉から頬車への透刺は、口歪（顔面神経麻痺）を治療することができる。

風池から風府への透刺は、頭に何か風が吹くような感じがあり、項部が引きつるものを治療することができる。

肩髃から臂臑への透刺は、肩関節が挙上できないものを治療する。

曲池から少海への透刺は、肘の痛みや肘の腱の痙攣を治すことができる。

外関から内関への透刺は、手や腕が麻痺して感覚が無く力が入らないものを治療する。

合谷から労宮への透刺は、手の指が拳状になり伸ばせないものを治療する（治療後に弾発指になる可能性があるので、その可能性を説明する必要がある）神針注。

身柱から風府への透刺は、精神病になって走り回る者を治療することができる。

腰兪から腰関への透刺は癲癇を治療し、更に予防することができる。

環跳から風市への透刺は、腰から股関節にかけての中風の症状を治療することできる。

膝関から膝眼への透刺は、慢性的なしつこい膝痛を治療することができる。

陽陵泉から陰陵泉への透刺は、膝関節を強くし、その腱のだるさをとり、動きにくいものを治療することができる。

陽関から曲泉への透刺は、膝が引きつって腱が堅いものを治療することができる。

絶骨から三陰交への透刺は、立っているのが不安定な症状を助けることができ、骨髄が空になって足の骨が安定しない様なものを治療することができる。

崑崙から太谿への透刺は、足関節や腕関節の堅いものを治療することができる。

太衝から湧泉への透刺は、足の痛みや足の指の引きつるものを治療することができる。

四、大　針

大針とは、火針、またの名を燔針（ばんしん）ともいう。例えば、内科の疾病の多くは一定の穴位を刺針するとよい。例えば腹部にできる腫塊、またそれが堅くて消え去らないものは、冷病、あるいは風寒が腸と胃の間に入り込んだものである。そこへ邪気が留まり寒痺となる。時々痛むものは水火不済で五行が交わらないために水腫となったものである。その風寒の邪が関節を通過できなかった場合は風寒の邪が腱を引きつらせて痙攣させ痺症となり、半身不随になって何も感覚が無くなる。これに針を行うときには針を揺らしながらゆっくりと抜針し、そこに溜まった汚れた濁気を排出させるのである。外科の疾病の多くはその患部に局所配穴で刺針する。例えば、瘍疽、発背（背部の瘍）や色々な瘡、瘰癧の口から膿が流れ出てきているようなもの、色々な腫れで皮膚面に中心部が無いようなもの、あるいは肉が厚い部位があり膿瘍をすでに形成しているものに用いる。針を膿瘍に用いるときには押し手をしたり、前揉法や後揉法をしてはならない。

それ以外にもう一種類の火針は釘の頭の部分に似ている。肝が虚して眼がかすむものを主治する。風熱の邪気が眼を充血させ眼球部に膜が覆ったもので、涙が多く流れ出るものを治療できる。あるいは虚証で過労により体が弱ったものが上焦にまで及び、眼に眼球を覆うような膜が発生したものや、及び大病の後、眼に白い膜が発生したため、これらの場合で失明に至った者に対して火針を用いられ

る。この火針の頭の平らになった部分を紅くなるまで熱し、この眼球を覆っている膜にこれをあてる。それを焼き切って膜が破れたならば、眼科の薬をそこへ点眼すると、この眼球を覆った膜がとれ目が見えるようになる（現在ではこの病の治療は眼科の領域であるので、絶対に行ってはならない）。

　火針の禁忌　例えば病が頭部、顔面部にあるもの、及び季節が夏の時、あるいは湿熱下注が下腿に及んだもの、傷寒の病で高熱がある時には、すべてこれを用いてはならない。

　九針以外に、さらに梅火針（またの名を七星針）、芒針、耳針、鼻針、電気針等がある。それらは未だに学習していないので詳しい説明を控えることとする。

内容の簡単な紹介

　本書は、中国の北京の有名な針灸医師である故王楽亭教授の親伝の弟子の先生が整理し著したものである。王楽亭教授は、純金によって作られた針によって病を治療することに長じていた。よって群衆の中にもともと金針王楽亭という名誉ある称号が自然発生的に浮かび上がってきたのである。本書の内容は二つの部分に分けることができる。第一部では、よく臨床でみられる治療経験、治療方法や針灸の処方、あるいはその処方の解説、あるいはそれに付け加える穴位等である。第二部は、臨床における辨証論治、及び経験配穴となっている。この本はすべてにわたって文章は簡単ではあるが、王楽亭教授が針術で疾病を治療する核心部分を十分に著したものである。

●翻訳略歴

串崎 展一（くしざき・のぶかず）

　　1976年、6月、大阪府生まれ。
　　1995年、近畿大学工学部 電子工学科入学
　　2000年、大阪鍼灸専門学校（現 森ノ宮医療学園）鍼灸科卒業
　　2008年、甲賀医療専門学校 柔道整復科卒業
　　2009年、FDM Asian Associatlon（FAA）member
　　　　　　ひかり鍼灸院・整骨院 開業

●監修・翻訳者略歴

今村 神鍼（いまむら・しんぜん）　華佗塾塾長 院長

　　兵庫県神戸市在住。
　　大阪、アクティ大阪クリニック（財）関西労働保健協会付属診療所に3年勤務、鍼治療に従事。延べ3万人以上の鍼治療を行う。
　　1991年、日本国文部省より国費留学生として北京中医薬大学に3年間留学。鍼推系と中医内科を専攻。
　　1996年、帰国後、平日は広島の総合病院にて外来、病棟で臨床活動。同時に同病院で鍼灸を医師に教える。
　　同年、かだどう針灸院を神戸に開業。土日はここで臨床。
　　2004年、六甲の地にかだどう針灸院を建てる。

〈著作翻訳〉
『全訳 腧穴学』、『中国鍼灸秘訣集』（いずれもたにぐち書店刊）

金針の名医 王楽亭［経験集］

2017年3月16日　第1刷発行

　　　整理：張俊英・陳湘生

　　　翻訳：串崎 展一　　監修・翻訳：今村 神針

　　　発行者：谷口 直良

　　　発行所：㈱たにぐち書店
　　　　　　〒171-0014　東京都豊島区池袋2-69-10
　　　　　　TEL. 03-3980-5536　FAX. 03-3590-3630

　　　落丁・乱丁本はお取替えいたします。